つまずき症例で学ぶ

薬の処方
徹底トレーニング

これだけは知っておきたい
"つまずきポイント"と"処方のコツ"

編　　集／藤村昭夫
編集協力／安藤 仁, 岡山雅信

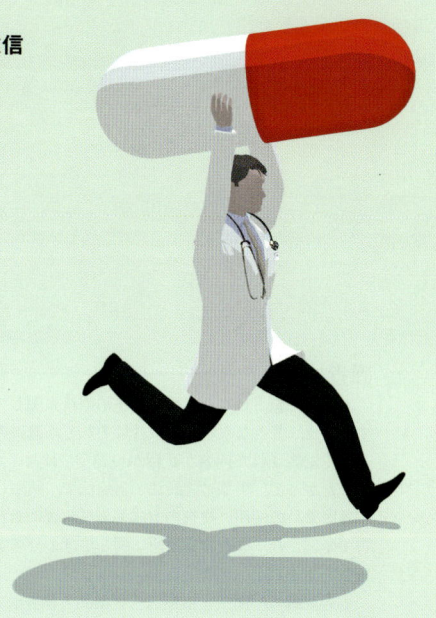

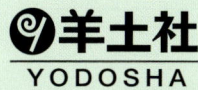

謹告

　本書に記載されている診断法・治療法に関しては，発行時点における最新の情報に基づき，正確を期するよう，著者ならびに出版社はそれぞれ最善の努力を払っております．しかし，医学，医療の進歩により，記載された内容が正確かつ完全ではなくなる場合もございます．

　したがって，実際の診断法・治療法で，熟知していない，あるいは汎用されていない新薬をはじめとする医薬品の使用，検査の実施および判読にあたっては，まず医薬品添付文書や機器および試薬の説明書で確認され，また診療技術に関しては十分考慮されたうえで，常に細心の注意を払われるようお願いいたします．

　本書記載の診断法・治療法・医薬品・検査法・疾患への適応などが，その後の医学研究ならびに医療の進歩により本書発行後に変更された場合，その診断法・治療法・医薬品・検査法・疾患への適応などによる不測の事故に対して，著者ならびに出版社はその責を負いかねますのでご了承ください．

序

　わが国では，医薬品名として約17,000種類の薬が疾患の治療のために用いられています．主治医は患者の病態を正しく把握したうえで，これらの薬を適切に使い分ける必要があることは言うまでもありません．しかし臨床の場では，薬の処方や使い方が難しい，あるいは，症例をベースにした薬の処方を学びたい，という臨床医の声をしばしば聞きます．

　そこで本書では，日常診療で遭遇するありふれた疾患を対象にして，処方判断の難しい症例や処方に注意を要する症例，あるいは研修医が処方のピットフォールに陥りやすい症例を集め，それぞれの症例をもとにして，薬の使い方を臨床経験の豊富な先生方に解説していただきました．1症例ごとに，処方や薬物療法に的を絞り，わかりやすくまとめていただきましたので，今後の診療に大いに役立つものと思います．

　本書が薬の処方に関するトレーニング集として活用され，薬の適正使用の推進に役に立つことを期待しています．

　最後に，本書の企画・編集にご協力いただきました羊土社編集部の秋本佳子様と鈴木美奈子様に厚くお礼申し上げます．

2011年8月
藤村昭夫

つまずき症例で学ぶ

薬の処方
徹底トレーニング
contents

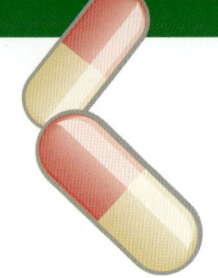

序 …………………………………………………………………………… 3
カラーアトラス …………………………………………………………… 12

第1章　循環器疾患

❶ 狭心症
血行再建不適応の狭心症のコントロール ……………………………… 16
　　〜薬物をフルに使用している場合の発作の管理〜
薬剤溶出性ステント留置後の抗血小板薬の管理 ……………………… 20
　　〜いつまで続けるか？〜

❷ 不整脈
無症状の高齢者心房細動患者 …………………………………………… 23
　　〜心房細動ではなく患者を診る〜
陳旧性心筋梗塞に伴った非持続性心室頻拍 …………………………… 27
　　〜抗不整脈薬投与は投与すべきか？〜

❸ 血栓症
肺血栓塞栓症の原因と増悪の原因 ……………………………………… 32
　　〜ヘパリン使用時の注意点〜
急性冠症候群に伴う冠動脈内血栓 ……………………………………… 36
　　〜β遮断薬導入の際はVSAに注意〜
うっ血性心不全の治療に合併した左室内血栓 ………………………… 40
　　〜適切な治療と外科的介入〜

❹ 高血圧
治療抵抗性高血圧患者への対応 ………………………………………… 44
　　〜患者のタイプに合わせた処方のコツ〜

contents

決してめずらしくない仮面高血圧 ……………………………… 50
　　〜リスク要因に応じた薬の選択〜

❺ 心不全
COPDやASOを合併した心不全患者にβ遮断薬を投与すべきか？
　　……………………………………………………………………… 55
　　〜β遮断薬のエビデンス〜

頻脈性心房細動を合併した左室収縮不全を有する心不全患者の
心拍数コントロール ……………………………………………… 59
　　〜Ca拮抗薬を投与する前に〜

β遮断薬投与中の低左心機能患者における慢性心不全急性増悪
　　……………………………………………………………………… 62
　　〜β遮断薬の維持と強心薬の選択および維持〜

第2章　消化器疾患

❶ 胃食道逆流症（GERD）
胃食道逆流症（GERD）の診断と鑑別診断 ………………… 65
　　〜PPIの使い分けのコツ〜

❷ 胃・十二指腸潰瘍
内視鏡検査の重要性；所見から処方の組み合わせを考える …… 73
　　〜胃・十二指腸潰瘍の処方のコツ〜

❸ 機能性ディスペプシア（FD）
機能性消化管障害は除外診断になるが，不定愁訴と決めつけない
　　……………………………………………………………………… 81
　　〜漢方の可能性を追求しよう〜

❹ 十二指腸乳頭括約筋機能障害（SOD）
SODという病態を理解しよう …………………………………… 86
　　〜不定愁訴とせずに腹痛の鑑別疾患のひとつに挙げる〜

❺ 潰瘍性大腸炎（UC）
寛解導入と寛解維持をめざした治療指針の理解と実践 ……… 92
　　〜すみやかな病態の評価と処方の変更〜

❻ Crohn病（CD）
top down 療法を理解する ……………………………………… 99
　　〜治療の目標は病勢をコントロールし，患者のQOLを高めること！〜

❼ 過敏性腸症候群（IBS）
テーラーメイドの処方の考え方 ………… 105
　　〜症状と生活背景を結びつけて理解する〜

❽ 便秘
患者に見合った病態を理解し，処方を選択する ………… 110
　　〜「便秘」を自覚しない便秘例を腹部単純X線で確認する〜

❾ 肝炎
C型肝炎患者に浮腫・腹水をみたときは？ ………… 118
　　〜C型慢性肝炎への対応策〜

急性の黄疸症状をみたら ………… 121
　　〜迅速な対応が必要な疾患群〜

第3章　呼吸器疾患

❶ 気管支喘息
夜間症状が続いているときは ………… 124
　　〜診察時の所見より問診が重要〜

アスピリン喘息，喘息死ゼロ作戦のために ………… 129
　　〜救急外来での患者教育と医療連携〜

❷ 慢性閉塞性肺疾患
前立腺肥大を合併したCOPDの治療 ………… 134
　　〜抗コリン薬は禁忌か？〜

中高年喫煙者の息切れを伴うかぜ症状 ………… 139
　　〜見逃してはならないCOPDの急性増悪〜

❸ 肺結核症
初回治療の肺結核 ………… 144
　　〜基本的な薬物の使い分けをマスターする〜

抗結核薬の副作用と相互作用 ………… 148
　　〜モニタリングをマスターする〜

❹ 慢性咳嗽
2〜3週間続く乾性咳嗽患者 ………… 153
　　〜スパイロメトリー検査による鑑別と薬の使い分け〜

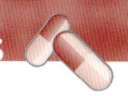

胃が弱い慢性咳嗽患者の薬の選択 ……………………… 157
　　〜随伴症状の大切さ〜

第4章　代謝内分泌疾患

❶ 脂質異常症
高 LDL-C 血症と高 TG 血症を同時に認める糖尿病患者 …… 161
　　〜どちらの治療を優先する？〜

脂質異常症を伴う CKD 患者への脂質低下薬の選択 ………… 166
　　〜腎機能低下時の薬の選択〜

初期治療に反応の乏しい脂質異常症 ……………………… 170
　　〜家族性高コレステロール血症における処方の工夫〜

❷ 糖尿病
消化器症状のある糖尿病患者をみたら ……………………… 175
　　〜ケトーシスに特徴的な症状は？〜

糖尿病治療がもたらす肥満という悪循環 …………………… 178
　　〜肥満を助長しない糖尿病治療とは？〜

Simple-to-the-Best なインスリン療法 ……………………… 182
　　〜Bolus First か Basal First か〜

❸ 甲状腺機能亢進症・低下症
甲状腺機能低下患者への甲状腺ホルモン補充療法の必要性 … 186
　　〜TSH，FT_3，FT_4 値から読み取るべきこと〜

バセドウ病に対する抗甲状腺薬の投与期間 ………………… 191
　　〜薬物療法はいつまで続ければよいのか？〜

❹ 骨粗鬆症
ビスホスホネート製剤の注意点 ……………………………… 195
　　〜すでに骨折のある（骨折リスクの高い）患者の治療法〜

ステロイド性骨粗鬆症の治療 ………………………………… 199
　　〜治療開始時期と治療目標〜

第8章　血液疾患

❶ 貧血

知っているようで知らない鉄補充療法 ……………………… 289
　　〜いつまで治療を続ければよいのか〜

胃切除の既往歴のある場合の貧血：何を考えるのか？ ……… 293
　　〜大球性貧血の鑑別と治療〜

❷ その他

**抗がん剤化学療法治療中の白血球減少．G-CSFを使用する？
使用しない？** ……………………………………………………… 296
　　〜好中球数のみにとらわれるな〜

がん化学療法時の嘔気・嘔吐のコントロール ……………… 300
　　〜抗がん剤使用時の制吐薬の適切な使用方法〜

第9章　感染症

❶ 呼吸器感染症

市中肺炎のマネジメント ……………………………………… 304
　　〜外来か？入院か？抗菌薬の使い方〜

誤嚥性肺炎のマネジメント …………………………………… 309
　　〜口腔内嫌気性菌をカバーした抗菌薬の選択〜

急性咽頭炎のマネジメント …………………………………… 313
　　〜咽頭炎にはマクロライド？〜

❷ 尿路感染症

尿路感染症のマネジメント …………………………………… 317
　　〜検査の意義と必要性〜

❸ 胆道感染症

急性胆管炎のマネジメント …………………………………… 322
　　〜迅速な胆道ドレナージ施行を考慮する〜

❹ その他

感染性心内膜炎のマネジメント ……………………………… 327
　　〜まずはくり返す血液培養で原因微生物の特定を〜

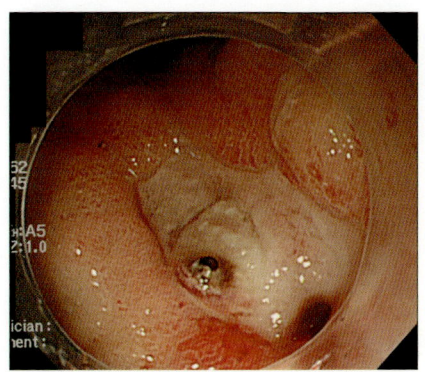

❸ 上部内視鏡検査（症例①）
　（73ページ図1参照）

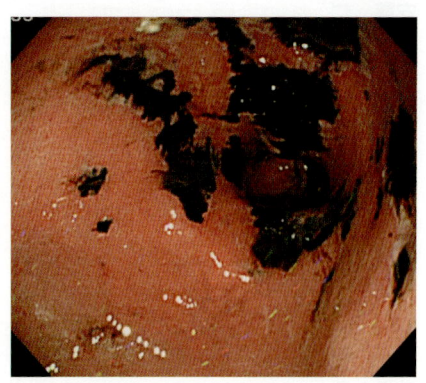

❹ 上部内視鏡検査（症例②）
　（75ページ図2参照）

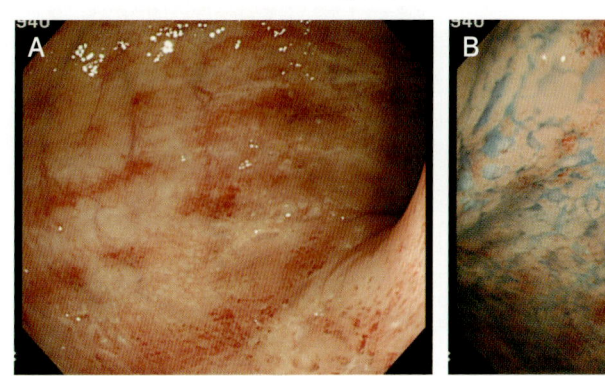

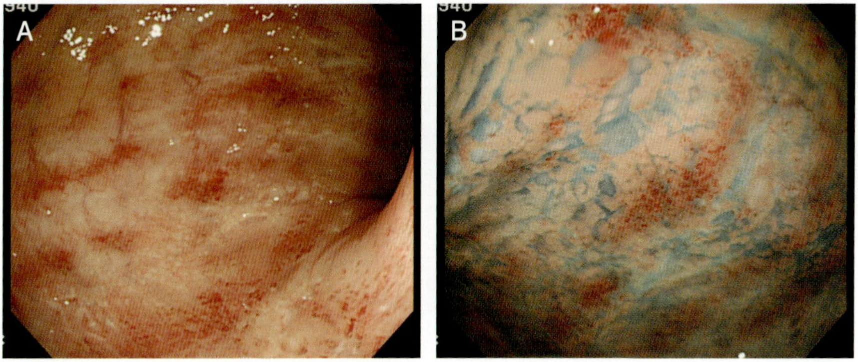

❺ 大腸内視鏡所見　（93ページ図1参照）
　B）インジゴカルミン散布．B）は文献1より転載

■編集

藤村昭夫　自治医科大学医学部臨床薬理学部門

■編集協力

安藤　仁　自治医科大学医学部臨床薬理学部門
岡山雅信　自治医科大学医学部地域医療学センター地域医療学部門

■執筆者（掲載順）

藤村昭夫
自治医科大学医学部臨床薬理学部門

勝木孝明
自治医科大学医学部内科学講座循環器内科学部門，
心疾患治療部

三橋武司
自治医科大学医学部内科学講座循環器内科学部門

泉　学
自治医科大学医学部内科学講座循環器内科学部門

苅尾七臣
自治医科大学医学部内科学講座循環器内科学部門

平田浩三
自治医科大学附属さいたま医療センター循環器科

百村伸一
自治医科大学附属さいたま医療センター循環器科

和田　浩
自治医科大学附属さいたま医療センター循環器科

西野徳之
脳神経疾患研究所附属総合南東北病院消化器センター

前本篤男
札幌東徳洲会病院IBDセンター

斎藤　聡
虎の門病院肝臓内科

片山　覚
柏原赤十字病院内科・総合診療科

岡山雅信
自治医科大学医学部地域医療学センター地域医療学部門

宮本倫聡
自治医科大学医学部臨床検査医学，内科学講座内分泌代謝学部門

小谷和彦
自治医科大学医学部臨床検査医学

島　孝佑
金沢大学附属病院内分泌代謝内科

篁　俊成
金沢大学附属病院内分泌代謝内科

安藤　仁
自治医科大学医学部臨床薬理学部門

鶴岡秀一
筑波大学大学院人間総合科学研究科疾患制御医学専攻腎臓病態医学分野

森戸直記
筑波大学大学院人間総合科学研究科疾患制御医学専攻腎臓病態医学分野

山縣邦弘
筑波大学大学院人間総合科学研究科疾患制御医学専攻腎臓病態医学分野

長嶋孝夫
自治医科大学医学部内科学講座アレルギー膠原病学部門

簔田清次
自治医科大学医学部内科学講座アレルギー膠原病学部門

大槻俊輔
広島大学病院脳神経内科

松本昌泰
広島大学大学院医歯薬学総合研究科病態探究医科学脳神経内科学

奈良優子
自治医科大学医学部内科学講座神経内科学部門

村松慎一
自治医科大学医学部内科学講座神経内科学部門

藤本健一
自治医科大学医学部内科学講座神経内科学部門

桐戸敬太
山梨大学医学部血液・腫瘍内科

見坂恒明
自治医科大学医学部地域医療学センター総合診療部門

石橋幸滋
医療法人社団実幸会 石橋クリニック

白石吉彦
隠岐広域連合立隠岐島前病院

第8章　血液疾患

❶ 貧血
知っているようで知らない鉄補充療法 ……………………………… 289
　〜いつまで治療を続ければよいのか〜

胃切除の既往歴のある場合の貧血：何を考えるのか？ ………… 293
　〜大球性貧血の鑑別と治療〜

❷ その他
**抗がん剤化学療法治療中の白血球減少．G-CSFを使用する？
使用しない？** ……………………………………………………………… 296
　〜好中球数のみにとらわれるな〜

がん化学療法時の嘔気・嘔吐のコントロール …………………… 300
　〜抗がん剤使用時の制吐薬の適切な使用方法〜

第9章　感染症

❶ 呼吸器感染症
市中肺炎のマネジメント ……………………………………………… 304
　〜外来か？入院か？抗菌薬の使い方〜

誤嚥性肺炎のマネジメント …………………………………………… 309
　〜口腔内嫌気性菌をカバーした抗菌薬の選択〜

急性咽頭炎のマネジメント …………………………………………… 313
　〜咽頭炎にはマクロライド？〜

❷ 尿路感染症
尿路感染症のマネジメント …………………………………………… 317
　〜検査の意義と必要性〜

❸ 胆道感染症
急性胆管炎のマネジメント …………………………………………… 322
　〜迅速な胆道ドレナージ施行を考慮する〜

❹ その他
感染性心内膜炎のマネジメント ……………………………………… 327
　〜まずはくり返す血液培養で原因微生物の特定を〜

❷ 膠原病
リウマチ性多発筋痛症か，関節リウマチか
診断に迷った際の治療方法 ……………………………… 243
　　〜MMP-3高値は関節リウマチと診断してよいか？〜

❸ その他
リウマトイド因子陽性，手指関節痛を訴える患者の治療方針 … 246
　　〜本当に関節リウマチ（RA）でいいの？〜

シクロスポリンを使用中の患者の脂質異常症治療 ……… 249
　　〜どのスタチンでも同じ？〜

第7章 神経疾患

❶ 脳血管障害
突然発症の右片麻痺・意識障害患者 …………………… 252
　　〜脳梗塞超急性期（acute ischemic stroke）〜

右片麻痺・意識障害進行患者 …………………………… 256
　　〜高血圧性脳内出血超急性期（acute hemorrhagic stroke）〜

お酒を飲むと右片麻痺が出現する患者 ………………… 260
　　〜アテローム血栓性脳梗塞（hemodynamic infarction）〜

❷ パーキンソン病
L-dopaが効かなくなってきたらどうする？ …………… 264
　　〜運動合併症に対する薬物の調整〜

突然眠気が生じるパーキンソン病患者 ………………… 268
　　〜突発性睡眠を中心に〜

疑わないと見つけにくい行動異常 ……………………… 272
　　〜過剰処方に注意〜

❸ てんかん
てんかん患者フォローの基本：急患室でしばしば遭遇する症例 … 275
　　〜抗てんかん薬は副作用との戦い〜

てんかん≠痙攣．どこかで聴いたはずなのに判らない真実 … 280
　　〜急性腹症や認知症と誤診しないために〜

発作が止まらない!!! ……………………………………… 284
　　〜どこまでやる？　どこで送る？〜

第5章　腎疾患

❶ 慢性糸球体腎炎

若年のネフローゼ症候群患者 ……………………… 203
〜アルブミン製剤投与の是非〜

少量のタンパク尿を認める慢性糸球体腎炎患者 ……… 208
〜血清クレアチニン値評価のピットフォール〜

❷ 糖尿病性腎症

微量アルブミン尿を認める糖尿病患者 …………… 213
〜糖尿病性腎症の進行防止のための治療〜

顕性腎症期および腎不全期における糖尿病性腎症 ……… 217
〜インスリンの体内動態に注意〜

❸ CKD

貧血の出現してきたCKD患者 ……………………… 221
〜腎性貧血治療の開始時期とHb目標値〜

糖尿病性腎症患者の高カリウム血症 ……………… 225
〜カリウム吸着薬に追加する治療法〜

❹ 血液透析

血清リン，PTH値の上昇している透析患者を
みたとき考えること ……………………………… 229
〜2次性副甲状腺機能亢進症の治療の目的〜

透析中に低血圧を起こす高血圧患者 ……………… 233
〜透析時低血圧の原因と対処法〜

第6章　リウマチ・膠原病

❶ リウマチ

メトトレキサートは腎機能低下患者に使用できるか？ ……… 237
〜腎機能障害がある関節リウマチ患者の治療方針〜

メトトレキサートによる肝機能障害を生じた
関節リウマチ患者 …………………………………… 240
〜メトトレキサートは一度肝機能障害が生じたら禁忌薬か？〜

contents

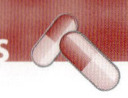

胃が弱い慢性咳嗽患者の薬の選択 ………………………… 157
〜随伴症状の大切さ〜

第4章　代謝内分泌疾患

❶ 脂質異常症

高LDL-C血症と高TG血症を同時に認める糖尿病患者 …… 161
〜どちらの治療を優先する？〜

脂質異常症を伴うCKD患者への脂質低下薬の選択 ……… 166
〜腎機能低下時の薬の選択〜

初期治療に反応の乏しい脂質異常症 ………………………… 170
〜家族性高コレステロール血症における処方の工夫〜

❷ 糖尿病

消化器症状のある糖尿病患者をみたら ……………………… 175
〜ケトーシスに特徴的な症状は？〜

糖尿病治療がもたらす肥満という悪循環 …………………… 178
〜肥満を助長しない糖尿病治療とは？〜

Simple-to-the-Bestなインスリン療法 ……………………… 182
〜Bolus FirstかBasal Firstか〜

❸ 甲状腺機能亢進症・低下症

甲状腺機能低下患者への甲状腺ホルモン補充療法の必要性 … 186
〜TSH，FT_3，FT_4値から読み取るべきこと〜

バセドウ病に対する抗甲状腺薬の投与期間 ………………… 191
〜薬物療法はいつまで続ければよいのか？〜

❹ 骨粗鬆症

ビスホスホネート製剤の注意点 ……………………………… 195
〜すでに骨折のある（骨折リスクの高い）患者の治療法〜

ステロイド性骨粗鬆症の治療 ………………………………… 199
〜治療開始時期と治療目標〜

1 使用される薬物

1）硝酸薬（経口，経皮，舌下，スプレー）

　　経口薬投与を基本としますが，発作が起こった場合やこれから発作が起こりそうな労作・食事を行うときに硝酸薬の事前舌下またはスプレーの噴霧を行います．経皮吸収薬を使用してもよいですが，薬物耐性を防ぐために，常に貼付するのでなく，**休薬時間を設けたり，経口薬と併用することにより血中濃度を変動させる**ようにします．

2）β遮断薬

　　労作性狭心症の確立された第一選択薬で，心拍数を抑制して心筋酸素需要を低下させることにより発作を抑制します．徐脈や低血圧が認容できる限り増量しますが，心機能障害，心不全がある場合には増悪させることがあるので注意が必要です．また，糖尿病の管理，血糖値に影響を及ぼすことがあります．

3）Ca拮抗薬

　　冠攣縮性狭心症には第一選択ですが，労作性狭心症の場合は血圧を低下させる目的で使用されます．心拍数の増加を抑えるにはジルチアゼムの方が使いやすいでしょう．

4）ACE阻害薬/ARB

　　血圧低下による後負荷軽減作用により間接的に症状を抑えます．

5）ニコランジル

　　追加投与により発作軽減に有効な場合があります．

　　後負荷を軽減させるために，できるだけ血圧を下げることが望ましいのですが，**血行再建が不適応となる患者は，CKD，脳血管障害を合併している場合が多いです**．腎機能が悪化しないか，脳虚血症状が出現しないかなど，注意深い増量を行います．

2 生活指導

　　発作を避けるための生活指導を行います．

- 発作が起こる程度までの労作を避ける
- 誘発される運動強度の70％までに労作を抑える
- 過食を避け食事直後の労作は控える
- 等尺性の運動，特に重いものを持つ，トイレで強く息むことを避ける
- 発作を起こしそうな労作，歩行を行う場合は，あらかじめ硝酸薬を事前

Answer

A1 薬物をほぼフルに使用している場合は，まず虚血を増悪させている因子がないかを検索し，その原因を除去する必要がある．貧血の有無，頻脈，感染，体重増加などがないかチェックする．脂質異常症，喫煙，肥満，糖尿病などの冠危険因子の是正ももちろん必要となる

A2 発作には硝酸薬の舌下，労作の前に事前に硝酸薬を舌下させる

A2 抗狭心症薬の選択は，第一選択薬としてβ遮断薬による血圧，心拍数の管理を行う．心筋虚血により心機能が低下している場合，心不全の既往がある場合などは慎重に増量を行う

解説

　現在の虚血性心疾患の治療・管理は，冠動脈インターベンションやバイパス術による血行再建術が第一選択となります．しかし，血行再建の適応とならない場合，発作の管理が非常に難しくなります．

　狭心症のマネジメントの基本は，次のA〜Eとされています．

- A：aspirin and anti-anginal therapy
- B：β blocker and blood pressure
- C：cholesterol and cigarette smoking
- D：diet and diabetes
- E：education and exercise

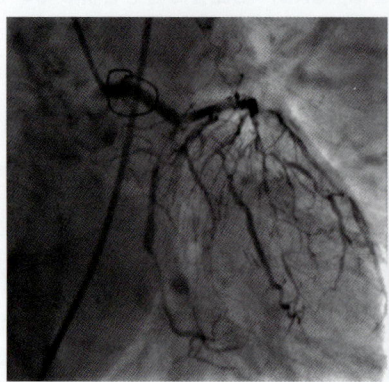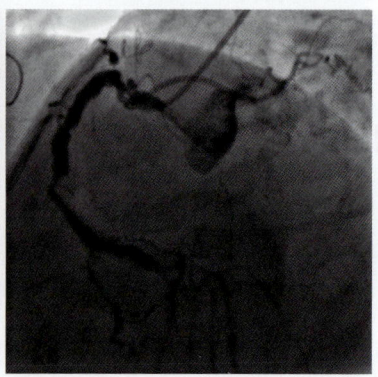

図　冠動脈造影

第1章 循環器疾患　❶ 狭心症

血行再建不適応の狭心症のコントロール
～薬物をフルに使用している場合の発作の管理～

症例　20年前から高血圧，糖尿病で通院，5年前からインスリンを使用している65歳男性．15年前に前壁の心筋梗塞を発症．前下行枝に対してバルーンによる冠動脈形成術を施行された．翌年，再狭窄を認め，回旋枝にも狭窄病変があったため冠動脈バイパス術（内胸動脈を前下行枝，大伏在静脈を回旋枝に吻合）を施行された．
軽労作性でも胸痛を感じるようになり，頻度も増加したため入院．左室駆出率は40％程度．冠動脈造影を行ったところ，2本のバイパスグラフトは閉塞，3枝疾患であった（図）．末梢のrun-offが不良で，冠動脈は全体に枯れ枝状，血行再建の適応なしと判断された．

研修医「内服薬をいろいろ使用していますが，日常の軽労作でも発作が起こってしまいます」
指導医「使っている薬は？」
研修医「硝酸薬，β遮断薬，Ca拮抗薬，アンジオテンシン変換酵素阻害薬，抗血小板薬です．血圧も110～120 mmHgと低めになっています」
指導医「かなりの量の薬物を使っているね」

Question

Q1 狭心症発作をどのように管理したらよいか？
Q2 発作時の対処はどのように行うか？
Q3 増量すべき薬物とその注意点は何か？

ヒント
・冠危険因子，CKD（chronic kidney disease，慢性腎臓病）の有無を考慮する必要がある
・患者の活動度，生活の質を加味する

つまずき症例で学ぶ

薬の処方
徹底トレーニング

これだけは知っておきたい
"つまずきポイント"と"処方のコツ"

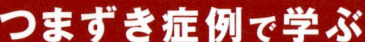

舌下する

3 運動処方

運動負荷試験を行って，発作の生じる心拍数を把握しておき，心拍数がそれより10拍程度低い範囲内の活動に留めるように指導します．

4 本症例の治療と経過

心不全の悪化，血圧低下による腎機能の悪化をきたさないように徐々にβ遮断薬を増量していきましたが，完全に日常労作での発作はコントロールできませんでした．そのため，労作前の硝酸薬事前舌下（スプレー噴霧）で対処しました．

> **つまずきポイント**
> 心機能の低下した症例では単純にβ遮断薬を使用することには注意が必要．急に増量すると心不全をきたすことがある．そのほか，糖尿病のコントロールに悪影響を及ぼす可能性もある．

POINT

血行再建が不可能な狭心症の場合，発作を完全に抑え込むことは不可能である．発作を事前に予防または軽減させる生活指導，運動指導，硝酸薬の事前舌下が重要となる．

<勝木孝明>

第1章 循環器疾患　❶ 狭心症

薬剤溶出性ステント留置後の抗血小板薬の管理
~いつまで続けるか？~

症例　4年前に狭心症で左冠動脈主幹部#5から左前下行枝近位部#6に薬剤溶出性ステントを植込んだ72歳男性．半年後の確認造影検査でも再狭窄を認めず，抗血小板薬（アスピリン100 mg錠　1回1錠　1日1回とチクロピジン100 mg錠　1回1錠　1日2回は継続して服用していた．以後，狭心症発作は全く認めていなかった．1カ月前から下血を認め，下部消化管内視鏡で大腸憩室からの出血を認めた．

研修医「4年間発作がなく安定していますから，抗血小板薬を中止しようと思います」
指導医「主幹部にステントが植込まれているから，要注意だね」
研修医「治療後1年経過すれば抗血小板薬を中止してもよいとされていますが，どうしてですか？」

Question
Q1　抗血小板薬をどう取り扱ったらよいか？
Q2　憩室に対する手術が必要となった場合はどうするか？

ヒント
・薬剤溶出性ステント植込み後3～4年経過しても，遅発性血栓閉塞が報告されている
・左冠動脈主幹部が閉塞すると，致命的な転帰をたどることがある

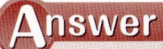

A1 遅発型の血栓性閉塞を合併すると重篤な転帰をたどることがあるので，アスピリンとチエノピリジン系薬物（チクロピジンまたはクロピドグレル）の2剤併用による抗血小板薬を中止することなく出血の管理を行う

A2 出血のコントロールが難しい場合は，入院のうえ抗血小板薬を中止してヘパリンの点滴による管理（PTTを50％延長させるように用量を調節する）を行う

解　説

1 薬剤溶出性ステントの植込み後の抗血小板療法

　薬剤溶出性ステントの導入によって冠動脈治療の成績が劇的に向上しました．再血行再建の頻度は20〜30％であったものが10％以下に低下し，冠動脈バイパス術が選択される症例が減少してきました．しかし，植込み1年以降に発生したの報告を契機に，アスピリンとチエノピリジン系薬物（チクロピジンまたはクロピドグレル）の2剤併用による抗血小板薬を長期に使用することが推奨されています．アメリカFDAでは，ステント植込み後1年間の抗血小板薬の継続投与を勧めています．

　日本で行われたj-cypher registryでは，抗血小板薬の継続・中止にかかわらず，ステント血栓症の頻度に差がないことが示されています[1]（図）．ステント血栓症の発生頻度も，薬剤溶出性ステントで0.2％/年と金属ステントと同等でした．

　以上のエビデンスからは，植込み後1年以上経過している場合はアスピリン単独の抗血小板薬に変更しても安全で問題ないと考えられます．

　しかし，血栓症以外に，薬剤をコントロールして溶出させる担体であるポリマーが冠動脈に慢性炎症を引き起こし，植込み後3〜4年以降に再狭窄や心筋梗塞を引き起こすlate catch-upが起こると報告があります[2]．

> **つまずきポイント**　ステント植込み後3〜4年以降でもlate catch upの可能性がある．

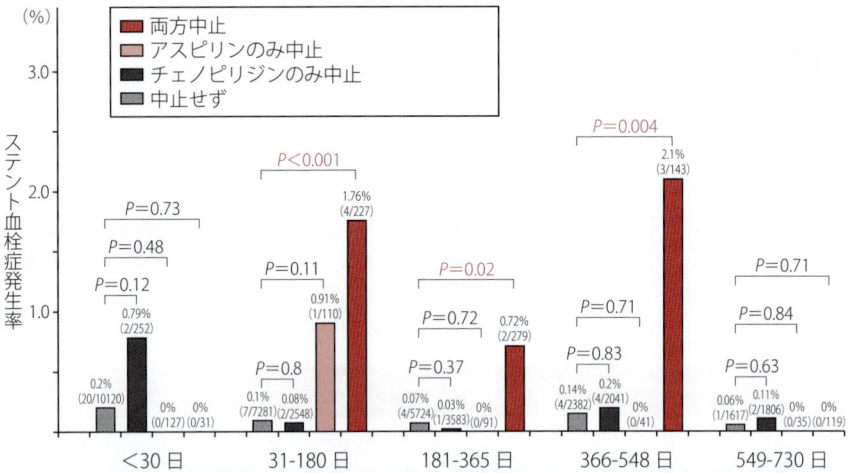

図　抗血小板薬の中止とステント血栓症の発生率
文献1より引用

2 非心臓手術，内視鏡手術を行う場合の管理

　ほとんどの症例の場合，周術期に抗血小板療法を中止しても安全と考えられますが，血栓性閉塞を起こす可能性がゼロではありません．左主幹部や左前下行枝にステントが植込まれた高リスク症例では，抗血小板薬を継続することが望ましいでしょう．中止する必要がある場合は，入院してヘパリン点滴併用下に抗血小板薬を中止します．

POINT

抗血小板薬の管理について，未だ治療指針は定まっていない．抗血小板薬の中止については中止に伴う危険性とメリットを十分に検討して判断することが求められる．

<参考文献>

1) Kimura, T. et al.：Antiplatelet therapy and stent thrombosis after sirolimus-eluting stent implantation. Circulation, 119：987-995, 2009
2) Kuriyama, N. et al.：Late restenosis following sirolimus-eluting stent implantation. JACC Cardiovasc. Interv., 4(1)：123-128, 2011

<勝木孝明>

第1章 循環器疾患 ❷ 不整脈

無症状の高齢者心房細動患者
～心房細動ではなく患者を診る～

症例 高血圧で外来通院中の78歳男性．外来診察時，脈の不整に気づき心電図を記録したところ，心房細動であることが判明した．詳しく問いただしてみると数週間前から労作時に少し動悸感があるとのことであった．外来血圧 154/84 mmHg，脈拍数 102/分 不整．胸部 X 線にうっ血所見はない．

指導医「あまり症状はないようですが，少し脈拍数が多いね．最初のアプローチはどうする？」
研修医「心エコーをして基礎心疾患の検索をします」
指導医「いいね．左房径も注目するといいね．左心機能もよく，弁膜症などの基礎心疾患がなかったら次はどうする？」
研修医「抗不整脈薬を投与します」
指導医「薬物的除細動を試みるのかな？気持ちはわかるけど除細動をするにあたっては注意が必要なんだ．何だかわかる？」
研修医「脳塞栓ですよね．電気的除細動ではないし，心エコーで血栓が見えなければ大丈夫なんじゃないですか？」
指導医「経食道心エコーを施行して左房内に血栓が見えなければひとまず安心で除細動を考えてもいいけど，症状もないのに除細動する必要はあるかな？」

Question

Q1 抗不整脈薬投与にあたって注意しなければならない点は？
Q2 心房細動の除細動にはどういう方法があるか？
Q3 心房細動治療の最終目標は何か？

ヒント
・臨床的に最も多く使用される抗不整脈薬は Na チャネル遮断薬である
・抗不整脈薬による除細動効果は 60%程度である
・心房細動では塞栓症がその生命予後に影響を与える

Answer

A1 心機能抑制作用と催不整脈作用である
A2 電気的除細動と薬物的除細動がある
A3 生命予後の改善と生活の質（自覚症状）の改善である

解説

1 心房細動の分類と原因疾患

　心房細動は，その持続時間により分類するのがわかりやすいでしょう．一般的には発作性paroxysmal（7日以内，多くは24時間未満），持続性persistent（1週間以上持続し，薬物的あるいは電気的除細動が可能），永続性permanent（数カ月以上持続し，電気的除細動が不能か禁忌）に分けられます．

　原因疾患として，かつては僧帽弁を含む弁膜症が多かったのですが，リウマチ熱の減少に伴い，現在は非弁膜症性の心房細動の方が多くなっています．基礎心疾患としては，虚血性心疾患や心筋症などの左心機能低下に伴う心房細動が臨床的には問題となります．明らかな心疾患のない心房細動を孤立性心房細動（lone atrial fibrillation）と呼びます．高血圧単独を基礎心疾患とするかどうかは問題もありますが，最も多い併存疾患となります．

2 リズムコントロールとレートコントロール

　心房細動を洞調律化し，維持しようとする治療方法をリズムコントロールといいます．一方心房細動の除細動は期待せずに心拍数のみコントロールする治療方法をレートコントロールといいます．最近の研究では，洞調律を維持しようとする治療方針（リズムコントロール）は生命予後の改善に何ら寄与しないことが示されてきています．ですから本例のように高齢で自覚症状のない心房細動は，あえて洞調律化をめざすのでなく，レートコントロールをめざしてもよいと思われます．

　では自覚症状の強い症例ではどうでしょうか？　実地臨床ではレートコントロールを薬物でめざしてもその効果が乏しく，かつ安定するまでに時間がかかるという欠点があります．また若年者ではどうでしょうか？　いくら生命予後がよいといってもこの先何十年も心房細動のままでいいのでしょう

か？　このようなことを考えてくるときに洞調律化をめざすことが必要になると思われます．

3 塞栓症の予防

　先ほどリズムコントロールは生命予後の改善に寄与しないことを述べましたが，心房細動患者の生命予後に関与する最も大きな合併症が塞栓症です．よって血栓塞栓症の予防が心房細動治療の中心課題になります．現在心房細動に伴う脳塞栓症の発症リスクを軽減する最も有効な治療は，ワルファリンによる抗凝固療法です．どういう患者が塞栓症のリスクが高いかわかっています．**CHADS$_2$ スコア**と呼ばれるもので，うっ血性心不全（Congestive heart failure），高血圧（Hypertention），年齢（Age）＞75歳，糖尿病（DM），そして脳卒中（Stroke）あるいは一過性脳虚血発作（transient ischemic attacks：TIA）の既往で，Strokeのみ2点でそれ以外のリスクにそれぞれに1点を加算するものです．CHADS$_2$ スコアが2点以上であれば確実に，1点でもワルファリン導入のメリットがあると考えられています．本症例は高齢で高血圧がありますのでCHADS$_2$ スコアはこの段階で2点です．まず考えなければならないことはワルファリンの導入でしたね．

　ワルファリンはその投与量をPT-INRやトロンボテストなどで調節しなければならず，また他剤との相互作用も多いため使用しづらい点もあります．しかし抗トロンビン薬などのワルファリンに代わる新しい薬物がもうじき使用可能になる予定です．

4 抗不整脈薬投与にあたっての注意点

　抗不整脈薬は一般的に心抑制作用を有することが多く，かつ多形心室頻拍Torsade de Pointesなどの重篤な不整脈を引き起こす（催不整脈作用）こともあります．これらの作用は基礎心疾患のある症例に起こりやすいとも言われており，安易な投与は慎むべきだと思います．**CHADS$_2$ スコアが1点以上なら，まずワルファリンの導入を優先**，あるいは同時に開始すべきと思われます．また**投与開始した場合はこの効果と副作用を確実に評価する必要があります．漫然と投与することは決してしないように心がけるべきです．

> ⚠️ **つまずきポイント**　ワルファリン導入が優先．抗不整脈薬の投与は特に基礎心疾患のある症例には慎重に行う．

本症例では，β遮断薬（メインテート®2.5 mg）とワルファリン（2.5 mg）のみを投与しました．

POINT

心房細動では，そのリズムをみることではなく，患者の臨床背景を考えることが重要である．基礎心疾患（左心機能），CHADS$_2$スコアなどを評価し，抗凝固薬の確実な投与が必要である．

<参考文献>

1) Fuster, V. et al.：ACC/AHA/ESC 2006 Guidelines for the Management of Patients With Atrial Fibrillation：A report of the American College ofCardiology/American Heart Association Task Force on Practice Guidelines and the European Society of Cardiology Committee for Practice Guidelines（Writing Committee to Revise the2001 Guidelines for the Management of Patients With Atrial Fibrillation）. Circulation, 114：e257-e354, 2006

2) Wann, L.S. et al.：2011 ACCF/AHA/HRS Focused Update on the Management of Patients With Atrial Fibrillation（Updating the 2006 Guideline）A Report of the American College of Cardiology Foundation/American Heart Association Task Force on Practice Guidelines. Circulation, 123：104-123, 2011

3) Stroke Prevention in Atrial Fibrillation Investigators. Stroke prevention in atrial fibrillation study：final results. Circulation, 84：527-539, 1991

<三橋武司>

第1章 循環器疾患 ❷ 不整脈

陳旧性心筋梗塞に伴った非持続性心室頻拍
～抗不整脈薬は投与すべきか？～

症例 3年前に前壁心筋梗塞の既往がある68歳男性．胸部不快感があり，冠動脈の評価目的に入院となった．冠動脈造影では左前下行枝に留置したステントに再狭窄はなく，そのほかの冠動脈にも治療を必要とするような狭窄はなかった．左室造影では左室は拡大し，左室駆出率は30％であった．たまたま行ったホルター心電図で1日の心室性期外収縮は3,549，そのうち最大5連発の非持続性心室頻拍が2回捉えられていた．

指導医「たまたま見つかった非持続性心室頻拍ですね．どうする？」
研修医「自覚症状はないから経過観察します」
指導医「そうですか．非持続性心室頻拍のある心筋梗塞症例では突然死のリスクはないですか？」
研修医「でも抗不整脈薬には心抑制作用があると教科書に書いてありました」
指導医「たしかにその通りだね．でも何もしないで経過観察していいのかな？リスク評価をした方がいいんじゃないかな？」
研修医「心臓電気生理検査をします」
指導医「よく勉強しているけど心臓電気生理検査で何がわかるんだろう？」

Question

Q1 心筋梗塞後の心室性不整脈に対する抗不整脈薬投与は予後を改善するか？
Q2 心筋梗塞後の突然死を予測する最も有力な指標は何か？
Q3 抗不整脈薬を投与するとすれば何が第一選択となるか？

ヒント
・有名な臨床研究にCardiac Arrhythmia Suppression Trial (CAST)[1] がある
・心臓電気生理検査によって非臨床的な心室頻拍や心室細動が誘発されることがある
・アミオダロンには重大な心外副作用がある

Answer

A1 必ずしも改善はしない．特に心機能が低下した患者に対してⅠc群薬に分類されるNaチャネル遮断薬の投与はむしろ予後を悪化させる（CAST）．アミオダロンは不整脈死を減少させるが，死亡率は低下させない

A2 左室駆出率である．冠動脈病変の重症度などは関連しないとされる．心臓電気生理検査により心室頻拍や心室細動が誘発されることがあるが，その誘発性により治療効果や予後を推定することは困難とされている

A3 β遮断薬は心筋梗塞に対する二次予防効果もあり，副作用が少ない．Naチャネル遮断薬は禁忌と考えられる．アミオダロンは汎用されるが，死亡率は低下させず，かつ心外副作用が強い

解 説

1 心筋梗塞後の心室性不整脈

　　心筋梗塞後急性期にはあらゆる不整脈が出現すると考えてもよいです．これらは心筋細胞の虚血，壊死，電解質異常，カテコラミンなど多因子が組合わさって発生すると考えられます．しかし急性期の不整脈はある時期を過ぎてしまえば治まってしまうことがほとんどです．たとえ急性期に心室細動を経験したからといって，そのこと自体が慢性期の予後に影響を与えるものではありません．

　　一方，**梗塞発症後72時間以上経ってから発症してくる，あるいは持続する不整脈はその後も残存することが多く注意が必要**です．そこで施行されたのがCAST試験と呼ばれるものです[1]．これは心筋梗塞後の心室性期外収縮（premature ventricular contraction：PVC）が心室頻拍や心室細動の引き金になるとの仮定の下でそのPVCを抗不整脈薬で抑制することにより予後が改善できるかを検討する目的で行われた試験です．使用された抗不整脈薬はNaチャネル遮断薬で，実際にPVCが抑制された，つまり有効と考えられた薬物をプラセボと二重盲検試験で比較しました．すると予想に反して抗不整脈薬を投与した群の死亡率が高くなり，試験は途中で中止となりました．このような結果になったのは抗不整脈薬の心抑制作用や催不整脈作用などが原因で

はないかと推測されています．この試験での結論をうけて，心機能が低下した（CASTでの平均左室駆出率は40％であった）心筋梗塞後の患者においてNaチャネル遮断薬（特にⅠc群薬）は禁忌とされました．

2 心筋梗塞と心臓突然死（SCA），危険因子

欧米ではSCA（sudden cardiac arrest）の70％に心筋梗塞の既往があると報告され，心筋梗塞既往患者の突然死は大きな問題です．**SCAを起こす危険因子として現在最も確立されたものは慢性期の左室駆出率**です．冠動脈病変の重症度やホルター心電図における心室性期外収縮の頻度や非持続性心室頻拍の有無などより，左室駆出率の低下の方がより予後を反映するとされています．非持続性心室頻拍を有する患者に対する心臓電気生理検査の意義についてもMulticenter Unsustained Tachycardia Trial（MUSTT）試験で否定されました[2]．

一方で，本例のように左室駆出率が40％以下の心筋梗塞既往患者で非持続性心室頻拍がある場合，5年間のSCAのリスクが24％という報告があります．このような症例にはどう対処すればよいのでしょうか？先ほどのCAST試験の結果より抗不整脈薬の投与は賢明な方法ではないようです．そこで最近では，このような症例に対して積極的に植込み型除細動器implantable cardioverter defibrillator（ICD）を予防的に植込むことが行われるようになってきています（ICDの一次予防植込み）．

このようなことの背景にはMulticenter Automatic Defibrillator Implantation Trial Ⅱ（MADIT Ⅱ）試験があります[3]．この試験は，心筋梗塞発症3週間以後の左室駆出率30％以下の患者に対してICD植込みを行った群と行わなかった群で比較したものです．結果としてICD植込みを行った群の予後が良かったのですが，この試験で驚くべきことは患者の選択にホルター心電図や心臓電気生理検査などによる心室性不整脈の検討が全くされていないことでした．つまり不整脈の有無をみるより左室駆出率を見なさいということかもしれません．

3 ICDですべてが解決するか？

左室駆出率が低下した心筋梗塞患者に対して積極的にICD植込みを行うことはEBMからすれば納得せざるを得ませんが，果たしてそれで患者は満足し

てくれるでしょうか？ ICDは不整脈が起こってから治療するもので，不整脈の発生を予防するものではありません．また実際にICDを植込まれた患者で，心室性不整脈ではないのに治療されてしまう（不適切作動）ことも決して少なくありません．頻回に作動して入院治療を要する患者もいますし，全く作動がなくてもICDを植込まれたことで精神的に不安定になってしまう患者もいます．よって通常ICDの不適切作動も含めて作動を減らすために抗不整脈薬を併用することが一般に行われます．

4 抗不整脈薬投与にあたっての注意点

　左心機能が低下した患者に抗不整脈薬を投与することは，ICDが植込まれていなければ逆に危険かもしれません．抗不整脈薬には催不整脈作用があるからです．**ICDが植込まれていても最初からNaチャネル遮断薬は選択すべきではありません**．このような症例にアミオダロンは好まれて使用されますが，この薬物は心外副作用が強いために，使用にあたっては十分な注意が必要です．重大な心外副作用として間質性肺炎が挙げられます．発見が遅れると致死的になることもあり，乾性咳嗽などの自覚症状の出現に注意し，定期的に胸部X線，CTなどを行い，その早期発見に努めなければなりません．最近KL-6の上昇が間質性肺炎の早期発見に役立つのではないかと考えられています．アミオダロンは確かにICDの作動を減らしますし，心室頻拍の血行動態も安定させますので非常に有用な薬物です．しかしこのような心外副作用があるため，ICD植込みのされた患者で，作動がないか非常に少ない場合は，減量あるいは中止を試みることも重要です．

　Naチャネル遮断薬やアミオダロンに比較して，β遮断薬はその抗不整脈作用は強くはありませんが，心筋梗塞の二次予防効果に関しては確立されており，かつ副作用も少ないため使用しやすい薬物です．本例がもしβ遮断薬を服用していないようであれば第一選択として使用されるべきですし，増量できる余地があるのであれば最大量まで増量してもよいと思われます．

　本症例では，カルベジロール（アーチスト®）1.25～2.5 mgから漸増　最大20 mg，ビソプロロールフマル酸塩（メインテート®）1.25～5.0 mgを投与しました．

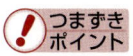 左心機能低下患者への抗不整脈薬の安易な投与は慎む．使用するとすれば β遮断薬が使いやすい．

POINT

心室性期外収縮や非持続性心室頻拍は必ずしも心室細動や心室頻拍の予兆とは限らない．基礎心疾患がある場合はその左心機能を評価し，左心機能低下がある場合，β遮断薬以外の抗不整脈薬投与は慎重にすべきである．

＜参考文献＞

1) Echt, D. S. et al. : Mortaliy and morbidity in patients receiving encainide, flecainide, or placebo : the Cardiac Arrhythmia Suppression Trial. N. Engl. J. Med., 324 : 781-788, 1991
2) Buxton, A. E. et al. : A randomized study of the prevention of sudden cardiac death in patients with coronary artery disease : Multicenter Unsustained Tachycardia Trial (MUSTT) Investigators. N. Engl. J. Med., 341 : 1882-1890, 1999
3) Moss, A. J. et al. : for the Multicenter Automatic Defibrillator Implantation Trial II Investigators. Prophylactic implantation of a defibrillator in patients with myocardial infarction and reduced ejection fraction. N. Engl. J. Med., 346 : 877-883, 2002

＜三橋武司＞

第1章 循環器疾患 ❸ 血栓症

肺血栓塞栓症の原因と増悪の原因
～ヘパリン使用時の注意点～

症例 64歳男性．突然の胸背部痛を自覚し近医を受診し，白血球数の上昇およびトロポニン陽性を認め，急性心筋梗塞疑いで当院へ紹介受診となった．心エコーにて右室負荷所見を認め，造影CTを施行した．両主肺動脈に血栓を認め肺血栓塞栓症と診断し，入院となった．来院時の血行動態は保たれており大腿静脈より近位には血栓を認めなかったため，抗凝固療法として未分化ヘパリン20,000単位/日で治療を開始した．しかし，翌日になり呼吸困難が再発し，血圧低下，意識レベルの低下から心停止をきたした．直ちに心肺蘇生を行い，経皮的心肺補助装置（percutaneous cardiopulmonary support：PCPS）を挿入，引き続いて左右肺動脈造影で多量の血栓を認めたことから血栓吸引を行った．吸引にて体血圧は100 mmHgを保つことができた．播種性血管内凝固症候群（DIC）を併発していたことからナファモスタットメシル酸塩（フサン®）を開始，第3病日でPCPSから離脱．第5病日目に抜管した．血小板数の改善を認めたが血管炎を併発したことから同日から未分化ヘパリンに変更した．経過は順調であったが，第8病日に行った造影CTで，下肢静脈血栓の増悪を認め，下大静脈にも血栓を認めた．十分な抗凝固療法下でも血栓をコントロールできなかったため，下大静脈フィルター留置を行ったが，その後も血栓をコントロールできず，血栓性静脈炎も併発した．

指導医「肺血栓症の原因は，どうだったのかな？」
研修医「経過中に膠原病や悪性腫瘍などを含めて検索されています．膠原病および悪性腫瘍はそれぞれ否定的でしたが，ループス抗凝固因子（LA因子）が陽性であり，抗リン脂質抗体症候群などが疑われていました」
指導医「では，なぜPCPSで改善できたものが，十分な抗凝固療法のもと，再度増悪したのだろうか？」
研修医「それは…よくわかりません」

Question

Q1 肺血栓塞栓症の診断は？
Q2 肺血栓塞栓症の原因は？
Q3 再増悪時の原因は？
Q4 Q3の際の治療法は？

> **ヒント**
> ・基礎疾患として，易血栓性の原因
> ・ヘパリンによる抗凝固療法に伴う合併症

Answer

A1 胸部造影CTにおける肺動脈の血栓像と，静脈相で撮像した下大静脈以下〜ヒラメ筋レベルまでの静脈内における血栓像を認めること

A2 もっとも多いのは，エコノミー症候群と同様に下肢での静脈内血栓が肺動脈にまで移動することだが，妊娠に伴う骨盤内圧迫や腫瘍による易血栓性（Trousseau 症候群）も挙げられる

A3 ヘパリン起因性血小板減少症（heparin-induced thrombocytopenia，以下HIT）を発症したと考えられる．本症例では，HIT抗体は陽性であった

A4 HIT陽性の場合は，ヘパリンはいずれの種類でも禁忌となる．アルガトロバン0.7 μg/kg/分（2.0 μg/kg/分；米国）で投与を開始する．本症例を経験した際にはわが国では保険未承認だったが，2008年に保険承認された

解　説

1 肺血栓塞栓症の診断と原因精査

　肺血栓塞栓症は，体内にできた血栓が血流に乗って肺動脈に達して，血流を障害する病態です．その塞栓源の多くが下肢深部静脈あるいは骨盤内静脈由来です．いわゆるエコノミー症候群で代表されるように，血流の停滞など**Virchow三徴（血流停滞，血管内皮障害および血液凝固能の亢進）**が発生に重要であり，そのほかでも周術期の安静によるものなど，決して稀な疾患ではありません．診断の遅れは，致死的イベントを引き起こしかねず，的確な診断と治療の開始が必要です[1)2)]．

　また，若年発症例や家族内発症例では，プロテインCあるいはS欠損症などの先天性凝固異常症も疑うべき疾患として挙げられます．

　診断に関しては，造影CTに勝るものはありません．無論，腎機能障害がある場合などはこの限りではありませんが，造影剤を注射し早期像で胸部を撮影して，肺血栓症の重症度を評価し，さらに静脈相で横隔膜から下肢までを撮影することにより残存血栓などリスクの評価が可能です．当院では，こ

の一連の撮影を深部静脈血栓CT（DVT-CT）としてオーダーすることが可能であり，非常に有用であり重宝しております．そのほかには，心エコーにて，右心系の負荷を評価することも重要です．こちらは治療の評価をリアルタイムに評価可能であるという利点があります．そのほか，肺血流シンチグラフィーでの換気血流ミスマッチも所見として有用です．

2 ヘパリン起因性血小板減少症

　ヘパリンは，抗凝固療法として多用されていますが，近年HITを起こすことが知られています．ヘパリン投与中あるいはヘパリン使用後に，原因が明らかではない血小板減少に遭遇した場合には，HITを疑う必要があります．臨床的にHITと診断するためには，ヘパリン使用後に血小板数が50％以下あるいは10万/μL以下となるという基準が用いられています．臨床的には，血小板数の低下が挙げられますが，4 T's scoreも有用です．これは，Thrombocytopenia（血小板減少症），Timing（ヘパリン開始時期からの日数），Thrombosis（血栓症）およびOther cause for thrombocytopenia（ほかに血小板減少の遠因が存在しない）の4項目について，それぞれ1〜2点で評価しスコア化するものであり，6点以上であればHITの可能性が高いと判断します．HIT発症患者の約33〜50％が血栓塞栓症（heparin induced thrombocytopenia and thrombosis syndrome：HITTS）を発症し，その死亡率は20％とされています．ヘパリンを使用中に血栓症を起こしたということで，HITTSと診断できずにヘパリンの投与量を上げることで対応すると，さらに重篤な血栓症を発症し生命の危機にさらすこととなるため，知識があり疑えるかどうかが鍵になります．また，HITと診断した場合には，ヘパリンは即時に中止が必要です[3]．

> ⚠️ **つまずきポイント** ヘパリン使用後の血小板減少はHITを疑うべき．

　近年日本においても，アルガトロバンの効能追加でHITが明記されました．日本人では，投与開始量として0.7μg/kg/分とされています．筆者らが参加した脳梗塞急性期治療におけるHITの多施設前向きコホート研究では，ヘパリンのELISA抗体の陽性率が，ヘパリン使用群において12.6％，ヘパリン未使用群において3.1％という結果でした[4]．測定による擬陽性もありますが，決して少ない割合ではないことがわかっており，今後さらに注意が必要と考

えられます．

3 本症例における原因と薬物療法

　本症例に戻り話を続けます．本症例の肺血栓塞栓症の原因は，LA因子が陽性であり，抗リン脂質抗体症候群が疑われました．また，その原因として感染症，SLE（systemic lupus erythematosus，全身性エリテマトーデス）などの膠原病，薬剤性，悪性腫瘍なども挙げられますが，抗核抗体は陰性であり，また身体症状も伴っていないことから膠原病は否定的と考えられました．また，HITに関しては，さかのぼってHIT抗体を調べるとヘパリン開始後8日目から陽性でした．ヘパリンを使用する前にDICを発症していたため，血小板数の低下がはっきりせず，感染も併発していたため，血栓症を発症した時点での診断となっています．本症例は2007年当時であり，まだHITという概念も多くの循環器内科医の知るものではありませんでしたが，現在は知らねばならない疾患となっています．ヘパリンを使用する際には，**ヘパリンの種類に関係なく，HITを常に念頭に置いて治療にあたる必要があります．**

　本症例は，適切にアルガトロバンを初期量で使用し，血栓のコントロールが可能となり，ワーファリンを導入して独歩で退院となっています．

POINT

抗凝固療法時のヘパリンの有用性とその合併症としてのヘパリン起因性血小板減少症（HIT）の知識および診断基準を常に念頭に置く．

＜参考文献＞

1) 「循環器疾患最新の治療2010-2011」（堀正二，永井良三／編），南江堂，2010
2) 「肺血栓塞栓症及び深部静脈血栓症の診断，治療，予防に関するガイドライン（2009年改訂版）」（堀正二，他），http://www.j-circ.or.jp/guideline/pdf/JCS2009_hori_h.pdf
3) 宮田茂樹，山本晴子：ヘパリン起因性血小板減少症（HIT）の治療．止血血栓誌，19（2）：195-198, 2008
4) Kawano, H. et al.：Prospective multicentre cohort study of heparin-induced thrombocytopenia in acute ischaemic stroke patients. Br. J. Haematol., 154：378-386, 2011

＜泉　学，苅尾七臣＞

第1章 循環器疾患　❸ 血栓症

急性冠症候群に伴う冠動脈内血栓
～β遮断薬導入の際はVSAに注意～

症例　38歳男性．約半年前から月に1度程度の前胸部～左肩に放散する絞扼感を自覚するようになった．症状は数分程度で自然軽快し，いずれも労作後に生じることが多かった．当日，21:30にこれまでにない胸痛が出現し，救急車で受診．心電図上V4-6でのST低下を認めたため，狭心症の診断で同院へ入院となったが，直後に心室粗動（Vf）となった．直ちに心肺蘇生（CPR）が開始され，電気的除細動2回で洞調律へ復帰した．しかし意識障害が遷延しており，精査加療目的に当院へ救急搬送となった．緊急の心臓カテーテル検査では有意狭窄を認めなかったが，左前下行枝（#6）に血栓と思われる壁不整を認めた．左室造影では前下行枝領域の壁運動異常を認め，EF（左室駆出率）44％であった．#6のプラーク破綻による急性冠症候群（acute coronary syndrome：ACS）および再還流障害によるVfと考えられた．そのため経皮的冠動脈形成術は行わず，心不全治療として大動脈内バルーンパンピング（IABP）を導入した．その後は心不全から脱却，意識も改善した．第2病日にIABP，第3病日には人工呼吸器からも離脱した．max CPK 964 mU/mLで，非Q波心筋梗塞と診断されたが，今後の治療方針決定のために14病日に心臓カテーテル検査を行い，#6の壁不整も消失していることを確認，引き続きアセチルコリン（Ach）負荷を行ったところ，#6 99％の狭窄を認めたことから，冠攣縮性狭心症（vasospastic angina：VSA）の診断となった．

指導医「比較的若年の患者ですが，冠動脈の血栓像からは何を考えますか？」
研修医「症状が徐々に増悪していたことより，今回の原因として，当初プラーク破綻を考えていました．冠危険因子としては喫煙（20本/日で15歳から）のみでした．発作性心房細動による血栓なども考えましたが，意識が戻ってから症状を詳しく伺っても不整は自覚されなかったようです．VSAも否定はできませんでした」
指導医「なるほど．比較的若年でリスクが少ない方での心筋梗塞ですね．その時点での薬物療法はどう考えましたか？」
研修医「アスピリンは入院直後より使っていました．ヘパリンも継続していましたが，抜管後中止しています．血圧が維持できるように改善したため，IABPを抜去して，アンジオテンシン変換酵素阻害薬（ACE-Ⅰ）とβ遮断薬を開始する予定でした」

Question

- **Q1** 冠動脈内の血栓の鑑別は？
- **Q2** VSAを疑うポイントは？
- **Q3** VSAの診断方法は？
- **Q4** 今後の薬物療法は？

ヒント
- ACSは，病態であって疾患群である
- ACSの原因を的確に診断し，原因に沿った治療戦略をとる

Answer

- **A1** 第1にACSの原因として最も多いといわれる，冠動脈内プラークの破裂，いわゆるプラーク破綻である．そのほかに，心房細動などの塞栓症も挙げられるし，今回の原因と考えられた，冠動脈攣縮に伴う血管内皮損傷もある
- **A2** まず，若年発症であり，冠危険因子が少ないことである．その次に発症時間が夜間であることだが，本症例においては症状はACSを発症する前には労作後が多いため，非典型的と言える[1]
- **A3** 今回用いたアセチルコリン負荷が標準的と言えるが，エルゴノビンを用いたり，過換気を行う場合もある．なお，現在冠動脈疾患の評価に多列CT（MD-CT）を用いることが多くなっているが，VSAは日本人を含む東洋人に多い病態とされており，撮影前にニトログリセリンを投与するのが標準的手技となっているのでCTでは評価できない
- **A4** 陳旧性心筋梗塞として，今後アスピリンおよびACE-Ⅰを使用する．β遮断薬は心筋梗塞の予後を改善する薬物であるが，VSAの場合には好ましくない

解説

1 冠動脈内血栓と原因疾患

　　ACSの患者における緊急冠動脈カテーテル検査では，冠動脈内に血栓を思わせる壁不整や血栓そのものを認めることが多くあります．ほとんどは，冠動脈にある50%程度の狭窄の原因となっている脂質に富むプラークの破綻により，脂質コアに血液が接触し急激な血栓を形成することによって起こると

されます．さらに，高血圧，脂質代謝異常症および喫煙などの冠危険因子を複数，背景に抱える場合が一般的です[2]．しかしながら，心房細動により心房内，特に左心耳での血流が低下することにより，Virchowの三徴のように血栓ができやすい状態から発生し，さらにそれが遊離して塞栓を起こす場合や，同様に左心内血栓が原因となることも少なくありません．そのため，冠動脈造影の所見だけではなく，病歴などの患者背景も十分に考慮すべきであると考えられます．

2 冠攣縮性狭心症

わが国の急性冠症候群のガイドラインでは，β遮断薬はclass Iのエビデンスレベルを有します．さらにアスピリンもガイドライン通りの処方です．しかし，**冠攣縮性狭心症の治療に関しては，β遮断薬はclass Iエビデンスはありません**．唯一，冠動脈に有意狭窄を伴う冠攣縮性狭心症でclass IIaであるだけであり，一般的には，相対的にα受容体優位となり血管収縮を助長し冠攣縮性狭心症を増悪させ，予後を悪化させることが知られています[3]．冠動脈の器質的狭窄が併存するためβ遮断薬を使う必要がある場合は，Ca拮抗薬や硝酸薬を併用することが推奨されています．また近年，冠攣縮性狭心症に対してスタチンが有効という報告もされています[4]．冠攣縮のコントロールが難しく，硝酸薬，Ca拮抗薬，ニコランジルなどすべてを使用しても症状がコントロール困難な症例も存在するため，今後の続報に期待しています．

> ⚠️ **つまずきポイント** VSAに対するβ遮断薬の使用はVSAを増悪させ，予後を悪化させる．

3 本症例における原因と薬物療法

では，本症例に戻ります．本症例では，ACS発症の約半年前から労作時の胸部症状を認めていました．症状そのものは，左肩へ放散するものであり，さらに労作後の症状であるため，器質的狭窄を伴う労作性狭心症を疑うべきものです．本症例は，ACSを発症して当院へ救急搬送されており，しかも搬送時にはCPRを行われた後で，Killip IVの心不全を併発し，挿管をされていたため，詳細な病歴を聞くことはできませんでした．直ちに行った緊急心臓カテーテル検査では有意狭窄は確認できず，血栓が確認されました．そのため，われわれはプラーク破綻によるACSと判断しました．しかし，意識が回復し，抜管したあとの病歴聴取や採血所見からも冠危険因子は喫煙しかあり

ませんでした．さらに，心収縮機能は改善傾向にあったもののmax CPK 964 mU/mLであり，今後のリモデリングおよび予後改善のために，β遮断薬の導入を検討した際に，VSAの可能性を否定できなくなったため，再度アセチルコリン負荷を行った訳です．前述のように，冠動脈攣縮が認められ，#6の狭窄が99％であったため，アスピリン（バイアスピリン®100 mg　1日1回　朝）にジルチアゼム塩酸塩（ヘルベッサー®R　100 mgカプセル　1回1カプセル　1日2回　朝夕）および一硝酸イソソルビド（アイトロール®　20 mg錠　1回1錠　1日2回　朝夕）を追加し，その後は経過良好で神経学的異常を認めず，心機能も正常下限にまで改善し，退院となっています．

β遮断薬は，冠攣縮性狭心症に対しては症状を増悪させる可能性が高くなります．欧米と違い，日本では冠動脈攣縮の病態は少なくありません[1]．それに伴い，VSAによるACSも少なくなく，本症例のように若年で観察時に有意狭窄を認めなかった場合などには，常にVSAを念頭に置き，対応すべきであると考えます．

POINT

ACSと思われる病態から，VfおよびKillip Ⅳの心不全を呈した症例．ACSの原因として，VSAは少なくないと考えられ，特に本症例のように若年で冠危険因子が少ない場合には，予後を考え，アセチルコリン負荷をためらってはいけない．

＜参考文献＞
1)「循環器疾患最新の治療 2010–2011」（永井良三／編），南江堂，2010
2)「急性冠症候群の診療に関するガイドライン（2007年改訂版）」（山口徹，他），http://www.j-circ.or.jp/guideline/pdf/JCS2007_yamaguchi_h.pdf
3)「冠攣縮性狭心症の診断と治療に関するガイドライン」（小川久雄，他），http://www.j-circ.or.jp/guideline/pdf/JCS2008_ogawah_h.pdf
4) Hirofumi, Y. et al.：Effects of a 3-Hydroxy-3-Methylglutaryl Coenzyme A Reductase Inhibitor, Fluvastatin, on Coronary Spasm After Withdrawal of Calcium-Channel Blockers. J. Am. Coll. Cardiol., 51：1742 - 1748, 2008

＜泉　学，苅尾七臣＞

第1章 循環器疾患 ❸ 血栓症

うっ血性心不全の治療に合併した左室内血栓
~適切な治療と外科的介入~

症例 47歳女性．高血圧および糖尿病で治療中であったが，自己中断されていた．約2週間前から徐々に増悪した呼吸困難にて近医を受診．胸部X線で両側の肺うっ血および心拡大を認め入院加療を勧められたものの拒否．外来で利尿薬の注射を連日行っていた．2日後の受診時，胸部X線上はうっ血の改善を認めたものの，心エコーで左心室内心尖部に血栓様の構造物を認めたため，精査加療目的に当院当科へ転院となった．

入院時，一時的な記憶障害や左Barre徴候を認めたため頭部CTを行ったところ，左頭頂葉に低信号域（LDA）を認めた．そのため，亜急性期の心原性脳塞栓症と診断し，未分化ヘパリン10,000単位/日を開始した．心エコーでは，左室心尖部に有茎性の構造物を認め，心房細動や局所壁運動異常を認めなかったこと，さらにはDダイマーおよびFDPの上昇も認められなかったことから，心臓腫瘍も否定できないと考えられた．

しかし，いずれにしても塞栓症を起こしたものであり，十分な抗凝固療法下でも大きさに変化が認められなかったため，摘出手術を考慮し冠動脈CTを行ったところ，冠動脈には有意狭窄は認めなかったが，左心耳内に同様の腫瘤を認めた．この時点で，血栓の可能性が高いと判断し，心臓血管外科にコンサルトのうえ，準緊急で開胸摘出術を行った．

指導医「比較的若年の患者さんですが，左心室の血栓様構造物からは何を考えますか？」

研修医「未治療の重症糖尿病（HbA1c 12.4％）が基礎にある方が，うっ血性心不全を併発し，その治療として行った利尿薬の投与で，血栓性が高まったと考えます」

指導医「なるほど．心疾患はどのように関与しましたか？」

研修医「心エコーからは肥大型心筋症と考えられますが，それからはちょっと」

指導医「血栓は左心室の心尖部から発生しています．肥大型心筋症には心尖部瘤を伴う場合があり，肥大型心筋症が基礎疾患として考えられます」

Question

Q1 左室内の血栓の診断方法は？
Q2 左室内の構造物の鑑別は？
Q3 そのほかに必要な検査は？
Q4 今後の薬物療法は？

ヒント
- 基礎疾患とその合併症としての血栓症
- 糖尿病が重症で未治療であり、血栓ができやすい状況にあった

Answer

A1 心エコー法が一番有用である．血栓や腫瘍などその性状をつかむことが可能であり，付着部位，大きさや脆さなどの情報を簡便にくり返し行うことができる

A2 まず血栓を疑った．しかしながら，少ないながらも心臓原性腫瘍も可能性はあり，否定できない

A3 塞栓症の有無は手術を行う際にも評価が必要となる．そのため頭部CTは必要と考えられるし，そのほか症状に応じて造影CTをためらってはならない

A4 インスリンを用いた血糖コントロールおよびワルファリンを導入する

解説

1 左室内血栓と原因疾患

左室内に心エコー上，心筋以外の構造物を認めることは稀ではありませんが，その多くは血栓であり，通常低左心機能に伴うことが多いです[1]．そのほか，心臓腫瘍も少ないながら認められますが，疣贅は付着部位やサイズにより鑑別は比較的容易です[2]．

2 塞栓症

合併症としては，塞栓症を考えなければなりません．自覚症状の有無も大事ですが，採血所見などを考慮して，塞栓症の評価を行うことが必要です．通常は血栓が原因であることが多いのですが，粘液腫も塞栓症を起こすこと

があり，さらには感染性心内膜炎では疣贅による塞栓症だけではなく，感染性動脈瘤や脳血管障害（脳出血・くも膜下出血）を引き起こすことがあります．脳血管障害は，手術による摘出を行う際の体外循環により二次的な頭蓋内出血を引き起こす危険もあります．しかし，出血を伴わない脳塞栓症発症後3日以内の早期であれば手術予後が良かったという報告もあり，手術時期に関しては，心臓外科チームとの緊密な連携のうえ，慎重に考慮されなければなりません．

3 本症例における原因と薬物療法

　では，本症例に戻ります．本症例では，十分な抗凝固療法を行ったものの，血栓と思われる構造物に変化は認められませんでした．頭部CTでは，すでに塞栓症を起こしていましたが，その後に新たな神経症状は認められず，さらにCTでは出血性梗塞ではないと判断されました．この時点でも腫瘍である可能性は否定できませんでしたが，いずれの原因にせよ，すでに塞栓症をきたしており，さらに十分な治療に対しても治療の効果が認められなかったため，外科的摘出術を考慮することとなりました．年齢的には比較的若年であり，冠動脈疾患が併発する可能性は低いと考えられたのですが，未治療の重症糖尿病があり，手術に際しては冠動脈の評価が必要と考えられました．冠動脈CTにより，冠動脈には有意狭窄がないことが判明しましたが，さらに左心房内にも造影効果のない腫瘤を認めました．この時点で血栓症とほぼ断定し，心臓血管外科にコンサルトのうえ，準緊急で開胸摘出術を行いました．左房切開によるアプローチを行い，左心耳の腫瘤を摘出．続いて経僧帽弁的に心尖部の腫瘤の摘出を試みましたが，腫瘤は非常に脆いものであり，完全にはとれないと判断，心尖部を切開し心筋の一部と共に摘出しました．病理で血栓と診断されました．また一部摘出した心筋からは錯綜構造が確認され肥大型心筋症も確定診断となりました．意識レベルの低下がやや遷延しましたが，その後は順調に経過し，ワルファリンおよびインスリン療法の導入を終え，退院となりました[3]．

> **つまずきポイント** 心内血栓の二次予防にはワルファリンが必要．

POINT

未治療の重症糖尿病という血栓性が潜在的にある患者がうっ血性心不全を発症し，基礎疾患として肥大型心筋症があったことから，心室内心尖部血栓を認めた．術前精査の心臓CTにて，左心耳にも血栓が認められた．易血栓性が明らかな場合には，心房細動がなくとも，心エコー以外に胸部CTなど，そのほかの画像手段による精査をためらうべきではない．

＜参考文献＞
1)「循環器疾患最新の治療 2010-2011」（永井良三／編），南江堂，2010
2)「循環器超音波検査の適応と判読ガイドライン（2010年改訂版）」（吉田清，他）http://www.j-circ.or.jp/guideline/pdf/JCS2010yoshida.d.pdf
3)「循環器疾患における抗凝固・抗血小板療法に関するガイドライン（2009年改訂版）」（堀正二，他）http://www.j-circ.or.jp/guideline/pdf/JCS2009_hori_h.pdf

＜泉　学，苅尾七臣＞

第1章 循環器疾患 ❹ 高血圧

治療抵抗性高血圧患者への対応
～患者のタイプに合わせた処方のコツ～

症例 降圧不良にて近医より紹介された55歳男性．ARB，Ca拮抗薬，β遮断薬を併用しても降圧目標に達しない．診察室血圧の平均は162/98 mmHg，脈拍72/分．身長165 cm，体重88 kg．タバコ20本/日，アルコール；エタノール換算80 mL/日．心電図上，左室肥大所見を認める．一般採血採尿所見で顕著な異常は認められない．

指導医「どのような病態を考えますか？」
研修医「降圧薬3薬で降圧目標に達しないということなので，治療抵抗性高血圧が最も考えられると思います」
指導医「どのようにアプローチしますか？」
研修医「降圧薬の増量や，使用していない降圧薬を使用する．あとは…」
指導医「ふむ．まずはこの患者は本当に治療抵抗性高血圧と言えるのか？というところから検討してみるといいかもしれないね」
研修医「？」

Question

Q1 治療抵抗性高血圧とは？
Q2 血圧コントロール不良の患者を診察するにあたって，最も重要な観点は何であろうか？
Q3 効果的な降圧薬追加の方法はあるのだろうか？

ヒント
・治療抵抗性高血圧には，治療の経過と薬物選択に関した定義が存在する
・治療抵抗性の原因を評価することが，治療法選択に際し重要となることが多い

Answer

A1 生活習慣の是正を行ったうえで，利尿薬を含む3薬以上の降圧薬を適切な用量継続投与してもなお目標血圧まで下がらない高血圧を治療抵抗性高血圧（狭義）と総称する．この患者では，まだ利尿薬が使用されておらず，狭義の治療抵抗性高血圧とは言えない

A2 コントロールが不良になっている原因を，生活環境や習慣，降圧薬やほかの薬物の服薬状況，肥満などの高血圧リスク，二次性高血圧の有無などの観点から再評価することが重要である．生活習慣の是正が降圧薬以上に効果を表す例も存在する．提示した患者では，少なくとも肥満や喫煙，アルコール過飲につき十分な検討と対処がなされたかどうかを確認する必要がある

A3 日本高血圧学会の最新の治療ガイドラインJSH2009[1]において，治療抵抗性高血圧の患者の多くに適用可能な降圧薬投与法が提案されているので参考にする

解説

1 治療抵抗性高血圧の定義

降圧薬の投与を受けても血圧のコントロールが目標値に到達しない患者は少なくありません．高リスク高血圧患者を多く含んだ大規模臨床試験において，診察室血圧で140/90 mmHg未満まで降圧が得られなかった患者は全体の30～50％と報告されています．わが国の，家庭用血圧を使用したJ-HOME研究でも，自宅または病院で3薬以上の降圧薬で血圧コントロールが不良であった患者は対象全体の13％でした[2]．こうしたコントロール不良高血圧のなかで「生活習慣の是正を行ったうえで，利尿薬を含む適切な用量の降圧薬3薬を継続投与してもなお血圧が目標血圧に達しない高血圧」が，「治療抵抗性高血圧（狭義）」です[1]．このほか，4薬以上でコントロール良好な患者も広義の治療抵抗性高血圧と定義し，治療抵抗性の要因や二次性高血圧について検討することで患者の利益につなげようとする考え方も存在します[3]．

2 治療抵抗性高血圧の病態と対策

治療抵抗性となる要因として，さまざまな原因や病態が報告されています（表1）．治療抵抗性は，生活習慣の偏りや不良な服薬状況，睡眠時無呼吸症

表1　高血圧治療におけるコントロール不良と治療抵抗性の要因と対策

要因	対策
血圧測定上の問題	
小さすぎるカフ（ゴム嚢）の使用	カフ幅は上腕周囲の40％，かつ長さは少なくとも上腕周囲を80％取り囲むものを使用
偽性高血圧	高度な動脈硬化に注意
白衣高血圧，白衣現象	家庭血圧，自由行動下血圧測定
アドヒアランス不良	十分な説明により長期服用薬に対する不安を取り除く．副作用がでていれば，他薬に変更 繰り返す薬物不適応には精神的要因も考慮，経済的問題も考慮 患者の生活に合わせた服薬スケジュールを考える．医師の熱意を高める
生活習慣の問題	
肥満の進行	カロリー制限や運動について繰り返し指導
過度の飲酒	エタノール換算で男性20～30 mL/日以下，女性10～20 mL/日以下にとどめるよう指導
睡眠時無呼吸症候群	CPAPなど
体液量過多	
食塩摂取の過剰	減塩の意義と必要性を説明，栄養士と協力して繰り返し指導
利尿薬の使い方が適切でない	3種以上の併用療法では，1薬を利尿薬にする．血清クレアチニン2 mg/dL以上の腎機能低下例ではループ利尿薬を選択，利尿薬の作用持続を図る
腎障害の進行	減塩の指導と，上に述べた方針に従い，利尿薬を用いる
降圧薬と拮抗する，あるいはそれ自体で血圧を上昇させうる薬物の併用や栄養補助食品の使用	経口避妊薬，副腎皮質ステロイド，非ステロイド性抗炎症薬（選択的COX-2阻害薬を含む），カンゾウを含む漢方薬，シクロスポリン，エリスロポエチン，抗うつ薬などを併用していれば，その処方医と相談し，可能なかぎり中止あるいは減量する 各薬物による昇圧機序あるいは相互作用に応じた降圧薬を選択
作用機序の類似した降圧薬を併用	異なる作用機序をもち，かつ相互に代償反応を打ち消しあうような降圧薬を組み合わせる
二次性高血圧	特徴的な症状・所見の有無，スクリーニング検査

文献1より転載

候群や二次性高血圧などと関連しており，**単に降圧薬を増量するだけでは治療できない**ことに留意してください．

表2 利尿薬を含む3薬で目標血圧に達しない場合の対応

- 3つの作用カテゴリー間のバランスを図る
  - 血管拡張薬：ACE阻害薬，ARB，ジヒドロピリジン系Ca拮抗薬
  - 心拍数抑制薬：β遮断薬，非ジヒドロピリジン系Ca拮抗薬
  - 利尿薬（腎機能に応じた選択，作用持続を図る）
- 増量または1日1回投与を2回に
- アルドステロン拮抗薬の追加（高K血症に注意）
- 適切な時期に高血圧専門医に相談
- さらなる併用療法
  - αβ遮断薬（ラベタロール，カルベジロール）の使用
  - ジヒドロピリジン系，非ジヒドロピリジン系Ca拮抗薬の併用
  - ACE阻害薬，ARBの併用（血清カリウム，クレアチニン値に注意）
  - アルドステロン拮抗薬，サイアザイド系利尿薬，ループ利尿薬間の2薬併用
  - α遮断薬，中枢性交感神経抑制薬の追加
  - 直接的血管拡張薬ヒドララジンの追加（頻脈，体液量増加に対応が必要）

文献1より転載

3 降圧薬の選択

　治療抵抗性となる要因が取り除かれても降圧しない場合に，降圧薬の変更や追加が必要となります．利尿薬以外では通常，Ca拮抗薬，ACE阻害薬かARB（angiotensin II receptor blocker，アンジオテンシンII受容体拮抗薬），β遮断薬かα遮断薬（αβ遮断薬を含む）のなかから2〜3薬が選ばれますが，3薬以上のどの組合わせが有用であるかについては明確なエビデンスがないのが現状です．原則として同じクラスの薬物の重複は避けるべきですが，ACE阻害薬とARB，β遮断薬とα遮断薬もしくは中枢性交感神経抑制薬，サイアザイド系利尿薬とアルドステロン拮抗薬との併用は可能とされています．治療抵抗性高血圧に対するアプローチ法が最新の日本高血圧学会のガイドライン（JSH2009）に掲載されており（表2），参考にするとよいでしょう．

　サイアザイド系利尿薬は，かつては使用後の耐糖能悪化や脂質異常から，わが国の多くの臨床家が使用を敬遠する降圧薬の1つでした．しかし近年の研究は，過去の通常使用量の半量程度（トリクロルメチアジドで1 mgなど）を使用すれば，降圧効果を維持しながら，副作用の軽減が可能であることを明らかにしています．ALLHAT[4]をはじめ多くの研究でその有用性が報告されているエビデンス豊富な薬物であり，**塩分摂取の多いわが国では，少量投与のサイアザイドは特に効果的**です．治療抵抗性高血圧と判断する前に使用

することが強く勧められ，治療抵抗性高血圧の定義にも取り入れられています．ただし，クレアチニンが 2 mg/dL 以上の CKD（chronic kidney disease，慢性腎臓病）では，サイアザイドの降圧効果が得られないことが多く，ループ利尿薬を使用します．ループ利尿薬の 1 つであるフロセミドは半減期が短く十分な降圧を得るために 1 日 2 回の投与が必要です．半減期の長いループ利尿薬（トラセミドなど）の使用も考慮してください．

　ARB や ACE 阻害薬とサイアザイド系利尿薬の併用は，その作用機序により降圧効果が相乗されます．昨今 ARB とサイアザイドの合剤（エカード®，コディオ®，プレミネント®）が相次いで発売されており，服薬コンプライアンス向上の面からも使用を検討するとよいでしょう．ARB や ACE 阻害薬には，使用中にアルドステロンの抑制効果が薄れ降圧効果が減弱することがあり（アルドステロンブレイクスルー），**少量のアルドステロン拮抗薬を加えることで降圧が得られることがあります**．その際には，ACE 阻害薬と ARB の併用同様，腎機能悪化や高 K 血症に注意します．

> ⚠️ **つまずきポイント**　安易に治療抵抗性高血圧と判断しない．その前にサイアザイド系利尿薬を使用してみる．

4 患者のタイプに応じた薬物選択のコツ

　脈拍数の多い若い患者には β 遮断薬が効果的です．α 遮断薬も交感神経の亢進した患者に勧められ，早朝高血圧に対して就寝前投与が効果的であるとの報告があります．また血圧が日々変動しやすい患者は交感神経が亢進していることが多く，**αβ 遮断薬を使用することでコントロールがつくこともあります．Ca 拮抗薬も血圧の変動を抑える**との報告があり，血圧変動の大きな患者には使用してみるのもよいでしょう．ジヒドロピリジン系薬物で頻脈になる人に β 遮断薬を併用することで，頻脈に伴う血圧上昇が抑えられることはよく知られており，推奨できる組合わせです．

　本症例に対しては，肥満と喫煙，アルコール過飲に対し栄養指導と禁煙指導を行い，診察時には生活習慣改善の重要性をくり返し説きました．肥満に伴う合併症（睡眠時無呼吸を含む）はなく，二次性高血圧も否定的でしたが，栄養指導の経過で塩分摂取過多（15 g/日）も判明したため減塩指導を強化し，フルイトラン（トリクロルメチアジド）1 mg を加えたところ血圧は正常化しました．今後正常血圧の維持と臓器障害の改善につき評価予定です．

治療抵抗性高血圧の患者は長い病歴を有することが多く，潜在的に種々の臓器障害を合併していることがあります．高血圧の臓器障害の検索も同時に行い，臓器障害も考慮した薬物の選択を心掛けるべきです．安全ですみやかな降圧という高いハードルが治療者に求められるため，専門家へのコンサルトも躊躇しないようにしましょう．

POINT

治療抵抗性高血圧を診察するにあたっては，まず，肥満，喫煙，飲酒などの生活習慣の是正，二次性高血圧や睡眠時無呼吸症候群などの基礎疾患の検索，服薬コンプライアンスの不良や降圧効果を減弱する薬物の服用の有無の確認などを実施する．そのうえで降圧薬の組合わせと副作用に考慮しつつ降圧薬の変更や追加を行うが，治療抵抗性高血圧患者は臓器障害を有することが多いため，適当な降圧が得られない場合は早期に専門家へのコンサルトを考慮することが勧められる．

＜参考文献＞
1）「高血圧治療ガイドライン 2009（JSH2009）」（日本高血圧学会高血圧治療ガイドライン作成委員会／編），日本高血圧学会，2009
2）Oikawa, T. et al.：J-HOME Study Group. Characteristics of resistant hypertension determined by self-measured blood pressure at home and office blood pressure measurements：the J-HOME study. J. Hypertens., 24：1737-1743, 2006
3）Calhoun, D. A. et al.：Resistant hypertension：diagnosis, evaluation, and treatment. A scientific statement from the American Heart Association Professional Education Committee of the Council for High Blood Pressure Research. Hypertension, 51：1403-1419, 2008
4）The ALLHAT officers and coordinators for the ALLHAT collaborative research group：Major outcomes in high-risk hypertensive patients randomized to angiotensin converting enzyme inhibitor or calcium channel blocker vs. diuretic：The Antihypertensive and Lipid-Lowering Treatment to Prevent Heart Attack Trial（ALLHAT）. JAMA, 288：2981-2997, 2002

＜平田浩三，百村伸一＞

第1章 循環器疾患 ❹ 高血圧

決してめずらしくない仮面高血圧
～リスク要因に応じた薬の選択～

症例 検診で心電図上の心肥大を指摘され，精査のため受診した64歳男性．自覚症状はなく，これまで特記すべき病歴もない．診察室血圧は2回の来院時平均で129/80（収縮期血圧/拡張期血圧）mmHg，脈拍は94/分．身長172 cm，体重92 kg．心雑音は認めない．EKG上V5，V6の高電位とST-T変化を伴った心肥大所見を認める．心胸郭比53%．尿タンパク1＋．

指導医「心肥大はありそうだね」
研修医「血圧は正常ですので肥大型心筋症でしょうか？」
指導医「そうだね，ただ本当に血圧は正常かな？尿タンパクも認められるし，高血圧による臓器障害をみている可能性があるね」
研修医「えっ，どういうことですか？」

Question

Q1 心肥大の患者を診察するにあたり，高血圧性心疾患と肥大型心筋症の鑑別に診察室血圧のみで十分であろうか？
Q2 診断を進めるにあたって，今後どのような検査が必要であろうか？
Q3 治療方針は？

ヒント
- 診察室での血圧測定が高血圧診断の基本であるが，高血圧症例のなかには診察室血圧と診察室以外の血圧との間に乖離のある症例が存在する
- 診察外血圧上昇の要因は種々報告されており，その検索と治療が，効果的な降圧を得るうえで重要である

Answer

A1 高血圧が診察室血圧だけでは診断できないことは，家庭血圧測定や自由行動下血圧測定（ambulatory blood pressure monitoring：ABPM）によって明らかとなっている．ABPMで診断された未治療高血圧患者のうち，約10〜15％は随時血圧が正常のいわゆる仮面高血圧である．このような患者の臓器障害の頻度は，診察室血圧で診断された高血圧患者と変わりないことが知られている

A2 心エコーや冠動脈疾患の有無をはじめとした心リスク評価とともに，家庭血圧測定やABPMを行うことが必要である

A3 上記精査によって治療方針を決定する．仮面高血圧であった場合，十分な薬物療法とともに，仮面高血圧をきたす基礎疾患や生活環境の調整が必要となることが多い

解　説

1 仮面高血圧の定義および頻度

　2009年高血圧治療ガイドライン（JSH 2009）[1]では，「診察室血圧が正常であっても，診察以外の血圧では高血圧である状態が仮面高血圧である」と定義されています．具体的には，複数回測定した診察室血圧の平均が収縮期血圧（SBP）140 mmHg未満かつ拡張期血圧（DBP）90 mmHg未満で，かつ家庭血圧やABPMで複数回測定した血圧が135 mmHg（SBP）以上または85 mmHg以上（DBP）（昼間家庭血圧），あるいは130 mmHg（SBP）以上または80 mmHg（DBP）以上（ABPM）である場合を指します．仮面高血圧は，診察室血圧が正常血圧を示す一般住人の10〜15％，140 mmHg未満かつ/90 mmHg未満に診察室血圧がコントロールされた高血圧患者の約20〜30％に認められるとされ[2,3]，わが国でも1,000万人以上が仮面高血圧であると推定されています．

> **つまずきポイント** 仮面高血圧は決してめずらしい病態ではない．

2 病態と予後

　仮面高血圧は，血圧の上昇する時間帯により夜間高血圧，早朝高血圧，ストレス下高血圧などに分類されています（図）．

```
仮面高血圧に含まれる病態とその因子
早朝高血圧                夜間高血圧
  アルコール               循環血液量の増加
  起立性高血圧             （心不全，腎不全）
  大血管硬度増大           自律神経障害
  持続時間の不十分な降圧薬 （起立性低血圧，糖尿病）
                           睡眠時無呼吸症候群
ストレス下高血圧           抑うつ状態
  職場での精神的ストレス   認知機能低下
  家庭での精神的ストレス   脳血管障害
  身体的ストレス
```

	診察室外血圧	
家庭血圧 135/85 mmHg 24時間血圧 130/80 mmHg →	仮面高血圧	高血圧
	正常血圧	白衣高血圧
	診察室血圧 140/90 mmHg ↑	

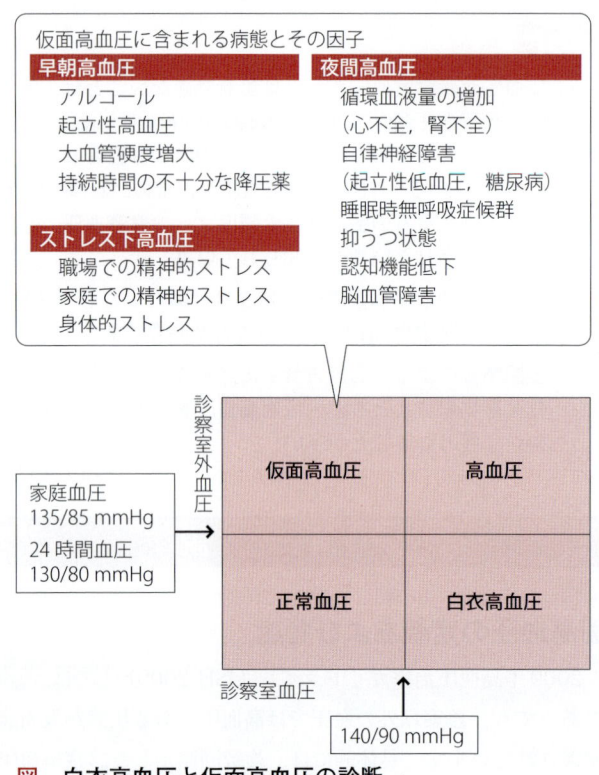

図　白衣高血圧と仮面高血圧の診断
文献1より転載

1）夜間高血圧

　　夜間高血圧とは，ABPMによる夜間睡眠中の平均が120 mmHg（SBP）以上あるいは70 mmHg（DBP）以上の場合を指します．仮面高血圧の例では通常，夜間血圧が昼間の血圧より高い夜間昇圧型（riser）となりますが，その心血管リスクは昼間高血圧などと比べより強いことが知られています．夜間高血圧は，睡眠時無呼吸症候群などの睡眠障害，心不全や腎不全などの循環血漿量の増加，糖尿病などによる起立性低血圧が原因となることがあり，基礎疾患の検索も重要です．

2）早朝高血圧

　　ほかの時間帯に比べ早朝血圧が特異的に高い場合に狭義の早朝高血圧と診断されます．早朝に血圧が急激に上昇するサージタイプでは，早朝における交感神経やレニン・アンジオテンシン（RA）系など神経内分泌系の亢進に加

表　仮面高血圧が疑われる高リスク群

- 降圧治療中の高血圧患者
- 正常高値血圧者（130～139/85～89 mmHg）
- 喫煙者，アルコール多飲者
- 精神的ストレス（職場，家庭）が多い者
- 身体活動度が高い者
- 心拍数の多い者
- 起立性血圧変動異常者（起立性高血圧，起立性低血圧）
- 肥満，メタボリックシンドローム，糖尿病患者
- 臓器障害（特に左室肥大・頸動脈内膜壁肥厚）合併者
- 心血管疾患の合併者
- 睡眠時無呼吸症候群

文献1より改変して転載

えて，血小板機能亢進や血栓傾向が加わり，それぞれの因子が相乗的に臓器障害を進展させるとされています．24時間血圧レベルとは独立した心血管リスクであることが，多くの臨床研究で明らかにされています．

3）ストレス下高血圧

　　診察室血圧が正常でも，職場や家庭のストレスにさらされている時間帯に血圧が上昇するタイプの仮面高血圧は，ストレス下高血圧に分類されます．その臨床的意義はいまだ確立されていませんが，1日の大半の血圧が高いという意味では前述の仮面高血圧と変わりはなく，十分な治療が必要であると考えられます．

　　夜間交代勤務者（シフトワーカー）が近年増加していますが，こうした勤務者の昼間の睡眠は夜間の睡眠に比して交感神経活動の低下が得られにくいことから，夜間高血圧を呈しやすいことが知られています．仮面高血圧を呈しやすい高リスク群の存在が知られており（表），このような患者では積極的に家庭血圧測定やABPMを行う必要があります．

3 リスク要因に応じた薬の選択

　　仮面高血圧をきたす高リスク患者では，そのリスク要因を取り除いたり治療したりする必要があるのはいうまでもありません（減量，禁煙，過度の飲酒の禁止，睡眠時無呼吸症候群など）．リスク要因の除去によっても高血圧が改善しない場合に降圧薬を開始するのはほかの高血圧と同じです．

近年降圧薬として広く用いられているCa拮抗薬，ACE阻害薬，ARB（angiotensin II receptor blocker，アンジオテンシンII受容体拮抗薬）などは，降圧効果の発現がすみやかである反面，血中濃度が24時間にわたり持続しないという欠点をもつ薬も多く認められます．こうしたなか，**アムロジピンは降圧薬中最も半減期の長い薬として仮面高血圧の患者にも処方される**ことの多い薬です．多くの降圧薬は朝食後服用となっていますが，単に服薬コンプライアンスを考慮した慣習であるに過ぎませんので，降圧薬を**朝から夕や就寝前に変更したり，1日2回の投与にしたりする**ことで安定した24時間の降圧効果が得られることもあります．また早朝覚醒時に亢進する交感神経やRA系を抑制する意味でα遮断薬，ACE阻害薬やARBを**就寝前に投与することも有用**です．循環血漿量が多いと推定される心腎機能の低下した患者に**利尿薬を投与する**ことで，夜間高血圧が改善することがあります．

　本症例は，ABPMで夜間に血圧の上昇するriser型の仮面高血圧であることが判明しました．閉塞型睡眠時無呼吸（obstructive sleep apnea syndrome：OSAS）を伴っており，減量と耳鼻科受診，CPAP（continuous positive airway pressure，持続陽圧呼吸療法）の導入，就寝前のACE阻害薬〔コバシル®（ペリンドプリル）2 mg〕1回の投与で夜間血圧は正常化しました．臓器障害改善の有無を今後，評価する予定です．

POINT

心肥大や尿タンパクなどの臓器障害を有する患者を診察する際，仮面高血圧を鑑別することが重要である．仮面高血圧は家庭血圧の測定やABPMを実施しなければ診断することのできない病態であることを認識し，患者を見逃さないように注意したい．

＜参考文献＞

1）「高血圧治療ガイドライン2009（JSH2009）」（日本高血圧学会治療ガイドライン作成委員会／編），日本高血圧学会，2009
2）Imai, Y. et al.：Ambulatory blood pressure monitoring in evaluating the prevalence of hypertension in adults in Ohasama, a rural Japanese community. Hypertens. Res., 19：207-212, 1996
3）Pickering, T. et al.：Masked hypertension：a Review. Hypertens. Res., 30：479-488, 2007

＜平田浩三，百村伸一＞

第1章 循環器疾患　❺ 心不全

COPDやASOを合併した心不全患者にβ遮断薬を投与すべきか？
〜β遮断薬のエビデンス〜

症例　75歳女性．拡張型心筋症と慢性閉塞性肺疾患（chronic obstructive pulmonary disease：COPD）と閉塞性動脈硬化症（arteriosclerosis obliterans：ASO）の既往歴あり．慢性心不全の急性増悪にて入院．心エコーではEF 35％，Dd 60 mmと左室収縮能の低下と左室内腔の拡大を認めた．COPDに関しては現在明らかな症状は有さない．血液ガス所見ではPaO$_2$ 95 mmHg，PaCO$_2$ 40 mmHgと正常範囲．ASOに関しては現在FontainⅠ度．

研修医「この患者の慢性心不全に対する処方は，ACE阻害薬と利尿薬でいいですか？」
指導医「β遮断薬は使わなくていいのかい？」
研修医「でもCOPDやASOに対してはβ遮断薬はよくなさそうですが」
指導医「たしかにβ遮断薬はCOPDやASOに対しては盲目的に投与すべきではないけれど，リスクよりベネフィットが上回る場合には積極的に投与を行った方がいいね．この症例では，COPDに関しては安静時低酸素血症や高炭酸ガス血症が認められず，ASOに関しても現在FontainⅠ度と軽度なので，これらの活動性についてもう一度詳細に調べておいた方がいいね」

Question

- **Q1** β遮断薬の禁忌あるいは慎重投与はどのような場合か？
- **Q2** 左室収縮不全を伴う心不全患者の予後に対するβ遮断薬の有用性はどれほどか？
- **Q3** COPDやASOの潜在性や活動性を評価するにはどのような方法があるか？

ヒント
- β遮断薬はほかの心保護薬であるACE阻害薬や利尿薬に比べて禁忌や慎重投与の項目が多い
- β遮断薬は以前は慢性心不全に対して使用禁忌とされていたが，欧米やわが国における大規模試験の結果，現在ではむしろ重要な薬物として位置づけられている
- COPDやASOには自覚症状に基づく主観的な評価のほかに，臨床生理機能検査に基づく客観的な指標が用いられる

Answer

A1 β遮断薬はβ₂受容体遮断作用があり活動性の気管支喘息には禁忌である．そのほかCOPDやASOに対しては慎重投与が必要である

A2 日本循環器学会のガイドラインでは，症状を有する左室収縮不全患者に対する予後の改善を目的としたβ遮断薬投与はクラスⅠである

A3 COPDの評価には，病歴や血液ガス検査のほかに，呼吸機能の評価には主にスパイロメトリーなどが用いられる．ASOの評価には，上肢下肢血圧比測定によるABI（ankle-brachial index）測定が有効である

解説

1 左室収縮不全を伴う心不全患者におけるβ遮断薬投与の有効性のエビデンス

　US Carvedilol study [1] においてはカルベジロール，CIBIS Ⅱ [2] においてはビソプロロール，MERIT-HF [3] ではコハク酸メトプロロールの有意な生命予後の改善，および心不全悪化防止効果が明らかにされました．一方，心不全症状のない左室機能不全患者に対するβ遮断薬のエビデンスも得られています．CAPRICORNでは，LVEF（左室駆出率）の低下した心筋梗塞患者にカルベジロールを投与し死亡率が低下しました [4]．したがって有症状の心不全患者のみならず，無症状の左室収縮機能低下患者においてもβ遮断薬導入を試みることが勧められます．収縮不全を伴う心不全患者において，カルベジロール（αβ遮断薬）やメトプロロール（β₁選択的遮断薬）の予後に対する有用性は，上記のごとく欧米における大規模試験の観点からも確立されています．また2010年10月にはわが国でもカルベジロールに加えβ₁選択的遮断作用の強いメトプロロール（メインテート®）の慢性心不全に対する適応が追加されました．

2 COPDあるいはASOを合併する心不全患者に対するβ遮断薬投与のエビデンス

　β遮断薬の禁忌となる状態として，高度な徐脈と気管支喘息が挙げられていますが，COPD全体が禁忌となるわけでありません．一般に呼吸器疾患の既往が明らかであるか気管支拡張薬・吸入ステロイドを使用している患者へ

のβ遮断薬の処方率（32％）は，呼吸器疾患のない患者へのβ遮断薬の処方率（53％）より有意に低くなっています[5]．しかし定期的な吸入ステロイドと気管支拡張薬を必要とする気管支喘息を除くCOPD患者において，1秒率や努力肺活量の低下をみることなく，β遮断薬に対する良好な忍容性があることが報告されています[6]．β遮断薬はASOに関しては原則禁忌ですが，FontainⅢ〜Ⅳ度の重症下肢虚血（critical limb ischemia：CLI）症例を除いては，心臓の予後とのリスクとベネフィットを考慮し，慎重に漸増投与がすすめられます．その際には病歴やスパイロメトリーや気道過敏性試験およびABIの結果を参考にしながら，β_1選択性の高いメトプロロールを少量から慎重に漸増していくことも考慮すべきでしょう．

本症例では，投与開始前の気道過敏性試験は陰性で，ABIは右0.91，左1.02でした．メインテート®を0.625 mgより開始し，0.625 mgずつ増量し，2.5 mgまで増量したところで退院となりました．経過中COPDやASOの増悪は認められませんでした．

> ⚠️ **つまずきポイント** COPDとASOではたとえ左室収縮不全があろうともβ遮断薬は絶対投与してはならない，は誤りである．

3 COPDあるいはASOの活動性や重症度を評価する方法

COPDではスパイロメトリーにて1秒率や努力肺活量などを測定します．また気管支喘息が疑われるケースでは気道過敏性試験を施行します．ASOでは上肢下肢血圧測定によるABI測定のほかに，CTA，MRAなどによる非観血的動脈造影や，必要に応じカテーテルによる観血的動脈造影などを行います．

POINT

β遮断薬はCOPDやASO患者には原則として慎重投与であるが，左室収縮不全を有する心不全患者に対しては，リスクよりベネフィットが上回る場合にはむしろ積極的にβ遮断薬を使用すべきである．

＜参考文献＞

1) Packer, M. et al. : The effect of carvedilol on morbidity and mortality in patients with chronic heart failure. U.S. Carvedilol Heart Failure Study

Group. N. Engl. J. Med., 334：1349-1355, 1996
2) The Cardiac Insufficiency Bisoprolol Study II (CIBIS-II)：a randomised trial. Lancet, 353：9-13, 1999
3) Effect of metoprolol CR/XL in chronic heart failure: Metoprolol CR/XL Randomised Intervention Trial in Congestive Heart Failure (MERIT-HF). Lancet, 353：2001-2007, 1999
4) Dargie, H. J.：Effect of carvedilol on outcome after myocardial infarction in patients with left-ventricular dysfunction：the CAPRICORN randomised trial. Lancet, 357：1385-1390, 2001
5) Lainscak, M. et al.：International variations in the treatment and co-morbidity of left ventricular systolic dysfunction：data from the EuroHeart Failure Survey. Eur. J. Heart Fail., 9：292-299, 2007
6) Shelton, R. J. et al.：Effect of a community heart failure clinic on uptake of beta blockers by patients with obstructive airways disease and heart failure. Heart, 92：331-336, 2006

＜和田 浩，百村伸一＞

第1章 循環器疾患　❺ 心不全

頻脈性心房細動を合併した左室収縮不全を有する心不全患者の心拍数コントロール
〜Ca拮抗薬を投与する前に〜

症例　65歳男性．拡張型心筋症による慢性心不全にて5年前より近医かかりつけ．普段はNYHA Ⅱ度で近医よりACE阻害薬，β遮断薬，利尿薬の処方を受けている．今回動悸を主訴として夜間時間外外来を受診．バイタルは血圧110/60 mmHg，心拍数160/分．来院時胸部X線は肺うっ血の所見なく，心電図では頻脈性心房細動を認めた．

研修医「心拍数160と頻脈性心房細動です．まずはジゴキシンとワソラン®によるレートコントロールですね」

指導医「盲目的にワソラン®を投与するのはまずいね．その前にまずは心エコーで左室収縮能が低下しているのか保たれているのかのチェックが必要だよ」

研修医「心エコーの結果EF 20％と左室収縮能は低下していました．ワソラン®は使用せず，陰性変力作用の少ないジゴキシンのみを使用しましたが，心拍数が110までしか下がらず動悸も消失しません．次は直流除細動でしょうか？」

指導医「血行動態は破綻しておらず抗凝固療法をしていない状態で電気的除細動を行ってもいいのかな？」

Question

- **Q1** 左室収縮能の低下した頻脈性心房細動に対する心拍数コントロールはどのような薬物が使用されるか？
- **Q2** 血行動態の保たれた左室収縮不全を有する心不全患者の頻脈性心房細動に対しても全例急性期に電気的除細動が必要か？
- **Q3** 電気的除細動前に抗凝固療法は必須か？

ヒント
- 頻脈の治療薬のなかには心拍抑制作用とともに陰性変力作用を併せもつものが多く，左室収縮不全を有する心不全患者への使用に慎重を要するものが多い
- 慢性心房細動には，全例に電気的除細動によるリズムコントロールを行わずともレートコントロール単独でも良好な結果が得られている
- 抗凝固療法未施行の患者では電気的除細動に心原性塞栓症を併発することがある

Answer

A1 ジゴキシン，少量のβ遮断薬，アミオダロンなどが使用される

A2 慢性心房細動のレートコントロールとリズムコントロールでは予後は不変である

A3 抗凝固療法未施行での心房細動の電気的除細動は心原性塞栓症のリスクが少なくない

解説

1 左室収縮能の低下した頻脈性心房細動に対する薬物治療

収縮能の保たれた心不全に伴う心房細動の心拍数コントロールにはIV群のワソラン®などの非ジヒドロピリジン系Ca拮抗薬が使用されます．一方，心機能低下例に心エコーにて収縮能を評価せずに同様に非ジヒドロピリジン系Ca拮抗薬を使用すると，**低左心機能患者では心不全の増悪や血圧の低下など血行動態の増悪を招く場合があります**．前述のごとく左室収縮能によって適切な治療薬も異なるため，治療前に心エコーによるEF（ejection fraction，左室駆出率）の確認が望ましいでしょう．

ジゴキシンで十分な効果が得られないケースや，II群のβ遮断薬が使用しづらいEF＜40％の左室収縮不全を有する心不全患者に対しては，III群のアミオダロンが有効です．わが国でも2010年，経口アミオダロンの慢性心不全（低心機能）における頻脈性心房細動の心拍数コントロールに対する保険適応追加が行われました．

> **つまずきポイント** 頻脈性心房細動はいきなり電気的除細動（DC）でなく，落ち着いていれば心エコーも評価してからDCを考慮する．

2 慢性心房細動に対するリズムコントロールとレートコントロール

心拍数コントロールが不良で，血行動態の破綻した（血圧＜80mmHg）心房細動に対しては緊急の電気的除細動が勧められますが，血行動態の破綻していない，症状を有する持続性心房細動に対して待機的な電気的除細動が勧められます[1]．また心房細動を合併した心不全患者を対象に，洞調律維持と心拍数調節の優劣を比較したAF-CHFstudyでは両治療間に有意な差は観察

されなかったため[2)3)]，収縮不全による心不全を合併する心房細動に対して洞調律維持および心拍数コントロールという異なる治療方針が認められています．

3 慢性心房細動に対する電気的除細動時の抗凝固療法

除細動に伴う血栓塞栓のリスクは一般に1〜5％と報告されています．発症後48時間未満の心房細動で，血行動態的に不安定（狭心症発作，急性心筋梗塞，ショック，肺水腫など）な場合の迅速な除細動は抗凝固療法なしでも施行されますが，**発症後48時間以上持続する心房細動に対する除細動は，ヘパリン，ワーファリンなどによる抗凝固療法は必須です**[1)]．経食道心エコーを用いた除細動戦略は，従来法よりも早期に除細動を可能にして成功率を上げ，血栓塞栓症イベントを下げることができます[4)]．

本症例では入院経過観察とし，ワーファリン®，アンカロン®の導入を行いました〔ワーファリン®（1） PT-INR 2.0〜3.0を目標にコントロール，アンカロン® 100 mg錠 1回2錠 1日2回（400 mg/日）で導入，2週間，以後200 mgへ〕．入院後に施行した経食道心エコーでは，左房内に明らかな心内血栓は認められませんでした．3週間後に心拍数は70/分まで安定し，自然に洞調律に回復し電気的除細動を要せず退院となりました．

POINT

心機能低下例に，心エコーにて適切な収縮能を評価せず盲目的に非ジヒドロピリジン系Ca拮抗薬を過量に使用すると，心不全の増悪や血圧の低下など急速な血行動態の増悪を招く場合があるので，十分な注意が必要である．

<参考文献>
1） 日本循環器学会「循環器病の診断と治療に関するガイドライン（2006-2007年度合同研究班報告）心房細動治療（薬物）ガイドライン（2008年改訂版）」
2） Deedwania, P.C. et al.：Spontaneous conversion and maintenance of sinus rhythm by amiodarone in patients with heart failure and atrial fibrillation：observations from the veterans affairs congestive heart failure survival trial of antiarrhythmic therapy (CHFSTAT). Circulation, 98：2574-2579, 1998
3） Roy, D. et al.：Rhythm control versus rate control for atrial fibrillation and heart failure. N. Engl. J. Med., 358：2667-2677, 2008
4） Klein, A.L. et al.：Use of transesophageal echocardiography to guide cardioversion in patients with atrial fibrillation. N. Engl. J. Med., 344：1411-1420, 2001

<和田 浩，百村伸一>

第1章 循環器疾患 ❺ 心不全

β遮断薬投与中の低左心機能患者における慢性心不全急性増悪
〜β遮断薬の維持と強心薬の選択および維持〜

症例 60歳男性．拡張型心筋症にて外来治療中でACE阻害薬，β遮断薬，アルドステロン拮抗薬を含む内服加療中．薬物治療抵抗性で，今までくり返す心不全で何度も入退院治療歴があり，すでに両室ペーシング付き植込み型除細動器（CRTD）も植え込まれている．今回自宅での水分摂取過剰を誘因とした慢性心不全の急性増悪再発にて救急外来受診．来院時：血圧94/60 mmHg，心拍数80/分．胸部X線では著明な肺うっ血を認め，心エコー上EF 28%．

研修医「低左心機能なのでβ遮断薬はいったん全量中止した方がいいですね」
指導医「β遮断薬を安易に中断するとかえって予後の悪化を招く場合があるよ」
研修医「併用静注薬としてドブタミンあるいはカルペリチドやループ利尿薬を使おうと思うのですが」
指導医「収縮期血圧が比較的保たれている症例なので，PDE阻害薬であるミルリノンを使った方がいいね」

2週間経って肺うっ血は改善し，集中治療室より一般病棟へ転棟

研修医「転棟後ミルリノンは0.5→0.1γまで減量できましたが，それ以上減量を進めると低拍出量症候群（LOS）症状が出現し尿量も低下します．ミルリノンを経口に置き換えなければならないときは強心作用を有する経口のβ₁受容体刺激薬でいいですか？」

Question

Q1 低左心機能患者の慢性心不全急性増悪治療時のβ遮断薬は継続すべきか？
Q2 低左心機能患者へ慢性心不全急性増悪治療時に静注強心薬を使用しなければならない場合は何を選択すべきか？
Q3 ミルリノンなどの静注強心薬を経口薬に置換する場合，どのような薬物を選択すべきか？

ヒント
- β遮断薬を安易に完全中断するとかえって予後の悪化を招く場合がある
- 静注強心薬には，β受容体を介する強心薬としてドパミン，ドブタミンなどカテコラミン製剤と，β受容体を介さない強心薬としてミルリノン，オルプリノンなどのPDE阻害薬やコルホルシンダロパートなどのアデニ

・ル酸シクラーゼ賦活薬がある
・経口強心薬として，現在わが国ではピモベンダン，デノパミン，ドカルパミン，ベスナリノンが認可されている

Answer

A1 β遮断薬は維持および減量にて継続したままとする

A2 β遮断薬使用中の静注強心薬併用にはPDE阻害薬（ミルリノン）を使用する

A3 静注強心薬，特にミルリノンを経口で置き換える場合には，作用機序が近くEBMのあるピモベンダンが推奨される

解 説

1 低左心機能患者の慢性心不全急性増悪時のβ遮断薬の使用

　β遮断薬内服中の慢性心不全急性増悪による入院中のβ遮断薬中断は，もともと内服していなかった場合よりさらに予後が不良となります（リバウンド効果）[1]．慢性心不全の急性増悪症例でβ遮断薬療法が施行されている場合には，β遮断薬の副作用として著しい徐脈や血圧低下をきたしている場合以外には，**β遮断薬はいきなり投与を中止せずに継続（漸次減量することは可能）すべき**です（クラスⅡa，レベルB）[2]．もし減量する必要がある場合にはそれまでの投与量の半量を目安にした方がよいでしょう．

> **つまずきポイント**　慢性心不全急性増悪時，β遮断薬はすべて全量中止ではなく，少量でも維持する努力が必要である．

2 静注強心薬の選択

　β遮断薬が投与されている低左心機能患者の慢性心不全急性増悪症例では，交感神経受容体がブロックされているので，ドパミン，ドブタミンなどカテコラミン製剤の強心効果は制限されます．一方，β受容体を介さないPDE阻害薬やコルホルシンダロパートなどのアデニル酸シクラーゼ賦活薬は，優れた心拍出量増加と肺毛細管圧低下作用を得ることができます（クラスⅡa，レベルC）[2]．しかし，慢性心不全の急性増悪症例に対してミルリノンを用いたOPTIME-CHF試験では，ミルリノンの投与は血圧低下，新規の心房性不整脈の副作用が有意に多く，必ずしも入院期間の短縮や予後の改善をもたらす

わけではなく，ルーチンとしてのミルリノン投与は推奨されません．基礎疾患や病態に応じた至適投与量・血行動態の設定と，より早期からの強心薬離脱などが必要です（クラスⅡb，レベルB）[2]．

3 経口強心薬の使用

1980年代から行われた種々の経口強心薬の大規模臨床試験は，ことごとく否定的な結果に終わり，米国では経口強心薬について否定的な見方がなされています．しかしながら，生命予後の改善効果のみが慢性心不全治療の最終目的ではないとの見解にたてば，重症例におけるQOLの改善を目的とする場合や，静注強心薬からの離脱時，またはβ遮断薬導入時の使用はその有用性に検討の余地があります[3]．わが国におけるNYHA機能分類Ⅱmまたは Ⅲ度の心不全患者を対象としたピモベンダンの臨床所見，EPOCHでは52週間の試験期間中，ピモベンダン群ではプラセボ群に比較して複合エンドポイントは大きく減少しspecific activity scaleで評価した身体活動能力は改善しました[4]．

本症例では，β遮断薬はもともとアーチスト®5mg内服していましたが，中止はせず2.5mgと半量に減量して経過を観察しました．またミルリノン0.1γにオーバーラップさせて，経口のピモベンダン（アカルディ®）2.5mgを開始したところ，自覚症状は改善しLOS症状再燃もなく，点滴のミルリノン依存状態から離脱し得ました．

POINT

両心室ペーシング付き植込み型除細動器（CRTD）の普及により致死的不整脈死亡が減少し，拡張型心筋症や虚血性心筋症末期の高度左室収縮能低下症例に対する治療にβ遮断薬の積極的維持導入や強心薬の併用を余儀なくされるケースは今後さらに増加するものと考えられる．

＜参考文献＞
1) ACCF/AHA Practice Guideline. Circulation, 119：e391-479, 2009
2) 日本循環器学会：循環器病の診断と治療に関するガイドライン（2004-2005年度合同研究班報告）急性心不全治療ガイドライン（2006年版）
3) 日本循環器学会：循環器病の診断と治療に関するガイドライン（2009年度合同研究班報告）慢性心不全治療ガイドライン（2010年改訂版）
4) Effects of pimobendan on adverse cardiac events and physical activities in patients with mild to moderate chronic heart failure: the effects of pimobendan on chronic heart failure study (EPOCH study). Circ. J., 66：149-157, 2002

＜和田　浩，百村伸一＞

第2章 消化器疾患　❶ 胃食道逆流症（GERD）

胃食道逆流症（GERD）の診断と鑑別診断
～PPIの使い分けのコツ～

症例①　52歳男性．食欲がないと来院した．「最近食欲がないです．無理して食べています．飲み込んだものがひっかかることはありません．ゲップをすることが多いです．乾咳をすることもあります．最近健診で胃バリウム検査を受けましたが，異常はないと言われました」
身長165 cm，体重75 kg，腹囲82 cm，BMI 27.6．喫煙：20本/日．飲酒：ビール500 mL/日．

指導医「診断は逆流性食道炎が一番に考えられるが，ほかに鑑別は？」
研修医「胃潰瘍や急性胃炎はどうでしょうか？」
指導医「そう，それも大切だね．逆流性食道炎を疑う症状で，PPI（proton pump inhibitor）を処方することはできる．本症例はあまり重篤感はないが，処方だけでいいだろうか？」
研修医「内視鏡検査をした方がいいでしょうか？」
指導医「そうだね．内視鏡検査をしなければわからないが，その所見により診断も治療も変わる」

Question

- **Q1** GERD（gastro esophageal reflux disease）の診断法は？
- **Q2** 内視鏡所見（図1）から本症例の分類は？
- **Q3** 分類による治療薬の選択の違いは？

ヒント・病気の定義から勉強しよう．わかっているようで意外に難しいGERD，RE，NERDの病態の違い．消化器内科の外来で上部消化管症状を訴える患者は多い．胃潰瘍でも胃食道逆流症でも必ずしも典型的な症状が揃っている患者ばかりではない．大切なことは，丁寧な問診と内視鏡診断を結び付けて最終診断に至り，最適な治療を提供することである

Answer

A1 症状だけでは疑い診断にしかならない．内視鏡を施行せずとも疑い診断で，1カ月間に限りPPIを処方することはできる[1]．しかし，逆流性食道炎（RE：reflux esophagitis）と非びらん性胃食道逆流症（NERD：non-erosive gastroesophageal reflux disease）の鑑別診断には内視鏡の施行が必要[1]（症例②参照）．また，胸やけなどの症状の原因が早期食道がんのこともあるので注意が必要

A2 本症例では食道下部に縦のびらんに加え，食道・胃接合部に横にもびらんの拡がりがある．下部食道括約筋圧（LES：lower esophageal sphincter）の低下もある．REと考えられ，Los Angeles（LA）分類[2]（Grade N，M，A，B，C，Dで分類）のGrade Cと診断する

A3 初期治療は，酸抑制効果の強さと効果発現の早さから，基本はPPIを投与する[1]．Gradeによって処方薬の選択は変わらない．またH₂RA（H₂ receptor antagonist）でもGERDに対し保険適応があり，治療薬の選択をすることはできる

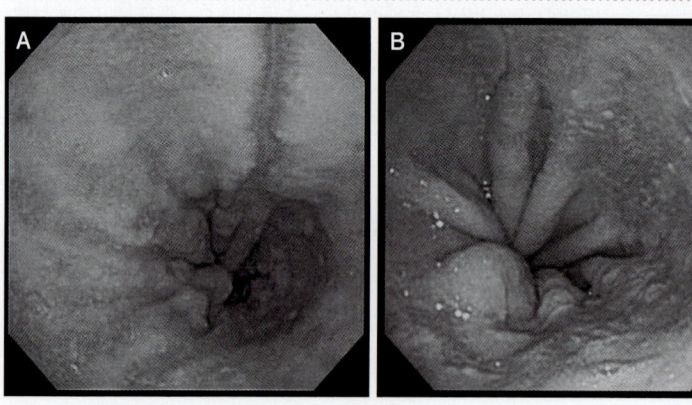

図1 上部内視鏡（症例①）
A）遠景像，B）近接像．カラーアトラス❶参照

症例② 32歳女性．胃が調子悪い．食欲がない．胸につかえる感じがする．身長150 cm，体重45 kg，BMI 20．

Question

Q1 REと非びらん性胃食道逆流症（NERD）との違いは？
Q2 内視鏡所見から診断は？治療の違いは？

Answer

A1 RE と NERD の症状は似ているが，NERD では内視鏡所見に異常はみられない．NERD の病態はよく解明されていないが，治療も RE とは違い PPI の効果はあまり高くない[3]

A2 上部内視鏡（図2）では食道・胃接合部の LES 圧は正常に保たれている．SSBE（short segment Barrett esophagus）を認めるが，びらんはないので NERD と考えられる．NERD での PPI の投与量は half dose と決められている

＜処方例＞
ラベプラゾール（パリエット®）10 mg 錠 1回1錠 1日1回
　または
ランソプラゾール（タケプロン® OD）15 mg 錠 1回1錠 1日1回
　または
オメプラゾール（オメプラール®）10 mg 錠 1回1錠 1日1回

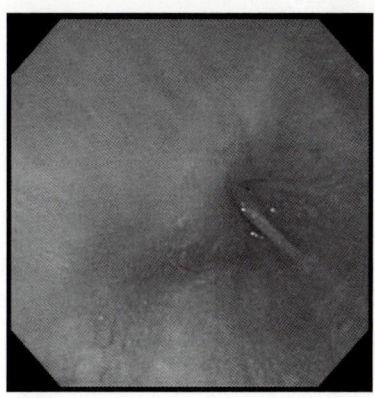

図2　上部内視鏡像（症例②）
カラーアトラス❷参照

症例③ ＜胃切除後 Billroth Ⅰ法再建症例に伴う GERD＞
55歳男性．健診で上部内視鏡検査施行時，残胃で腸上皮化生があったが，LA 分類 Grade A と診断した．胸やけはない．既往として10年前に胃潰瘍穿孔のために遠位胃切除を施行している．身長165 cm，体重55 kg，BMI 20.2．

Question

Q1 RE や NERD との違いは？

第2章　消化器疾患／❶胃食道逆流症（GERD）

Answer

A1 胃切除後BillrothⅠ法再建後の患者は胆汁の逆流に伴う残胃の腸上皮化生やREを併発しやすい．それに伴い胸やけを訴えることが多い．治療はPPIを投与するが，それだけでは改善しない場合，経口タンパク分解阻害薬のフオイパン®を併用する．膵液のトリプシンなどの消化酵素を抑え，GERDに伴う不快な症状を改善する

＜処方例＞
オメプラゾール（オメプラール®）10 mg錠 1回1錠 1日1回 食後
モサプリドクエン酸塩水和物（ガスモチン®）5 mg錠 1回1錠
　1日3回 食後
カモスタットメシル酸塩（フオイパン®）100 mg錠 1回1錠
　1日3回 食後

解　説

1 病　態

　胃食道逆流症（GERD）は，腹部不快や胸やけなどの症状を有する病態です．逆流性食道炎（RE）と非びらん性胃食道逆流症（NERD）からなります．日本では逆流性食道炎（RE）という言葉がよく使われますが，欧米ではびらん性食道炎（EE）という呼び方がよく使われます．一般的に逆流性食道炎（RE）と呼んでいるのは胃酸の暴露が食道粘膜を傷害するEEのことです．これにはLES圧の低下や食道裂孔ヘルニアも関与していることがあります[1]．LA分類を用いて評価している25論文から逆流性食道炎の程度を検討したところ，Grade A 55％，Grade B 32％，Grade C+D 13％とほとんどが軽症例でした[4]．

　日本におけるGERDの頻度は，藤原が同一研究においてNERDとLA分類Grade A以上の逆流性食道炎（RE）の割合を評価した10論文（5,022症例）を解析し，REが2,078例（41.4％），NERDは2,944例（58.6％）と報告しています．しかし，実際には内視鏡でREと診断しても，無症状の患者もいます．症候性GERD（症状を有するREとNERD）の頻度は6.6～37.6％でした[4]．また患者が症状を自覚していなかったり，十分に理解していないこともあります．

表　REとNERDの違い

	RE	NERD
性別	男性に多い	女性に多い
年齢	高齢者に多い	若年者に多い
食道裂孔ヘルニア合併	あり	少ない
BMI	高い	低い
PPI治療の反応	高い（80〜90%）	低い（40〜70%）
HP感染	少ない	多い

　NERDは女性や若年者に多く，肥満者，食道裂孔ヘルニアを有する例，*Helicobacter pylori* 陰性例は少ないです（表）．病因としては胃酸の逆流が最も重要ですが，そのほかにも多くの成因が関与しており，単一の病因で発症する疾患ではありません[3]．

2 症　状

　胸やけはGERDの代表的な症状ですが，すべての症例が有するわけではありません．呑酸，食思不振や咳，食後の膨満感や嘔気・ゲップなど多彩な症状を有します．したがって丁寧な問診も診断の一助となります．なかには無症状でも，内視鏡でLA分類Grade AやGrade Bの症例もいます．このような『潜在的症例』に診断的治療を行うと効果が得られることがあり，次回にも継続処方を希望する患者もいます．その状態に慣れているために症状を自覚していないだけなのです．内視鏡でREと診断したら，一度は処方を試してみるべきです．

> ⚠️ つまずきポイント
> 症状を自覚していない『潜在的症例』もいるので，丁寧な問診や症状だけではGERDの診断はできない．上部内視鏡所見が診断と治療方針を左右する．

3 治　療

　処方は主にPPIを選択します[1]．それに加えて消化管運動改善薬を併用することで，より効果が期待できます．食道の違和感を訴える方には，アルサルミン®を服用することで症状が改善することがあります．

1）処方例

①PPI

ラベプラゾール（パリエット®）20 mg（10 mg）錠　1回1錠　1日1回

または

ランソプラゾール（タケプロン®OD）30 mg（15 mg）錠　1回1錠
　1日1回

または

オメプラゾール（オメプラール®）20 mg（10 mg）錠　1回1錠
　1日1回

②**消化管運動改善薬**（セロトニン受容体を刺激し，アセチルコリン遊離を増大し，上下部消化管運動を改善する）

モサプリドクエン酸塩水和物（ガスモチン®）5 mg錠　1回1錠　1日3回食後

③**粘膜保護薬**（びらんが強いとき）

スクラルファート（アルサルミン®）10％内用液　1回1包　1日3回　食後

2）治療経過

症例①では，

ランソプラゾール（タケプロン®OD）30 mg錠　1回1錠　1日1回

モサプリドクエン酸塩水和物（ガスモチン®）5 mg錠　1回1錠　1日3回食後

の投与で2週間後には症状は改善しました．同用量を追加で6週間投与しました．

その次の処方では，

ランソプラゾール（タケプロン®OD）15 mg錠　1回1錠　1日1回

とし，適宜隔日服用を試してみるよう促しました．PPIは壁細胞との親和性が高く，隔日服用すなわち48時間程度の効果は持続することが多いのです．もし自覚症状が改善しないときには連日服用に戻すよう服薬指導します．

4 PPIの使い分け

通常 full doseで8週間の投与の後，half doseに変更します．減量で症状が再燃するときはfull doseへ変更できます．漫然とfull doseの継続は認められません．

PPIにおける酸抑制効果の強さは，ラベプラゾール（パリエット®）＞ランソプラゾール（タケプロン®）＞オメプラゾール（オメプラール®）と報告されています[5]が，どの薬を選択しても効果にさほど違いを感じることはありません．しかし，タケプロン®とオメプラール®は日本人に多い肝酵素CYP2C19で代謝されるのに対し，パリエット®は代謝されにくいため，**前二者で効果が十分でない症例ではパリエット®に変更**します．副作用として，タケプロン®では稀にcollagenous colitisの報告があります[6]が，頻度は1％以下と少ないです．内服後に下痢のあるときは大腸内視鏡を施行します．

5 食事・生活指導

　消化器疾患の患者においては，服薬の自己調節・管理を促すことにより，健康意識を高く維持することができます．また，嗜好や食事にも左右されることがあり，処方だけでなく同時に栄養指導を行うことも大切です．GERDの要因として，アルコールの摂取，肥満，妊娠，喫煙が挙げられます．NERDの食事療法では揚げ物，高脂肪食，柑橘類，トマトやトマトベースの製品，辛い料理を控えること．アルコールやニコチンはLES圧を弱めるので控えた方がよいでしょう．

6 鑑別疾患

　臨床上，症状だけでは機能性ディスペプシア（FD：functional dyspepsia）との鑑別が難しく，またオーバーラップすることもあります[7]．症状から鑑別しなければならないのは，食道裂孔ヘルニア，アカラシア，SMA（上腸間膜動脈）症候群また腸閉塞の腸管内圧上昇も症状からGERDとされてしまう可能性があり，腹部単純X線検査をしておくことも必要です[8]．

POINT

GERDは丁寧な問診と上部内視鏡検査で診断することができる．REを認めた場合，一度PPIの服用を試してもらうと，『症状のない方』でも改善することがある．すなわち症状を自覚していない潜在的な患者が少なからずいる．治療に関してはPPIを基本に消化管運動改善薬など併用して，それぞれの症例に合った処方を考慮する．

<参考文献>

1) 「胃食道逆流症（GERD）診療ガイドライン」（日本消化器病学会/編），南江堂，2009
2) Lundell, L. et al.：Endoscopic assessment of esophagitis：clinical and functional correlates and further validation of Los Angeles classification. Gut, 45：172-180, 1999
3) 木下芳一，他：NERD（non-erosive reflux disease）の診断と治療．日消病会誌，102：1377-1383，2005
4) Fujiwara, Y. & Arakawa, T.：Epidemiology and clinical characteristics of GERD in the Japanese population. J. Gastroenterol., 44：518-534, 2009
5) 谷禮夫：胃酸分泌抑制効力比較解析—24時間胃内pHモニタリング試験の成績を中心に—．Pharma medica, 19（8）：189-199，2001
6) 梅野淳嗣，他：collagenous colitisランソプラゾールに関連した内視鏡特徴を中心に．胃と腸，44：1973-1982，2009
7) Tiberiu, H. & Ronnie, F.：The overlap between GERD and functional bowel disorders–When east meets Rome. J. Neurogastroenterol motil., 16：148-156, 2010
8) 西野徳之：実践腹部X線・CT・MRIの読み方入門．消化器胆肝膵ケア，10，11月号：149-164，2009

<西野徳之>

第2章 消化器疾患 ❷ 胃・十二指腸潰瘍

内視鏡検査の重要性；
所見から処方の組み合わせを考える
~胃・十二指腸潰瘍の処方のコツ~

症例① 胃が痛くなることがあると受診した42歳男性．2～3日前から便が黒い．食欲も低下している．身長171 cm，体重95 kg．血圧152/82（119）mmHg．瞼結膜：貧血なし．爪床：貧血なし．腹部触診：平坦，軟，圧痛なし．

指導医「胃潰瘍が想定されますが，問診や診察でほかに何か確認することは？」
研修医「タール便のようなので，直腸診をしてはどうでしょうか？」
指導医「そうだね．消化器内科にとって，直腸診はルーチンの診察と考えておきたい．ほかに所見で何か異常はないだろうか？」
研修医「結膜，爪の所見では貧血はなさそうですが，頻脈は貧血を疑いたい所見です」
指導医「するどい！消化器内科医は内視鏡をする前に患者の状態についてあらゆる可能性を考えるべきだ」

＊入院時の採血では，RBC 222万/μL，Hb 7.7g/dLで貧血だった．結局，RCC4単位の輸血をしたが，RBC 238万/μL，Hb 7.7 g/dLとデータはほとんど改善しなかったものの，自覚症状は改善した．脱水のせいで，臨床的に貧血と判断できなかったようだ

Question

Q1 ほかに問診で確認しておくことは？
Q2 内視鏡所見（図1）から診断は？ 胃潰瘍の分類は？
Q3 バイタルサインと出血量の関係は？

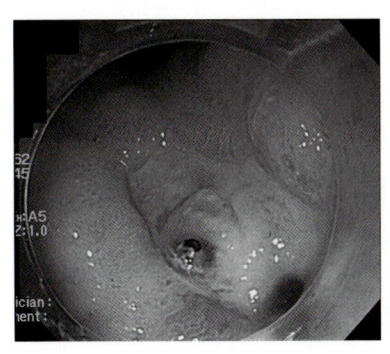

図1 上部内視鏡検査（症例①）
カラーアトラス❸参照

Answer

A1 問診では痛みが食事の前後なのかを確認する．加えて何らかのストレッサーの暴露がなかったかを確認する．併用薬として，整形外科からの非ステロイド性抗炎症薬（non-steroidal anti-inflammatory drugs：NSAIDs），神経内科や循環器内科などから抗凝固薬，抗血小板薬などの有無の確認も必要．もちろんステロイド服用の有無も確認しよう

A2 内視鏡は検査だけではなく，治療も兼ねる．タール便があれば，吐血していなくともすみやかに内視鏡検査をすべきである．上部内視鏡所見（図1）では胃角部に潰瘍を確認し，潰瘍底には露出血管をみる．現在は出血していない．潰瘍の病期分類は崎田・三輪分類[1]ではA1 stage，出血性胃潰瘍のForrest分類[2]ではtype Ⅱa．本症例は，緊急内視鏡を施行し，止血クリップにて治療した

A3 バイタルサインは頻脈以外特に異常はなく，Class Ⅰ（出血量＜15％）程度（表1）[3]と考える．体重から約7Lの循環血液量があると推定され，約1Lの出血が想定される．計算上4単位の輸血ではHb 1.5 g/dL程度の増加が期待できる．しかし，Hbが現状維持であったことを考えると，来院時はHb 6.0 g/dLであったことが想定される．となれば来院時はClass Ⅱ（出血量15〜30％）程度と考えられる

症例② 最近食欲がない，胃が痛いと訴える28歳男性．最近は仕事が忙しく，残業続きだ．身長170 cm，体重70 kg．今日は朝食を摂ってきた．

指導医「胃潰瘍を想定する患者さんですが，このような症例にどのような処方をすればよいだろうか？」
研修医「やはりPPI（proton pump inhibitor）がいいのではないでしょうか？」
指導医「うむ，僕もそうする．でも，診断せずに処方してよいものだろうか？」
研修医「やはり胃内視鏡検査を施行すべきでしょうか？」
指導医「もちろん！」

Question

Q1 ほかに問診で確認しておくことは？
Q2 上部内視鏡を施行するまでの治療は？
Q3 内視鏡所見（図2）から，診断は？

ヒント・内視鏡所見をみておくと治療の組み立てがしやすい

Answer

A1 仕事のストレッサーがありそうな状況．睡眠がとれているかどうか確認する．食事内容も確認する．本症例では飲酒過多やキムチの食べすぎが原因であったようだ．併用薬についても確認しておく

A2 胃潰瘍を強く疑い，緊急ではないが内視鏡の予約をとる．検査までの間はPPIに加えて，痛みに対し局所麻酔薬の効果を期待し，オキセサゼイン（ストロカイン®）を処方する．また，頓服薬としてブチルスコポラミン臭化物（ブスコパン®）を渡すことも考慮する．もちろんジクロフェナクNa（ボルタレン®）は禁忌

A3 胃前庭部に血餅を伴った線状の潰瘍が多発している．Forrest type Ⅱc．ここまでひどいと急性胃粘膜病変（acute gastric mucosal lesion：AGML）というより，やはり胃潰瘍と診断する

解　説

1 病　態

胃・十二指腸潰瘍は消化器疾患のなかでも最もよくみる病気です．潰瘍の痛みの訴えは人によりさまざまで，食事の前後だけでは確定はできませんが問診では確認しておきましょう．痛みは胃酸による化学的な刺激の方が食事による物理的な刺激や蠕動による刺激よりも強いと言われますが，諸説あります．

一番の原因は*H.Pylori*感染で，胃潰瘍で70％程度，十二指腸潰瘍では90％程度です．ほかには整形外科からのNSAIDsの併用，神経内科や循環器内科

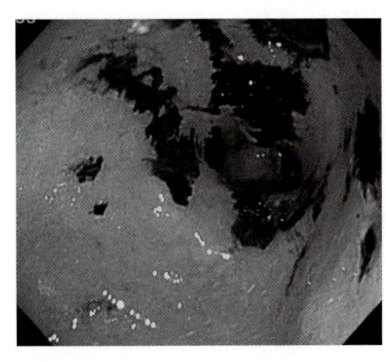

図2　上部内視鏡検査（症例②）
カラーアトラス❹参照

表1　出血量と全身状態および症状の変化

Class Ⅰ　（循環血漿量の15%の出血）　　　：ほとんど変化なし，末梢血管の収縮，頻脈
Class Ⅱ　（循環血漿量の15～30%の出血）：頻脈や脈圧の狭小化，落ち着きなく不安感
Class Ⅲ　（循環血漿量の30～40%の出血）：血圧低下，精神状態も錯乱
Class Ⅳ　（循環血漿量の40%以上の出血）：嗜眠傾向，生命的に危険な状態

文献3を参考に作成

表2　出血性胃潰瘍の分類（Forrest分類の改変）[2]

Ⅰ活動性出血
a.噴出性出血
b.湧出性出血
Ⅱ出血の痕跡を認める潰瘍
a.非出血性露出血管
b.血餅付着
c.黒色潰瘍底
Ⅲきれいな潰瘍底

からのワーファリンなどの抗凝固薬，アスピリン，チクロピジン（パナルジン®）などの抗血小板薬などによる潰瘍の合併もあり[4]，一時休薬も考慮する必要があります．

　加えて何らかのストレッサーの暴露がなかったかを確認します．個人的な悩みについての質問は患者さんも答えにくいので，「悩みごとはないですか？」とやんわりと聞くのがよいでしょう．よく眠れないなどの症状も確認します．もしストレッサーの暴露があれば，その回避につきアセスメントすることも必要です．

> **つまずきポイント**　胃・十二指腸潰瘍症例は，心窩部痛だけでなく，嘔気や食思不振などの不定愁訴だけのこともある．稀に症状のない方もいる．だから腹部症状を訴える患者に対しては，スクリーニングという意味合いでも内視鏡検査を受けてもらうようにしよう！

2 胃潰瘍の分類

　出血性胃潰瘍はForrest分類（表2）を用いることが多く，潰瘍の病期分類は崎田・三輪分類[1]も臨床の場では使われます．潰瘍にがんを合併していたり，がんと鑑別が難しい症例もあるため必要に応じて生検も行います．難治性胃潰瘍の場合，Zollinger-Ellison症候群（gastrinoma：Neuroendocrine Tumor/NET）との鑑別診断も重要です．

3 出血量と全身状態および輸血の適応

　　出血性胃潰瘍の急性期の治療は，まずは止血[5]，輸液と輸血の適応の判断，入院加療により点滴や経口薬での加療となります（表1）．

　　輸血のトリガー値，すなわちこの数値を下回ったら輸血をすべきというおおよその数値を覚えておきましょう．胃潰瘍などで出血している症例では＜Hb 8.0 g/dL，呼吸・循環管理をしている状態のよくない症例では＜Hb 7.0 g/dL，慢性の貧血の症例では＜Hb 6.0 g/dLを目安にします[3]．

4 薬物治療

　　出血性胃潰瘍の治療は，日本消化器病学会の消化性潰瘍診療ガイドラインにフローチャートが示され，内視鏡治療が提唱されています[5]．その後に通常の薬物治療を開始します．

　　症例①のように，バイタルが安定している患者でも，止血治療や輸血および入院加療が必要になる場合もあり，初期診療には十分な配慮が必要です．出血性胃潰瘍の場合，入院加療を考慮すべきで，その際はPPIの注射薬を選択します[3]．

1）症例①：出血性胃潰瘍（Forrest Ⅰa, Ⅰb, Ⅱa, Ⅱb）で入院で加療する場合

　　＜処方例＞急性期は絶食で，PPIの注射薬に加え内服治療

　　①必須

　　　オメプラゾール（オメプラゾール®）20 mg 1回20 mg 1日2回 朝夕
　　　　または
　　　ランソプラゾール（タケプロン®）30 mg 1回30 mg 1日2回 朝夕
　　　生理食塩液20 mLで溶解し，静注後生理食塩液20 mLでフラッシュする．

　　②潰瘍底の止血の成立を促すための止血凝固薬

　　　トロンビン細粒（経口用トロンビン細粒1万単位）1回1包 1日3回

　　③粘膜保護薬

　　　スクラルファート（アルサルミン®）10％内用液 1回1包 1日3回
　　　＊潰瘍部位に選択的に結合し保護層を形成し，胃粘膜を保護する．
　　　　加えて/もしくは
　　　ポラプレジンク（プロマック®）75 mg 1回1錠 1日2回
　　　＊粘膜損傷部位に特異的に付着して治癒を促進する．亜鉛を含み，味覚障害にも効果あり．

加えて/もしくは

ミソプロストール（サイトテック®）
＊プロスタグランジンの産生を促進させ粘膜を修復，粘膜の血流を増やし防御機能を高める．

2）症例②：外来で加療ができる場合

＜処方例＞

初期治療としてPPIの方がH_2RAよりも効果は高いので，PPIが優先[5]．

①PPI

ラベプラゾール（パリエット®）10mg錠　1回1錠　1日1回

　または

ランソプラゾール（タケプロン®OD）30mg錠　1回1錠　1日1回
＊副作用として稀にcollagenous colitisの報告があるが，頻度は1％以下．内服後に下痢のあるときは大腸内視鏡を施行する．

　または

オメプラゾール（オメプラール®）20 mg錠　1回1錠　1日1回

②粘膜保護薬

レバミピド（ムコスタ®）100 mg錠　1回1錠　1日3回
＊プロスタグランジンの産生を促進させ粘膜を修復，粘膜の血流を増やし防御機能を高める．

　加えて/もしくは

テプレノン（セルベックス®）細粒1.5gを1日3回に分けて
＊胃粘液の分泌を増加させ，痛んだ胃粘膜の保護修復を促進させる．

③NSAIDs投与時はプロスタグランジン製剤を併用する

ミソプロストール（サイトテック®）100μg錠　1回1錠　1日2回

④痛み止めとして

オキセサゼイン（ストロカイン®）1回1錠　1日3回もしくは頓服
＊麻酔薬としての効果を期待して

ブチルスコポラミン臭化物（ブスコパン®）1回1錠　1日3回もしくは頓服
＊胃の蠕動が痛みに影響することを考慮して，鎮痙薬として

PPIおよびH_2RAの酸抑制効果の強さの比較は，ラベプラゾール（パリエット®）＞ランソプラゾール（タケプロン®）＞オメプラゾール（オメプラール®）＞ラフチジン（プロテカジン®）＞ファモチジン（ガスター®）＞ラ

ニチジン（ザンタック®）＞ロキサチジン酢酸エステル塩（アルタット®）＞ニザチジン（アシノン®）＞シメチジン（タガメット®）の順と報告されています[6]．

　PPIの投与期間の上限は，胃潰瘍で8週間，十二指腸潰瘍で6週間まで．したがって，それ以後の継続投与が必要なときはH_2RAへ切り替えます．上記の制酸効果と便秘などの副作用を勘案して治療薬を選択します．上記治療期間の後，維持療法が必要な場合は，H_2RAの半量投与に切り替えます．

　ファモチジン（ガスター®）10 mg錠　1回1錠　1日2回　朝夕
　また1/4の量でも効果が得られる症例もあります．
　ファモチジン（ガスター®）10 mg錠　1回1錠　1日1回　夕

5 食事療法

　消化器疾患では，薬物療法だけではなく，並行して食事療法が重要です．刺激物を控え，飲酒を控えること．喫煙者には短期間でも禁煙も指導します．

6 心身の安静

　胃潰瘍の原因が精神的なストレッサーであれば，SSRI（selective serotonin reuptake inhibitors，選択的セロトニン再取り込み阻害薬）や抗うつ薬や睡眠薬などを処方することも考慮します．過労であれば，『一週間程度の自宅療養が必要』などの診断書を書くことも必要です．質の高い治療とは薬で『胃潰瘍』を治すことだけではなく『潰瘍症』を患った患者さんを治すことです．

7 除菌治療

　現在，胃潰瘍・十二指腸潰瘍における*H.pyroli*の感染は，再発の予防・がんの予防のため除菌を推奨されています[5)7)]．日本ヘリコバクター学会では，2009年の*Helicobacter Pylori*の診断と治療のガイドラインではすべての感染者の除菌を推奨しています[8]が，実際の臨床上は保険適応を考慮しなければなりません．

　除菌成功率は，一次除菌は約80％，二次除菌でも約80％．併せて96％程度の成功率を得られると報告されています．除菌には2種類の抗生物質が入っており，副作用として下痢を起こしやすくなっています．どのPPIを選択しても，10〜30％程度で軟便や下痢を起こすと報告されています．

1）一次除菌：「PPI+AMPC+CAM」

PPIと抗生物質2剤〔アモキシシリン（AMPC）+クラリスロマイシン（CAM）〕を組合わせたランサップ®パック400（800）があり，処方しやすいでしょう．

ランサップ®　1回1シート　1日2回 朝夕 7日間

2）二次除菌：「PPI+AMPC+MNZ」

一次除菌が失敗したときに行うことができます．クラリスロマイシン（CAM）のかわりにメトロニダゾール（MNZ）を投与します．これもランピオン®パックが投与しやすいでしょう．

ランピオン®　1回1シート　1日2回 朝夕 7日間

除菌成功後に逆流性食道炎を併発することがあり，逆流性食道炎としてPPIを継続することも考慮します．H₂RA投与で1/4の量でも効果が得られる症例もあります．

ファモチジン（ガスター®）10 mg錠　1回1錠　1日1回 夕

POINT

胃潰瘍・十二指腸潰瘍の薬物治療の基本はPPI．潰瘍の状態，出血の有無，大きさや数などから，粘膜保護薬の併用を考慮する．同時に*H.pyroli*の感染の有無を評価し，除菌も考慮する．

<参考文献>

1）崎田隆夫，三輪剛：日消病会誌，67：9984-989, 1970
2）Kohler, B. & Riemann, J. F.：Hepatogastroenterology, 38：198-200, 1991
3）厚生労働省「輸血療法の実施に関する指針」（改訂版）及び「血液製剤の使用指針」（改訂版）．平成21年2月一部改定
4）河野孝一郎，他：消化器の臨床，13（2）：144-147, 2010
5）「消化性潰瘍診療ガイドライン」（日本消化器病学会/編），南江堂，2009
6）谷禮夫：Pharma medica, 19（8）：189-199, 2001
7）Fukase, K.et al.：Lancet, 372：392-397, 2008
8）日本ヘリコバクター学会：「H. pylori感染の診断と治療のガイドライン2009改訂版」．日本ヘリコバクター学会誌，10（2）：104-128, 2009

<西野徳之>

第2章 消化器疾患　❸ 機能性ディスペプシア（FD）

機能性消化管障害は除外診断になるが，不定愁訴と決めつけない
～漢方の可能性を追求しよう～

症例①
「食欲がない」と来院した32歳女性．身長155 cm，体重45 kg．やせ気味．食欲はあまりなく，食べるとすぐにお腹が張って，あまり食べられない．気持ちが悪くなったり，吐き気がしたりすることもある．疲れやすく，冷え性もある．腹部は心窩部でチャポチャポと水の音がし，臍の周囲で腹部大動脈の拍動を触れる．近医で検査したところ，胃下垂と診断された．

指導医「難易度の高い患者さんです．診断がつけられますか？」
研修医「不定愁訴としかいいようがありません」
指導医「よく聞くと，開業医で上部内視鏡検査もしてきていて異常はなかったようだ．鑑別疾患を挙げてごらん」
研修医「心気症，GERD，IBS，詐病，ホスピタルショッピング…．妊娠？」
指導医「そうだね．器質的疾患よりは機能性を考えたい病態だよね．FDは知っているかい？」
研修医「聞いたことはありますが…」
指導医「もともと除外診断と考えられているが，最近は診断基準が提唱されている．この際に勉強してみよう」

Question

Q1 FD（functional dyspepsia）の定義と分類は？
Q2 初期治療は？

ヒント・ROME Ⅲ基準として機能性消化器障害（FGIDs：functional gastrointestinal disorders）が提唱されている．そのなかのFDも勉強しておこう

Answer

A1 機能性ディスペプシア（FD）は症状を説明できる疾患がないにもかかわらず，表1，2に示す症状をくり返す疾患[1]．もたれ感（食物がいつまでも胃内に停滞しているような不快感），早期飽満感（食事開始後すぐに摂取量以上の食物で満たされるように感じて，それ以上摂取できなくなる感覚），心窩部痛（心窩部における痛み），心窩部灼熱感（心窩部における，灼熱感を伴う不快感）

A2 FDの診断は除外診断が必要なので，確定するまでに初期処方を試してみる[2]．

＜処方例＞以下を併用
ファモチジン（ガスター®）10 mg錠 1回1錠 1日2回 朝夕
モサプリドクエン酸塩水和物（ガスモチン®）5 mg錠 1回1錠 1日3回 食後

本疾患ではPPIやH₂RAなどの制酸薬で効果がない症例がいる．もしこの処方で効果があれば，FDという診断にならずに加療できる

表1 機能性ディスペプシアの診断基準と分類

必須条件
①以下の項目が1つ以上あること
　a. つらいと感じる食後のもたれ感　b. 早期飽満感　c. 心窩部痛　d. 心窩部灼熱感
②上部内視鏡検査などにより器質的疾患が否定され，6カ月以上前から症状があり，最近3カ月間は上記の症状を満たしていること

表2 FDの分類と診断基準[1]

1. 食後愁訴症候群（PDS：postprandial distress syndrome）

以下のうち一方またはすべてを満たすこと
①週に数回以上，普通の量の食事でもつらいと感じるもたれ感がある
②週に数回以上，普通の量の食事でもつらい早期飽満感のため食べきれない

2. 心窩部痛症候群（EPS：epigastric pain syndrome）

以下のすべての項目を満たすこと
①心窩部に限局した中等度以上の痛みあるいは灼熱感が週に1回以上ある
②間歇的な痛みである
③腹部全体にわたる，あるいは上腹部以外の胸腹部に局在する痛みではない
④排便，放屁では改善しない
⑤機能性胆嚢，オッディ括約筋不全の診断を満たさない

解　説

1 機能性消化管障害（FGIDs）の概念

　　FGIDs（functional gastrointestinal disorders）は消化管粘膜などに器質的な異常を認めず，消化管運動など機能的な異常が原因の疾患群です．GERDもIBSも便秘も含まれます．GERDは食道と胃，FDは主に胃，IBSは大腸の機能的異常により発症します．

　　FDは機能的疾患なだけに，診断基準はあっても上部内視鏡で器質的疾患を除外しなければ確定診断はつけられません．そもそも，患者は検査を受けるためや診断をつけてもらいに医院や病院に来るわけではありません．症状をとってほしいから来院するのです．だからこそ医師はその苦痛をとるために，診断しなければなりません．ときに診断が確定していなくとも診断的治療を試みます．

2 FDの原因

　　消化管運動機能異常が原因と考えられています．
　　①胃排出遅延：FDの20～30%に胃排出遅延を認めます．胃に長く停滞することで，胃もたれ，嘔気などの症状が発現し，PDSと関連します．
　　②適応性弛緩反応障害：一定量以上の食物が胃内に入ったときに近位胃が拡張する反応です．FDの40～50%は適応性弛緩反応障害を示します．早期飽満感や上腹部痛や不快感に関連します．
　　③胃電気活動異常：そのほかに心因性や*Helicobacter pylori*感染なども原因として考えられています．

3 FDの治療

症例② 45歳男性．身長170 cm，体重65 kg．体形は筋肉質．「みぞおちのつかえ感」を訴えて来院した．みぞおちに何か詰まったようで，「いつも胃の存在を感じている」と言う．腹鳴があり，下痢傾向である．げっぷがよく出て，胸やけも訴える．上部消化管内視鏡検査では，萎縮性胃炎と軽度の逆流性食道炎と診断されている．仕事が忙しく，ストレッサーあり．不眠もある．腹部触診では上腹部がポッコリと張っていて抵抗がある．

症例③ 65歳男性．身長165 cm，体重52 kg．やせ体形．3年前に大腸がんの手術を行い，その後から腹部にガスがたまりやすく，癒着性腸閉塞で今までに3回入院した既往がある．今回は3日前からほとんど便が出ず，おなかの張りが強くなった．張っている割には排ガスも少ない．自己判断で絶食をして浣腸したが，症状が改善しないために来院した．腹が張って痛み，たまに嘔気がする．腹部正中に手術痕がある．腹筋は薄く，腹部全体がガスで張っている．腹部を観察すると，腹鳴とともに，薄い腹壁を通して腸管がモクモクと蠕動するのがみえる．

ROME Ⅲでは，正しい診断をするために患者の訴えをよく聞くことを重視しています．基本治療はPPIやH₂RAによる酸抑制の方が効果があります．さらに消化管運動改善薬や漢方製剤を投与してみるのも効果は期待できます[3]．

症例①：PDSと判断できる症例ですが，NERDとの鑑別もつけにくい症例です．

　　　<処方例>
　　　ファモチジン（ガスター®）10 mg錠　1回1錠　1日2回 朝夕
　　　ツムラ六君子湯 2.5 g　1回1包　1日3回 食前
　　　六君子湯は胃貯留能を改善し[4] 食欲が改善するといわれています．

症例②：EPSと判断できる症例ですが，IBSとの鑑別もつけにくい症例です．

　　　<処方例>
　　　ニザチジン（アシノン®）10 mg錠　1回1錠　1日2回 朝夕
　　　ツムラ半夏瀉心湯 2.5 g　1回1包　1日3回 食前

　制酸薬はどれを選択してもあまり違いはありませんが，アシノン®は腸管運動改善作用をもつと言われています．消化管運動改善薬のかわりに漢方薬にて加療を試みます．

症例③：PDSと判断できる症例です．IBSとの鑑別もつけにくい症例です．

　　　<処方例>
　　　ラニチジン（ザンタック®）75 mg錠　1回1錠　1日2回
　　　ツムラ大建中湯® 2.5〜5.0 g　1回1包　1日3回 食前

　胃潰瘍や逆流性食道炎などの器質的疾患は否定されているので，あまり強い制酸効果を期待しなくてもよく，中等度の力価（ガスター®，ザンタック®，アシノン®）を選択します[5]．

これらの薬で効果が得られないときは，選択的セロトニン再取り込み阻害薬（SSRI：selective serotonin reuptake inhibitors）を投与することも考慮します．保険適応を考慮しながら，PPI，H₂RA，消化管運動改善薬，SSRIなどの抗うつ薬を的確に選択して投与します．診断的治療としてトライ・アンド・エラーでもいいでしょう．

> **つまずきポイント**
> FDは機能性疾患で，つらい症状があるにもかかわらず，検査では異常は見つからない．PPIの投与でも改善しない症例がいる．症状を取り除くために，証に合った薬を選択したい．漢方全般を使い分けるのは難しいが，典型的なこのような例の処方の仕方を覚えておきたい．

4 FD，GERDとIBS（IBS-C／IBS-D）のオーバーラップ[6]

ROME Ⅲ基準では各疾患は診断基準が設定されていますが，実際に診断した患者がほかの疾患と診断できる患者もいて，オーバーラップすることは少なくありません[6]．大切なことは診断にとらわれず，患者に合った薬を選択し，すみやかに症状をとってあげることです．

POINT

FDは除外診断が必要なので，初診で診断できない．しかし，初回に診断的治療は必要である．FDと診断しても初期治療で効果が得られないときは漢方薬を投与してみよう．

＜参考文献＞
1) Drossman, D. A. et al.：Rome Ⅲ；The FunctionalGastrointestinal Disorders（3rd. er.）. McLean VA, Degnon Associates, 2006
2) 木下芳一：Medical Tribune, 38：27, 2005
3) 新井信：症例でわかる漢方薬入門．日中出版, 2001
4) 新井誠人，他：日本薬理学雑誌, 137：18-21, 2011
5) 谷禮夫：胃酸分泌抑制効力比較解析—24時間胃内pHモニタリング試験の成績を中心に—. Pharma medica, 19（8）：189-199, 2001
6) Tally, N. J. et al.：Am. J. Gastroenterol., 98：2454-2459, 2003

＜西野徳之＞

第2章 消化器疾患　❹ 十二指腸乳頭括約筋機能障害（SOD）

SODという病態を理解しよう
～不定愁訴とせずに腹痛の鑑別疾患のひとつに挙げる～

症例① 腹部不快感，右季肋部の重だるい感じを訴える61歳女性．身長161.5 cm，体重63 kg．食後に心窩部の違和感が強くなる．以前から胆石と胆泥が指摘されていた．胆石はφ2～5 mm大の結石が数十個認められる．

指導医「胆石の診断はついている．治療は？」
研修医「圧痛もなく，熱もないので胆嚢炎は併発していないようです．待機的に腹腔鏡下胆嚢摘出術が適応だと思います」
指導医「では君は胆石が痛みの原因と考えているのかな？」
研修医「ええ，ほかには考えられませんが…」
指導医「では，どうして胆石があると痛くなるのだろうか？」
研修医「たぶん，結石が頸部や胆嚢管に嵌頓した場合，胆嚢が収縮すると胆嚢内の圧が上がるからではないでしょうか？」
指導医「そう．ではこの患者さんの超音波では嵌頓してるだろうか？痛みの原因が何なのか，SOD（Sphincter of Oddi dysfunction）の可能性を考えてみよう」

Question

Q1 超音波所見は？（図1）
Q2 SOD[1]とはどう理解すればよいだろうか？
Q3 SODの診断は？

ヒント・胆石を有する患者で，症状から疝痛を疑うが，胆嚢を摘出すれば症状は改善するだろうか？胆嚢摘出後症候群にならないだろうか？

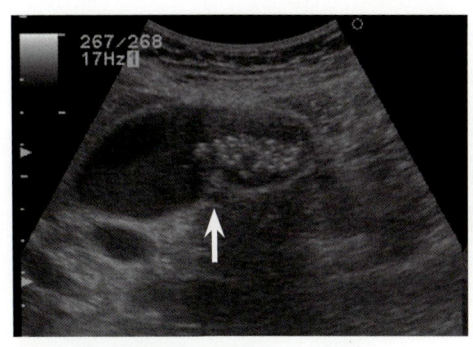

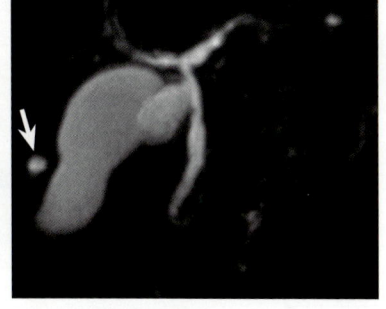

図1 超音波検査：胆嚢

図2 MRI/MRCP

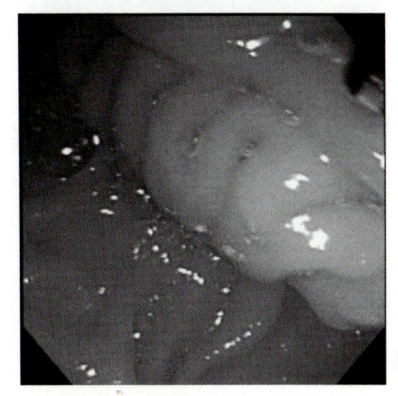

図3 内視鏡像乳頭部

Answer

A1 胆嚢はやや腫大しているが，胆嚢壁の肥厚は認められない．底部に細かな結石の集簇と胆砂を認める．体部に Rokitansky-Aschoff sinus（RAS）と思われる嚢胞がみられる（矢印）．
MRI/MRCP（図2）では胆嚢は腫大し，底部はやや狭小化している．体部にRASと思われる嚢胞がみられる（矢印）．慢性胆嚢炎もしくは胆嚢腺筋症（fundal type）の合併所見ととる．胆管内に結石を示すような signal void は認められず，断層像で確認しても総胆管への落下はなさそうだ．

A2 病態を正しく理解することが，治療の一番の近道．この疾患を考慮すれば，超音波だけでなく，MRIやERCPまで考慮すべきと考えるはず．内視鏡画像ではVater乳頭は芋虫様に長くなっている（図3）．当

然Oddi氏筋の支配領域の乳頭内胆管が長くなる．胆嚢が収縮しても胆汁の排泄が悪く，胆道内圧上昇につながり腹痛や違和感を覚える患者がいる．かつて胆道ジスキネジアと呼ばれていた病態と捉えると理解しやすいだろう．

A3 総胆管結石や胆管がん，膵がん，自己免疫性膵炎などの器質的疾患を否定し，機能性消化管障害[2]と判断できること．診断基準としてSOD Milwaukee分類（表1）[1]が提唱されている．

症例② 胆嚢摘出後症候群：胆嚢摘出後も腹痛が持続すると受診した78歳女性．時折，GPT 60〜80 IU/L程度まで上昇する．ファーター乳頭は口側隆起が発達し，乳頭内胆管は細く長い（図4）．括約筋は痙攣性でかなり硬い．

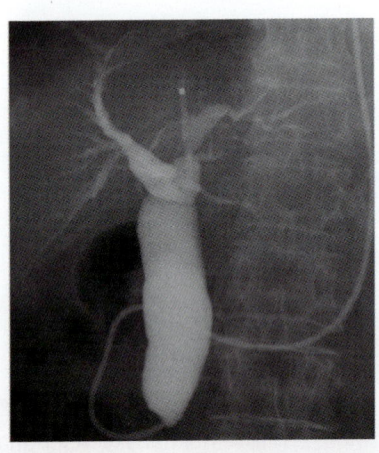

図4　ERCP

解　　説

1 胆道の生理と胆嚢摘出後症候群

　　胆汁は1日約500 mL産生されます．胆嚢はその胆汁を約10倍に濃縮しています．食事をすると胆嚢が収縮して濃縮された胆汁が十二指腸に流出し，食事と合わさり消化を助けます．
　　胆嚢摘出後は薄い胆汁が原液のまま十二指腸に流出します．胆汁量が10倍多くなることと，胆嚢の収縮がないので，胆汁を押し出す力がなくなるため

に，胆道は拡張し内圧は上昇します．胆汁は食事と無関係に常時乳頭から排出されます．胆嚢摘出後症候群は，この胆道拡張と内圧の上昇と関連すると考えられます．

2 SOD

かつては胆道ジスキネジアと呼ばれていましたが，Milwaukee分類（表1）[1]が提唱されてからはSODとして認識されるようになってきました．日本ではあまり取り上げられることはありませんが，欧米では仕事をしていない女性に多く，胆嚢切除症例の1.5%に合併するとされます[3]．

本疾患をにわかに理解することは難しいですが，『乳頭の狭窄』と『括約筋の運動異常』という2つの病態をイメージすると理解しやすいでしょう[4,5]．ROME Ⅲ[2]では胆嚢型，胆管乳頭型，膵管乳頭型として分類されています．すなわち胆嚢の収縮異常と乳頭の狭窄もしくは乳頭括約筋異常（乳頭筋が長い方や過緊張）として認識しましょう．

確定診断のためには，ERCPに加え乳頭内圧測定や胆道シンチグラフィーなどの画像診断が勧められます[4]．しかし，臨床的にERCP後膵炎の危険もあり胆道内圧測定は容易にはできません．

表1 SOD Milwaukee分類[1]

	胆管様疝痛	肝機能異常[a]	胆管拡張[b]	造影剤の排泄遅延[c]
Type Ⅰ	+	+	+	+
Type Ⅱ	+	上記の内1つか2つ		
Type Ⅲ	+	上記の項目が該当しない		
	a) ALTとASTが正常上限の2倍以上の値が少なくとも独立して2回起きたことがある b) 総胆管≧φ12 mm（超音波）もしくは≧φ10 mm（胆道造影） c) ERCPで仰臥位で造影剤が45分以上停滞する			

Type Ⅱ，Type Ⅲ症例における十二指腸乳頭機能異常の診断には内視鏡的内圧測定が重要である．しかし，Type Ⅰ症例では乳頭狭窄がその原因と考えられているため，内圧測定などの検査は施行せず治療が進められる．
Type Ⅳは主膵管の狭窄で膵炎をきたすもの

> **つまずき ポイント**
> 上腹部痛を訴える患者がいたら，胆道疾患としてSODを鑑別疾患として考慮しよう．その病態を理解するために超音波やMRIで胆管拡張の有無や胆道内圧上昇が痛みの原因になっていないかアセスメントしよう．

3 治 療

SODの治療に関して，特異的な処方はあまりありません．

＜処方例＞

①フロプロピオン（コスパノン®）40 mg錠 1回1〜2錠 1日3回 食後
  ＊消化管の平滑筋の痙攣を鎮め，乳頭を弛緩させることで，胆汁や膵液の十二指腸への排出を促し，腹痛などを和らげます．

②硝酸イソソルビド錠（ニトロール®）5 mg錠 1回1錠 頓用
  ＊亜硝酸薬は乳頭の弛緩作用がある[7]といわれており，診断的治療として試してみます．ニトロール®による頭痛，嘔気などの副作用にも留意します．

SOD type I（表1）は物理的に乳頭括約筋が長く，収縮するので，乳頭切開がよい適応になります[6][8]．

症例①は胆嚢摘出前にERCPを施行し，乳頭切開を行いました．症状はよくなりました．胆石に関しては治療により感染機会が増すので，後日待機的に胆嚢摘出術も行いました．

症例②はERCPを施行し，乳頭切開に加え，さらに乳頭バルーン拡張を行い，治療をしました．胆嚢摘出後何年も続いていた症状は改善しました．

POINT

SODは病態がよく理解されていないが，機能的な疾患なので，諸検査でも診断がつけられず，患者はホスピタル・ショッピングすることもある．食後の上腹部痛を不定愁訴とせずに本疾患を鑑別診断として挙げたい．

＜参考文献＞
1) Hogan, W. J. & Geenen, J. E.：Biliary dyskinesia. Endoscopy, 20 (Suppl 1)：179-183, 1988
2) Drossman, D. A. et al.：Rome Ⅲ：The Functional Gastrointestinal Disorders (3rd. er.). McLean VA, Degnon Associates, 2006

3) Drossman, D. A. et al.：Householder survey of functional GI disorders: prevalence, sociodemography and health impact. Dig. Dis. Sci., 38：1569-1580, 1993
4) Stuart, S. & Glen, A. L.：Sphincter of Oddi Dysfunction：Diagnosis and Treatment. JOP. J. Pancreas, 2：382-400, 2001
5) Pop, C. et al.：The functional sphincter of Oddi disorder. J. Med. life, 1：118-129, 2008
6) Behar, J. et al.：Functional Gallbladder and Sphincter of Oddi Disorders. Gastroenterology, 130：1498-1509, 2006
7) 伊吹康良．亜硝酸剤点滴静注による内視鏡的胆管結石摘出術 乳頭括約筋機能を温存するために．消化器内視鏡，7：387-391, 1995
8) 須川暢一, 他：乳頭括約筋機能異常の診断と治療：乳頭狭窄と胆道ジスキネジア．Gastroenterol Endosc., 47：1507, 2005

＜西野徳之＞

第2章 消化器疾患　❺ 潰瘍性大腸炎（UC）

寛解導入と寛解維持をめざした治療指針の理解と実践
～すみやかな病態の評価と処方の変更～

症例① 24歳女性．身長160 cm，体重55 kg．体温37.4℃，血圧110/65 mmHg（心拍数65）．2週間前から血便と渋り腹（テネスムス）を自覚し受診．18歳で潰瘍性大腸炎を発症したが，加療により寛解し，以後寛解状態が維持されていた．2カ月前に出産．便回数は4～5回．採血ではWBC 5,930/μL，Hb 12.9 g/dL，CRP 0.19 mg/dL．翌日大腸内視鏡検査を予定した[1]．

指導医「潰瘍性大腸炎の再燃症例だね．本疾患が出産前後で増悪することは知っているね．病態の評価をするために必要なことは？」

研修医「はい．発熱，腹痛などの症状や排便回数．ほかに採血と大腸内視鏡検査です」

指導医「そう，臨床的重症度と腸炎の罹患範囲によって治療の方法や薬物の選択が変わってくるからね」

研修医「そこが難しくて悩むんです．できれば炎症性腸疾患（IBD：inflammatory bowel disease）は診たくないなって…」

指導医「確かに病期，病態によって治療を変えなくてならないから，最初は難しいかもしれない．でもそこが臨床医としての腕のみせ所でもある．誰かが診てくれることを期待するのではなく『自分が治してあげたい，そのために勉強する』いう気持ちをもつことが消化器内科医の基本！」

Question

Q1 大腸内視鏡検査を施行した（図1）．所見は？適切な処方は？

10日ほど後，下血は10回，出血量も多くなり，腹痛もあると救急外来を受診した．血圧93/70 mmHg（心拍数110），体温38.8℃．体重減少4～5 kg（50 kg）．ふらつきあり．採血ではWBC 9,290/μL，Hb 12.6 g/dL，CRP 2.51 mg/dL．

Q2 潰瘍性大腸炎の評価および分類は？

Q3 このときの腹部単純X線写真（図2）をみて，病態を評価し，治療法の変更は？

ヒント ・潰瘍性大腸炎において治療は臨床病期や腸炎の範囲で変わる[2]．また内服薬だけではなく，腸管安静が大切．すなわち絶食，点滴加療が必要になる．軽症では外来加療が可能だが，中等症や重症では入院加療が必要となる．絶食が長くなるとTPN（total parenteral nutrition）も考慮が必要だ．薬物の選択は内服だけでなくステロイド（プレドネマ®）や5-ASA（ペンタサ®注腸）などの浣腸も併用することがある．

病態の把握には厚生労働省から出版されている冊子[3]を参照してほしい．

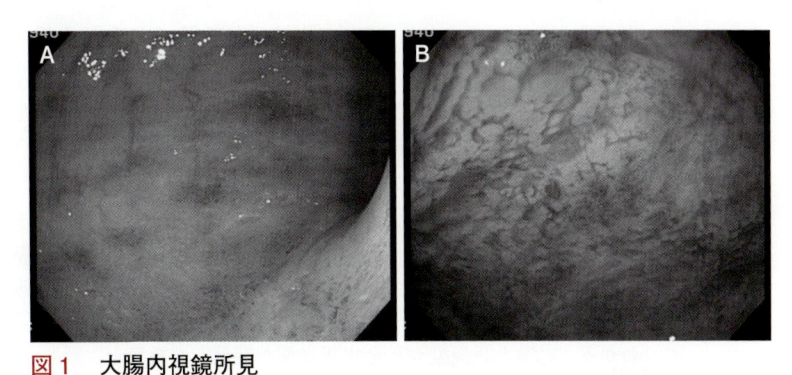

図1　大腸内視鏡所見
B）インジゴカルミン散布．B）は文献1より転載．カラーアトラス❺参照

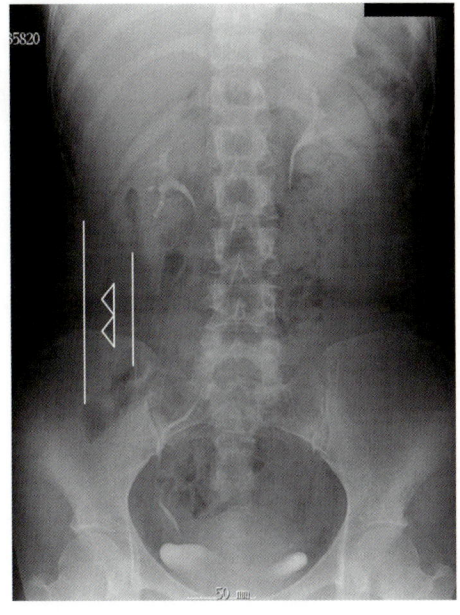

図2　10日後（再診時）の腹部単純X線写真
造影CT撮影後．文献1を一部改変して転載

Answer

A1 内視鏡ではびらんと潰瘍の瘢痕を認める（図1A）．インジゴカルミンの散布で，浅い粘膜欠損を認める（図1B）．内視鏡ではびらんを認め，軽度[4]，左側大腸炎型と診断した．下血の回数は多いが，内視鏡では炎症が強くないので，5-ASA（ペンタサ®もしくはアサコール®），整腸薬と，H₂RA を投与する

＜処方例＞
メサラジン（ペンタサ®）250 mg 錠　1回3錠　1日3回　食後
乳酸菌製薬（ラックB®）1回1.0 g　1日3回　食後

A2 本症例は，初診時は再燃寛解型，活動期，左側大腸炎，中等症と診断した（表1）．再診時は上行結腸まで炎症が拡がる全大腸炎型で，臨床的重症度4項目を満たし重症と診断した

A3 腹部単純X線写真（図2）では左半結腸は gasless を呈している．上行結腸の内腔の空気が三角形に変形してみえるが，よくみると壁の浮腫性肥厚を読み取ることができる．この時点で増悪して全結腸型となったと診断ができ，かつ炎症が強く腸管浮腫をきたしていることがわかる．左側大腸炎型から全大腸炎型へ進展した重症と診断し，絶食，腸管安静のため入院加療とした．経口ステロイドの内服を提案したが，出産後で母乳への移行を心配し，希望されなかった

解　説

1 治療指針

　　潰瘍性大腸炎治療の最新の治療指針は2010年に表2のように提案されています[5]．
　　臨床病期と罹患範囲により，寛解導入と寛解維持でも治療薬と治療方法が異なります．
①**軽症の左半結腸炎型の初期処方（本症例初診時）**[6]
　　＜処方例＞
　　メサラジン（ペンタサ®）250 mg 錠　1回3錠　1日3回　食後
　　5-ASA の維持量は6錠，症状により適宜増減し9錠まで．活動期では16錠まで増量可．服用錠数が多いので500 mg 錠に切り替えてもよいでしょう．患

表1　臨床病期分類

病期	①活動期，②寛解期
腸炎の範囲	全大腸炎型，左側大腸炎型（脾彎曲部まで），右側あるいは区域性大腸炎，直腸炎型
臨床的重症度分類	排便回数，顕血便，発熱，頻脈，貧血，赤沈から，①軽症，②中等症，③重症を判定
活動期内視鏡所見による分類[4)]	軽度mild：血管透見像消失，発赤，アフタ，小黄色点，粘膜細顆粒状 中等度moderate：粘膜粗ぞう，びらん，小潰瘍，易出血（接触出血），粘血膿性分泌物付着，その他の活動性炎症所見 強度severe：広汎な潰瘍，著明な自然出血
臨床経過による分類	①再燃寛解型，②慢性持続型，③急性劇症型，④初回発作型

文献4を参考にして作成

者は若い方に多く，服薬コンプライアンスを考慮し，2回で処方すると飲み忘れがありません（500 mg錠1回2錠を1日2回，あるいは500 mg錠1回4錠を1日1回…というように）．

　乳酸菌製薬（ラックB®）1回1.0 g　1日3回　食後

　プレドネマ®　1回1本　1日1回　就寝前

　投与の適応は左側結腸炎型．薬液が全結腸には届かないから．

②重症の全結腸炎型の処方（本症例再診時）絶食，点滴

＜処方例＞

　メサラジン（ペンタサ®）250 mg錠　1回4錠　1日4回

　乳酸菌製薬（ラックB®）1回1.0 g　1日3回

　ファモチジン（ガスター®D）10 mg錠　1回2錠　1日2回

　メチルプレドニゾロン（プレドニン®）5 mg錠　1回2錠　1日3回

　　＊本症例では授乳中につきステロイドの投与はしていないが，投与を考慮すべき

また状態に応じて免疫調整薬（アザチオプリンやタクロリムス），抗TNF（tumor necrosis factor）α抗体製剤（レミケード®）の点滴を選択することもあります．これらの薬物を患者の病態に合わせて適宜選択し適応しなければなりません．

2 血球除去療法

　内服，外用，点滴のほかに血球成分除去療法を併用することがあります．

表2　平成22年度潰瘍性大腸炎の内科治療指針

寛解導入療法		軽症	中等症	重症	劇症
全大腸炎型，左側大腸炎型		経口剤：5-ASA製剤 注腸剤：5-ASA注腸，ステロイド注腸 ※中等症で炎症反応が強い場合や上記で改善ない場合はプレドニゾロン経口投与 ※さらに改善なければ重症またステロイド抵抗例への治療を行う	プレドニゾロン経口あるいは点滴静注 ※状態に応じ以下の薬剤を併用 経口剤：5-ASA製剤 注腸剤：5-ASA注腸，ステロイド注腸 ※改善なければ劇症またはステロイド抵抗例の治療を行う ※状態により手術適応の検討	・緊急手術の適応を検討 ※外科医と連携のもと，状況が許せば以下の治療を試みてもよい． ・強力静注療法 ・血球成分除去療法 ・シクロスポリン持続静注療法＊ ※上記で改善なければ手術	
直腸炎		経口剤：5-ASA製剤 坐剤：5-ASA坐剤，ステロイド坐剤，注腸剤：5-ASA注腸，ステロイド注腸		※安易なステロイド全身投与は避ける	
難治例		ステロイド依存例		ステロイド抵抗例	
		免疫調節薬：アザチオプリン・6-MP＊ ※（上記で改善しない場合）：血球成分除去療法・タクロリムス経口・インフリキシマブ点滴静注を考慮してもよい		中等症：血球成分除去療法・タクロリムス経口・インフリキシマブ点滴静注 重　症：血球成分除去療法・タクロリムス経口，インフリキシマブ点滴静注・シクロスポリン持続静注療法＊ ※アザチオプリン・6-MP＊の併用を考慮する ※改善がなければ手術を考慮	
寛解維持療法		非難治例		難治例	
		5-ASA経口製剤 5-ASA局所製剤		5-ASA製剤（経口・局所製剤） 免疫調節薬（アザチオプリン，6-MP＊），インフリキシマブ点滴静注＊＊	

＊：現在を保険適応には含まれていない，＊＊：インフリキシマブで寛解導入した場合
　5-ASA製剤経口（ペンタサ® 錠，サラゾピリン® 錠，アサコール® 錠）
　5-ASA局所製剤（ペンタサ® 注腸，サラゾピリン® 坐剤）
　ステロイド局所製剤（プレドネマ® 注腸，ステロネマ® 注腸，リンデロン® 坐剤）

文献5より引用

　　　LCAP（leukocytapheresis，白血球除去療法）もしくはGCAP（granulocytapheresis，顆粒球除去療法）を選択できます．当初は入院で週に2〜3回，5〜6回終了後，外来で週1回程度で加療を継続することが多いです．
　　　本症例は授乳中でもあり，できるだけ副作用のない治療を希望され，1週間後からLCAPを開始しました．6回施行した段階で臨床的に改善し，退院を許可しました．

3 治療効果の判定

　急性期の治療効果の判定は，1週間程度の早い時期に行い，治療の妥当性とほかの薬物もしくは治療への変更を評価します．効果が十分得られていないのに漫然と治療を継続しないこと．評価は重症度分類の項目を参考に．

> **つまずきポイント** 治療効果の判定は1週間程度の早期に行う．改善がなければ，適宜治療の変更を行う．

4 精神的な支持

　本疾患は完治する病気ではありません．寛解はしても再燃の可能性もあり，一生付き合ってゆかなければならない病気です．免疫が関係する疾患なだけに，風邪の罹患で病態が悪化することもあれば，仕事や家庭の精神的なストレッサーで悪化することもあります．病状が改善しないために悲観的になったり，精神的に不安になることもあります．われわれ医師は単に投薬だけでなく，精神的なサポートも大切な治療であることを認識すべきです．

5 食事療法

　薬物療法の補助として行われます．栄養の吸収は小腸なので，潰瘍性大腸炎は全結腸炎型の症例でも吸収障害とはなりません．しかし，腸炎の活動期に便が通過することによる粘膜の障害を回避するために，腸管安静が必要です．食事の開始時期も脂肪や刺激物を避け，炭水化物を中心として腸の粘膜にやさしい食事を心がけます．栄養士による栄養指導も必要です．

6 長期経過

　一番の問題は，炎症が長期に持続すると，**頻度は少ないががん化する可能性があることを患者に周知すべきこと**です．発症7年目以降は年1回のサーベイランス大腸内視鏡検査が望ましいでしょう．難治性症例ではサイトメガロウイルスの感染も併発していることがあり，C7-hrpなどで感染の有無の評価が必要です．

　また長期のステロイド投与は将来的に大腿骨頭壊死，骨粗鬆症，糖尿病などを引き起こす可能性があり，生涯投与量は7,000～10,000 mg以下に抑えることが望ましいでしょう．そのためにステロイド投与量は必要最小限にして，できるだけ休薬期間を長く維持することが目標となります．

長期間罹患に伴う合併症として，中毒性巨大結腸症や腸管穿孔などにも注意します．

> **POINT**
> ・処方の選択は，臨床病期や腸炎の範囲，治療に対する感受性などの個人差が大きく，それぞれの症例に対して，適切な治療を選択することが必要．その判断には多くの症例の経験が要求される
> ・短期的治療の目標は寛解導入を成立させること．入院治療をせずに寛解を継続すること．長期的にはステロイド依存にならないこと．寛解維持によりがん化を未然に防ぐこと

＜参考文献＞

1）西野徳之：プラクティカル講座　腹部X線写真の読み方　第3回．日経メディカル6月号：115-117，2008
2）「エビデンスとコンセンサスを統合した潰瘍性大腸炎の診療ガイドライン」（難治性炎症性腸障害に関する調査研究班プロジェクト研究グループ/著），2006
3）一目でわかるIBD 炎症性腸疾患を診察されている先生方へ　難治性炎症性腸管障害に関する調査研究班（渡辺班）
4）松井敏幸：難治性炎症性腸管障害に関する調査研究（渡辺班）．平成21年度総括・分担研究報告書．p485-488，2010
5）松本誉之：潰瘍性大腸炎治療指針（平成22年度改訂），厚生労働科学研究費補助金　難治性疾患克服研究事業「難治性炎症性腸管障害に関する調査研究」平成22年度総括・分担報告書，p.60〜63，p.67，2011
6）「消化器治療薬の選び方・使い方　症例でわかる薬物療法のポイントと症状別処方のコツ」（高橋信一/編），羊土社，2010

＜西野徳之，前本篤男＞

第2章 消化器疾患　❻ Crohn 病（CD）

top down 療法を理解する
～治療の目標は病勢をコントロールし，患者のQOLを高めること！～

症例　1日4～5行の下痢と腹痛で受診した21歳男性．身長172 cm，体重55 kg（1～2年で4 kgの体重減少あり；標準体重65 kg），BMI 18.6．体温37.6℃，微熱が持続している．WBC 10,950/μL，Hb 10.1 g/dL，Hct 29.4%，CRP 8.64 mg/dL．また両膝関節痛もある．1年前から外科で痔瘻の治療も受けていた．大腸内視鏡で回腸末端の多発潰瘍と結腸の多発潰瘍を認めCrohn病と診断した．

指導医「Crohn病の治療は診断に尽きる．なぜならCrohn病には特徴的な症状がない．考えてごらん．もし，この患者が救急外来に下痢と腹痛を訴えて来院したら，君はCrohn病を疑えるだろうか？」

研修医「鑑別疾患には挙げることができても，きっと可能性が低い下位にしてると思います」

指導医「そうだろう？ Crohn病と診断できさえすれば治療を開始するのは簡単．でも確定診断には大腸内視鏡は必須．重篤感がなくても，若くて，痩せていて，下痢や腹痛があればCrohn病を疑うべきだ．要は大腸内視鏡をすすめることができるかどうかが，患者を救えるかどうかの大きな分かれ道になるんだ」

研修医「若い患者の『下痢』という症状を安易に『急性胃腸炎』と診断せず，Crohn病を疑うべきなんですね」

指導医「そのとおり」

Question

Q1　病態の評価に必要なことは？
Q2　初期診療としての処方は？
Q3　痔瘻と膝関節痛はCrohn病に関連するのか？治療は？

ヒント
- Crohn病は口から肛門まですべての腸管に罹患する可能性がある[1]．加えて，関節炎や皮膚症状など腸管外合併症をきたすこともある．また，狭窄や穿孔による累積手術率が30年で90%といわれている．手術を受けずに病態をいかに安定させられるかが内科医の目標となる

Answer

A1 症状と諸検査による全身状態の評価と大腸内視鏡によるCrohn病の罹患部位の評価．Crohn病は腸管が侵される病気なので，栄養状態の悪化が問題となる．脱水や低タンパク血症，貧血の有無や程度を把握することから治療が始まる．罹患範囲から，病型分類は，小腸型，小腸・結腸型，結腸型に分けられる．さらにその炎症の程度，潰瘍や狭窄の程度と拡がり，穿孔の有無などを評価する．疾患の活動性の指標はCDAI（Crohn's disease activity index）やIOIBD（International Organization for the Study of Inflammatory Bowel Disease）アセスメントスコアで評価する（表1）．

A2 患者の2/3は小腸病変を有する[2]ため，入院で，絶食・点滴を施行のうえ，大腸内視鏡や小腸造影検査で罹患範囲の確認をして病型分類をする．初期治療は5-ASA製剤と整腸薬を投与する[3]．加えて痔瘻も坐薬もしくは軟膏で加療する．肛門周囲膿瘍の合併では切開排膿を，坐薬もしくは軟膏で加療しても改善がみられないときは早めにシートンドレナージを考慮する

＜処方例＞
メサラジン（ペンタサ®）250 mg錠 1回3錠 1日3回 食後[4]
活動期は12錠まで適宜増量可．
乳酸菌製薬（ラックビー®）1回1.0 g 1日3回 食後
痔瘻に対して
ジフルコルトロン吉草酸エステルリドカイン（ネリプロクト®坐剤）
  1回1個 1日2回

A3 Crohn病において約30％の患者に腹部症状に先行する肛門症状がみられる．難治性痔瘻のことも多く，長期経過のなかでQOLに多大な影響を及ぼす．末梢関節症はCrohn病の10～20％に合併するとされ，特に大腸病変との関連が強いとされている．本症例では生物学的製剤としてアダリムマブ（ヒュミラ®）を投与した．2週後には便通の改善のみならず，発熱もなくなり，痔瘻の痛みも膝関節痛も消失した

解説

1 病態

　Crohn病は原因不明で，診断も難しいが治療も困難な疾患です．その治療の目標は病勢をコントロールし，患者のQOLを高めることです．このことは

表1 疾患の活動性の指標

CDAI（軽症：150-220，中等症：220-450，重症：450＜）	
①過去1週間の軟便または下痢の回数：	×2
②過去1週間の腹痛（0＝なし，1＝軽度，2＝中等度，3＝重度）：	×5
③過去1週間の主観的一般状態： （0＝良い，1＝わずかに少し調子悪い，2＝悪い，3＝かなり悪い，4＝最悪）	×7
④患者が現在もっている以下の項目数： 1）関節炎/関節痛，2）虹彩炎/ぶどう膜炎，3）結節性紅斑/壊死性膿皮症，アフタ性口内炎，4）裂肛/痔瘻または肛門周囲膿瘍，5）その他の瘻孔，6）過去1週間37.8度以上の発熱	×20
⑤下痢に対するロペミンなどの下痢止めの服用（0＝いいえ，1＝はい）：	×30
⑥腹部腫瘤（0＝なし，0.4＝疑わしい，1＝あり）：	×10
⑦ヘマトクリット値（Ht）：	×6
⑧体重：標準体重：	100×（1－体重/標準体重）
IOIBD score	
腹痛，1日6行以上の下痢あるいは血便，肛門病変，瘻孔症状，その他の合併症，腹部腫瘤，体重減少，38℃以上の発熱，腹部圧痛，貧血（Hb＜10.0）．以上の各項目のスコアを1点．合計点数が0点，1点を臨床的緩解，2点以上を活動性と評価する．	

CDAI：本症例＝1（35×2）＋2（2×5）＋3（2×7）＋4（3×20）＋5（1×30）＋6（0×10）＋7（29.4×6）＋8（15.38）＝375.78
IOIBD score：本症例2点．以上から活動性と診断する．これらの指標は定期的に計測して改善の指標とする．

医師だけでなく，患者本人やその家族にも熟知させる必要があります．また，コントロールが悪いときに腸閉塞や腸管穿孔を起こし，緊急手術を余儀なくされることもあります．

2 全身状態の評価

　Crohn病を強く疑うときは，腹部造影CT検査で，腸管狭窄，腸閉塞，腸管穿孔がないことを確認します．さらに大腸内視鏡を施行し病型分類し，炎症の程度，潰瘍や狭窄の程度と拡がり，瘻孔の有無などを評価します．そのために，上部内視鏡や小腸造影などの施行による評価も必要です．また痔瘻の合併や，腹腔内膿瘍の有無により治療の方針が変わるので，必ず肛門診察をします．

3 抗TNFα抗体製剤（生物学的製剤）の投与開始時期

　生物学的製剤は，初期治療として5-ASA製剤に加え，ステロイド，免疫抑制薬の投与でも十分な効果が得られないとき，もしくは難治性痔瘻をもつ症例に投与が認められています（表2）．ステロイド治療や免疫抑制薬の投与前に抗TNFα抗体製剤を投与することをtop down療法[4)5)]と呼びます．通常，可能であれば免疫抑制薬と同時に開始します．抗TNFα抗体製剤は寛解導入・維持に効果があることが報告されています[6)]．

　インフリキシマブ（レミケード®）100 mg/Vの投与必要量＝体重（kg）× 5 mg．体重60 kgだと300 mgなので3 Vとなります．レミケード® 300 mg＋生理食塩液250 mLを2時間で点滴．Infusion reactionを抑えるために点滴の注入速度を徐々に早めます〔50-75-100-150 mL/時間（15分ごとに速度アップ）〕．

　本薬はキメラ体のため，抗体をつくりやすく継続的なスケジュール投与が望ましいでしょう[7)]．8週間以上の投与間隔があくと抗体ができる可能性が高くなります．

＜投与スケジュール＞

レミケード®	初回投与	2回目	3回目	4回目	5回目
Week	0	2	6	14	22…以後8週間隔

　現在では完全ヒト型のアダリムマブ（ヒュミラ®）の皮下注投与ができます．投与量は体重換算せず，個体あたりの量で決められています．自己注射も可能です．

ヒュミラ®	初回投与	2回目	3回目	4回目	5回目
Week	0	2	4	6	8…以後2週間隔
	4A	2A	1A	1A	1A

　生物学的製剤は免疫的寛容状態を起こすために予期せぬ感染症を起こす可能性があります．そのため投与開始前には，問診を確認し，結核の感染を否定するために，ツベルクリン反応検査，胸部X線もしくはCT，採血でクォンティフェロンを調べることが必要です．ツ反が10 mm以上もしくは硬結もしくは二重発赤があれば，イソニアジドを治療前3週間から投与し〔イソニアジド（イスコチン®）100 mg錠 1回1錠 1日3回〕，生物学的製剤投与後

表2 平成22年度Crohn病の内科治療指針

活動期の治療(病状や受容性により,栄養療法・薬物療法・あるいは両者の組み合わせを行う)			
軽症～中等症	中等症～重症		重症(病勢が重篤,高度な合併症を有する場合)
薬物療法 ・5-ASA 製剤 　ペンタサ®錠 　サラゾピリン®錠（大腸病変） ※受容性があれば栄養療法（経腸栄養療法） ※効果不十分の場合は中等症～重症に準じる	薬物療法 ・経口ステロイド（プレドニゾロン） ・抗菌薬（メトロニダゾール*，シプロフロキサシンなど*） ※ステロイド減量・離脱が困難な場合：アザチオプリン，6-MP* ※ステロイド・栄養療法が無効な場合：インフリキシマブ・アダリムマブ 栄養療法（経腸栄養療法） ・成分栄養剤（エレンタール®） ・消化態栄養剤（ツインライン®など） 血球成分除去療法の併用 ・顆粒球吸着（アダカラム®） ※通常治療で効果不十分・不耐で大腸病変に起因する症状が残る症例に適応		外科治療の適応を検討した上で以下の内科治療を行う 薬物療法 ・ステロイド経口または静注 ・インフリキシマブ・アダリムマブ（通常治療抵抗例） 栄養療法 ・絶食の上，完全静脈栄養療法 ※合併症が改善すれば経腸栄養療法へ ※通過障害や膿瘍がない場合はインフリキシマブ・アダリムマブを併用してもよい
寛解維持療法	肛門病変の治療	狭窄の治療	術後の再発予防
薬物療法 ・5-ASA 製剤 　ペンタサ®錠 　サラゾピリン®錠（大腸病変） ・アザチオプリン ・6-MP* ・インフリキシマブ・アダリムマブ（インフリキシマブ・アダリムマブにより寛解導入例） 在宅経腸栄養療法 ・エレンタール®，ツインライン®等 ※短腸症候群など，栄養管理困難例では在宅中心静脈栄養法を考慮する	まず外科治療の適応を検討する． ドレナージやシートン法など 内科的治療を行う場合 ・痔瘻・肛門周囲膿瘍：メトロニダゾール*，抗菌剤・抗生物質，インフリキシマブ ・裂肛，肛門潰瘍：腸管病変に準じた内科的治療 ・肛門狭窄：経肛門的拡張術	・まず外科治療の適応を検討する． ・内科的治療により炎症を沈静化し，潰瘍が消失・縮小した時点で，内視鏡的バルーン拡張術	寛解維持療法に準ずる ・5-ASA 製剤 　ペンタサ®錠 　サラゾピリン®錠（大腸病変） ・アザチオプリン ・6-MP* ・経腸栄養療法

*：現在保険適応には含まれていない
文献3より引用

6～9カ月間予防投与することが推奨されています．

中等症ではプレドニゾロンの投与を試みますが，潰瘍性大腸炎ほどの効果が得られないことが多いです．中等症では顆粒球除去（granulocytapheresis：GCAP）を選択することもできます．

> **つまずき
> ポイント**
>
> 生物学的製剤を使うか使わないかは主治医の考え方次第である．ほかの治療を優先するのもよいだろう．本製剤は一度投与を開始すると基本的に継続投与が必要である．患者とよく相談し，治療開始時期を決めるとよいだろう．

4 経腸栄養療法・食事療法

食事のほとんどは小腸で消化吸収されます．多くの症例では小腸病変の有無にかかわらず，炎症による消耗と消化吸収障害により体重減少をきたしているので，栄養療法を併用しなければなりません．感染や狭窄病変がなければ経口摂取を継続しますが，低脂肪，低残渣食や成分栄養剤（エレンタール®）や消化態栄養剤（ツインライン®）などの経腸栄養などの併用も行います[3]．食事療法としては高カロリー（体重×35〜40kcal），低脂肪食（＜20g）が基本です．

POINT

Crohn病は治療抵抗性で，罹病期間が長ければ長いほど完全寛解しにくい．抗TNFα抗体製剤は寛解導入・維持に効果がある．最近は早い時期にレミケード®の投与を開始する top down 療法が選択されることが多くなってきている．

<参考文献>

1) 「クローン病診療ガイドライン」（日本消化器病学会/編），南江堂，2010
2) 一目でわかるIBD 炎症性腸疾患を診察されている先生方へ　難治性炎症性腸管障害に関する調査研究班（渡辺班）
3) 松本誉之：クローン病治療指針（平成22年度改訂），厚生労働科学研究費補助金難治性疾患克服研究事業　「難治性炎症性腸管障害に関する調査研究」　平成22年度総括・分担報告書，p69-71, p74, 2011
4) Geert, R. D. et al. : Early combined immunosuppression or conventional management in patients with newly diagnosed Crohn's disease : an open randomised trial. Lancet, 371 : 660-667, 2008
5) Geert, R. D. : Top-down therapy for IBD : rationale and requisite evidence D' Haens, G. R. Nat. Rev. Gastroenterol. Hepatol., 7 : 86-92, 2010
6) Hanauer, S.B. et al. : Maintenance infliximab for Crohn's disease : the ACCENT I randomised trial. Lancet, 359 : 1541-1549, 2002
7) 「消化器治療薬の選び方・使い方　症例でわかる薬物療法のポイントと症状別処方のコツ」（高橋信一/編），羊土社，2010

<西野徳之，前本篤男>

第2章 消化器疾患　❼ 過敏性腸症候群（IBS）

テーラーメイドの処方の考え方
~症状と生活背景を結びつけて理解する~

症例① 35歳男性．身長170 cm，体重60 kg．発熱なし．腹痛を訴え来院．腹部触診ではお腹はやわらかい．食欲はある．便通は下痢気味だが，発熱はない．まじめで責任感がある．最近仕事が忙しく，ストレッサーあり．会議の時間が近づくとおなかが痛くなる．通勤途中でトイレに駆け込むことがある．いつ便をもよおすか心配なので，あまり外出はしたくない．

症例② 55歳男性．身長160 cm，体重70 kg．発熱なし．腹部膨満感を訴え来院．食欲はある．便通は便秘気味．下血もなし．まじめで責任感がある．最近仕事が忙しく，ストレッサーあり．腹部触診ではお腹はやや膨隆している．先日大腸内視鏡検査を受けたが，小さなポリープが数個あるだけで特に異常はなかった．

指導医「過敏性腸症候群を疑うに足る症例だが，ほかに確認しておくことは？」
研修医「体重の変化の有無，排便回数，排便習慣，血便の有無など」
指導医「いい線いってるね．ストレスがあるようなので，夜眠れるかどうかも確認しておくべきだね」

Question

＜症例①＞
Q1 IBS（irritable bowel syndrome，過敏性腸症候群）の診断と分類は？
Q2 本症例の病型分類は？
Q3 本症例で最適な処方は？
＜症例②＞
Q1 本症例の病型は？
Q2 本症例で最適な処方は？

ヒント・IBSを疑うことは難しくないが，確定診断すること，加えて的確に処方を選択することは決して簡単ではない．さらに症例により生活背景や病態が違うので，テイラーメイドの治療を組立てる

Answer

<症例①>

A1 機能的消化管障害で，器質的疾患が除外されていること．ROME Ⅲ診断基準では下部消化管の機能障害は5つに分類される（表1，2）[1]．IBSと機能性便秘も区別されている

A2 症状（病型）により，処方は変わる[3]．本症例ではIBS-Dと考えるが，便の性状が水様か軟便か，1日何回排便があるかなどを確認しなければならない

A3 単なる止痢剤を出すのではなく，消化管運動改善薬やセロトニン5-HT受容体拮抗薬の投与を考慮する

<症例②>

A1 IBS-Cと考える．便の性状が硬便もしくは兎糞状か確認する

A2 単に下剤を出すだけでなく，消化管運動改善薬との併用を考慮する

表1 下部消化管の機能障害の分類[1]

C1 irritable bowel syndrome（IBS）過敏性腸症候群	
便秘型（IBS-C）	便秘型IBSの特徴は，排便の25％以上は硬便あるいは兎糞状で，軟便や水様便は排便の25％未満． 便形状の分類（ブリストル便形状スケール）では1，2が多い[2]．
下痢型（IBS-D）	軟便（泥状便）または水様便が25％以上あり，硬便または兎糞状便が25％未満のもの 便形状の分類（ブリストル便形状スケール）では6，7が多い[2]．
混合型（IBS-M）	硬便または兎糞状便が25％以上あり，軟便（泥状便）または水様便が25％以上のもの． 便形状の分類（ブリストル便形状スケール）では1，2も6，7も多い[2]．
分類不能型（IBS-U）	便性状が上記のいずれでもないもの
C2 Functional bloating 機能性膨満感	
C3 Functional constipation 機能性便秘	
C4 Functional diarrhea 機能性下痢	
C5 Unspecified functional bowel disorders 分類不能IBD	

文献1より引用

解　説

1 診　断

　前述のような診断基準があるので，これに当てはめて，腹痛・腹部不快を伴う便通異常を確認し，診断を行います．しかし，実際の臨床では患者が便の回数や頻度を確実に覚えている患者は決して多くありません．さらに機能性疾患はあくまでも除外診断なので，一般的な採血・検尿，腹部単純X線写真，超音波，上部内視鏡検査なども行う必要があります[4]．したがって，除外診断をしなければならず，診断基準があっても診断が簡単なわけではありません．IBSでは優勢症状が下痢，腹痛，便秘により病型分類ならびに治療方法が異なるので，よく確認します．IBSの有病率は20代，30代に多く，男性ではIBS-D/M，女性ではIBS-M/Cが多くなっています[5]．

　また，診断基準にあてはめるとNERD（non-erosive reflux disease，非びらん性胃食道逆流症）やFD（functional dyspepsia，機能性ディスペプシア）などがオーバーラップすることも考慮します．

> **つまずきポイント**　機能性疾患は診断の「確定」ができないので，その可能性を考えるかどうかが決め手．

2 治　療

　多くの場合，IBS症例では精神的なストレッサーをかかえて，腸脳相関の悪循環に陥っていることが多いといえます．したがって治療として単に処方をするだけでなく，症例に応じて十分な休息や睡眠など生活習慣の改善や食生活の改善にもアセスメントしていく必要があります．

　診断にこだわることなく，患者の症状に見合った薬を探し，症状を抑えることを目標に治療するのがよいでしょう[3]．1回の処方では必ずしも改善し

表2　IBSの診断基準（ROME Ⅲ）[1]

くり返す腹痛や腹部不快感が少なくとも6カ月以上前からあり，最近3カ月間で少なくとも月に3日以上出現し，以下の2項目以上を満たす． ①排便により症状が軽減する ②発症時に便の回数に変化がある ③発症時に便形状（外観）の変化がある

文献1より引用

ないことがあります．初回は2週間の処方とし，次回の診察時に改善の程度を確認します．処方を変更するか検討し，処方期間の延長を考慮します．また適宜，処方を休止することも検討します．

1）症例①：下痢型（IBS-D）

腸管運動が亢進していることがあり，H_2RA（ヒスタミンH_2受容体拮抗薬）による制酸と腸管運動改善作用を期待して，アシノン®とセレキノン®を併用します．水様便や下痢など便の水分を吸着することを期待して，コロネル®を処方します．

- ニザチジン（アシノン®）75 mg錠 1回1錠 1日2回 朝夕
- トリメブチンマレイン酸塩（セレキノン®） 100 mg錠 1回2錠 1日3回 食後
- ポリカルボフィルCa（コロネル®細粒）1回1.2 g 1日3回 食後
  * コップ一杯の水と一緒に服用すること．直接服用するとのどや食道で膨張することがある．副作用としておなかの張り感を伴うことがある．その場合，1包をすべて服用するのではなく，適宜目分量で減らして服用してもよい

これで改善がなければ消化管の運動に関与する神経伝達物質であるセロトニン5-HT_3受容体拮抗薬を投与してみます．

- ラモセトロン塩酸塩（イリボー®） 2.5 μg（5 μg）錠 1回1錠 1日1回 朝食前

ただし，男性にしか投与できません．経験的には3カ月ほどの連続服用で，便通が改善し，投与を中止できる症例もいます．また，主作用の裏返し（副作用）としての便秘もよくみられるので，服用を隔日にすることで調整することも可能です．

2）症例②：便秘型（IBS-C）

腸管運動低下が関与していることもあり，消化管運動改善薬に緩下剤を組合わせて処方します．制酸薬は副作用として便秘になることがあるので，加えなくともよいでしょう．

- トリメブチンマレイン酸塩（セレキノン®） 100 mg錠 1回2錠 1日3回 食後
- センノシド（センノサイド®） 12 mg錠 1回1～4錠 1日1回 就寝前

もしくは

- 酸化マグネシウム 1回0.5 g 1日3回 食後

おなかの張り感が強く，腹部単純X線写真でガスが溜まっていれば，ジメチコン（ガスコン®） 80 mg錠 1回1錠 1日3回 食後 を追加してみます．

基本的に自己管理して適宜増減してもらいます．これで改善がなければピコスルファートNa（ラキソベロン®）1回5〜15滴 1日1回 就寝前

3）混合型

優勢症状を考慮し，上記処方を組み変えしながら処方します．

3 鑑別疾患

器質的疾患を除外することが必須です．不定愁訴を安易に本疾患と診断してはなりません．不定愁訴としての発熱や関節痛，皮疹や体重減少，甲状腺機能低下症，血便を伴う腸炎や結腸がんなどを採血，大腸内視鏡や腹部CTなどで否定する必要があります[4]．

Crohn病では，発熱がなければ下痢型（IBS–D）と間違われる可能性があります．S状結腸がんや直腸がんでは出血がなければ便秘（IBS–C）と診断される可能性があるので注意します．

POINT

機能性疾患は除外診断が重要である．IBSの診断は丁寧な問診により優勢症状を聴取し，病型分類をしたうえで，処方の選択をする．

<参考文献>

1) Longstreth, G. F. et al.：Functional Bowel Disorders. Gastroentrology, 130：1480–1491, 2006
2) O'Donnell, L. J. D. et al.：Detection of pseudodiarrhoea by simple clinical assessment of intestinal transit rate. Br. Med. J., 300：439-440, 1990
3) 松枝啓：IBSの診断と治療．臨床診療内科，24：27-35, 2009
4) 本郷道夫：過敏性腸症候群 プライマリ・ケアにおける治療的診断のすすめと新規下痢型IBS治療薬ラモセトロンの評価．診断と治療，96：2001-2006, 2008
5) Miwa, H.：Prevalence of irritable bowel syndrome in Japan：Internet survey using Rome III criteria. Patient Preference and Adherence, 2：143-147, 2008

<西野徳之>

第2章 消化器疾患 ❽ 便秘

患者に見合った病態を理解し，処方を選択する
～「便秘」を自覚しない便秘例を腹部単純X線で確認する～

症例① 「最近何となくおなかの調子がよくない」と来院した74歳女性．お腹が痛いわけではない．便通はほぼ毎日ある．下痢はしていない．身長145 cm，体重70 kg（BMI：33.3）．

症例② 35歳女性．身長153 cm，体重43 kg．Behçet病不全型の患者．便通は良好だが，ときどき下腹部痛があり，腸管Behçetの有無を大腸内視鏡で評価してほしいと依頼を受けた．

指導医「肥満の高齢者の『不定愁訴』症例だが，鑑別疾患は？」
研修医「年齢を考慮すると悪性腫瘍，甲状腺機能低下症…」
指導医「確かにこれだけの情報では難しい．質問を変えよう．次にどんな検査をオーダーするべきだろうか？」
研修医「採血で末梢血・生化学検査・甲状腺機能・腫瘍マーカー，エコー，上部内視鏡，腹部造影CT，大腸内視鏡…」
指導医「ちょっと待ってくれよ．それを一度に全部オーダーするのかい？そんなに検査したら患者さんから医療費が高いってクレームがくるよ．それにそんなことをしていたら，日本の医療費はいくらあっても足りなくなるよ．臨床医は過不足のない診断が要求される．だから，最初は採血・検尿・沈渣，腹部単純X線写真（＋エコー）だけで十分．それでもし異常があれば，次の検査をオーダーする」
研修医「それだけで診断ができるんですか？」
指導医「少なくとも鑑別診断を絞り込むことはできるだろう」

Question

＜症例①＞
Q1 腹部単純X線写真の所見は？（図1）
Q2 便通異常の問診のしかたで注意すべきことは？
Q3 便秘薬の種類と投薬の選択は？

＜症例②＞

Q1 図2は初診時に撮影した腹部単純X線写真である．この所見をどう判断するか？すぐに大腸内視鏡検査を予約してもよいだろうか？

ヒント・腹部単純X線写真の診断は『写真をみること』が目的ではない．その写真が何を投影しているのか？二次元の写真を通して，三次元的に患者の体の状態を理解することである

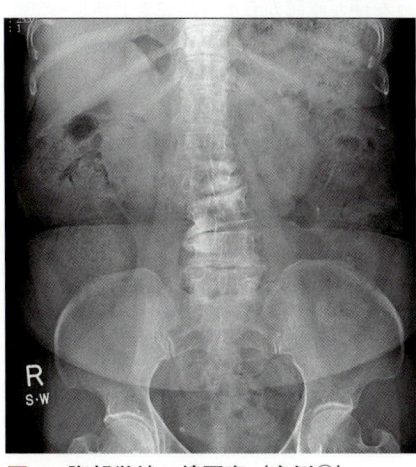

図1 腹部単純X線写真（症例①）
文献2より転載

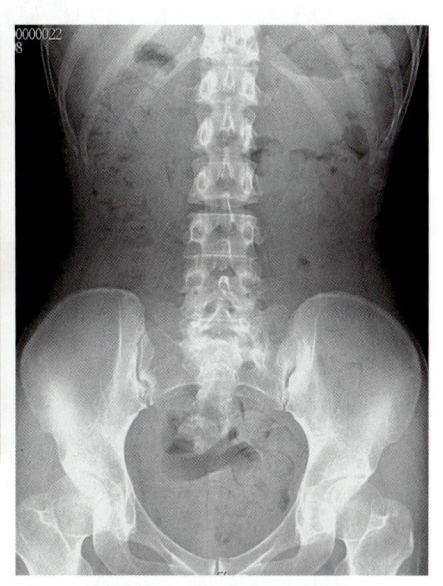

図2 腹部単純X線写真（症例②）

Answer

＜症例①＞

A1 立派な便秘である．上行結腸から，横行・下行・S状結腸・直腸まで便が詰まっていて，宿便で腸管の走行が追える（図3）．便は含気があるので，ゴマ粒のような細かな空気が見える．便は停滞すると水分が吸収され，硬くなる．X線では透過性が下がり，白くなり，いわゆる糞石として認識される

A2 「毎日」，「2日に1回」などの便通の頻度，便の性状（下痢，硬便，兎糞状），便意のいきみの有無，出血の有無など．機能性便秘は診断基準（ROME Ⅲ）が提案された（表1)[3]．これらも参考にしながら，便

通の確認をしたい．患者によっては元来便秘がちなので，週1回しか出ないことが当たり前と考えている方もいる．便秘を治療が必要な病気と認識していない方もいる

A3 便秘薬には作用機序の異なる幾種類かの薬物がある（表2）．作用機序を理解しておくと，投薬の選択の助けにもなる

＜症例②＞

A1 腹部単純X線写真では，硬そうな便が直腸から上行結腸まで詰まっているのがわかる（図4）．立派な便秘である．このように全結腸にわたり便が詰まっている状態で，ニフレック®などの強力な下剤を服用させると腸管破裂の危険がある．検査を予約する前に緩下剤で便通の改善を促すべきである

解　説

1 病　態

便秘は何らかの原因で排便に障害のある状態です．便秘の種類としては機能を考慮して，下記のような捉え方をすると病態を理解しやすいでしょう[4]．

① 輸送時間正常型（normal transit constipation）：日常最も多くみられる．

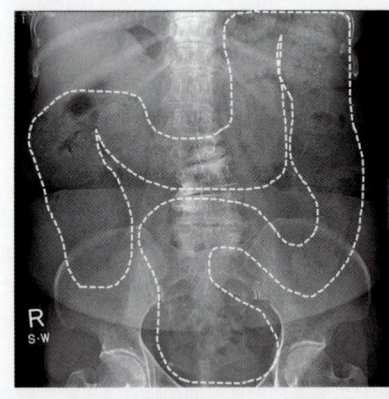

図3　宿便と腸管の走行（症例①）
文献2を一部改変して転載

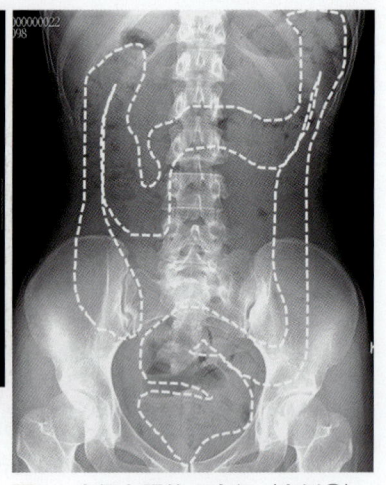

図4　宿便と腸管の走行（症例②）

表1　機能性便秘の診断基準（ROME Ⅲ）

① 以下のうち2項目以上を満たすこと．
　a. 排便の25%以上の時間，いきんでいる
　b. 便の25%以上は兎糞状あるいは硬便
　c. 排便の25%以上は残便感を伴う
　d. 排便の25%以上は直腸肛門部の閉塞感を伴う
　e. 排便の25%以上で摘便や骨盤部の圧迫などの手段を要する
　f. 排便回数が1週間に3回未満
② 緩下剤を使わなければ軟便も出にくい．
③ IBSの診断を満たさないこと．
　（症状は少なくとも6カ月以上前から出現し，最近3カ月は診断基準を満たす必要がある）

表2　便秘治療薬の特徴

①塩類下剤：酸化マグネシウム
腸管内で水分の再吸収を抑制し，便を膨張させ，その刺激で便意を促す．安全性が高く，長期投与に適している．

②刺激性下剤：センノシド（センノサイド®）
大腸粘膜およびアウエルバッハ神経叢に作用し，大腸蠕動運動を亢進させ，水分吸収を抑制することにより排便を促す．多くの患者で用いられている．効果が高い半面，耐性と習慣性も高く，長期常用により，必要量が漸増する．大腸メラノーシスや骨盤充血をきたすことがある．

③膨張性下剤：カルメロースナトリウム（バルコーゼ®）
水分と服用することで腸内でコロイド状となり，硬化した便塊に浸透して，便を軟化させる．服用しにくい．効果が緩やか．

④浸潤性下剤：ジオクチルソジウムスルホサクシネート・カサンスラノール（ビーマス®S）
便の表面張力を低下させ，便が軟化，膨張して排便が容易となる．

⑤糖類下剤：ラクツロース
肝疾患治療薬だが，副作用としての下痢を目的として用いられることがある．

　　② 排泄障害型（defecatory disorders）：骨盤底や肛門括約筋の機能障害．
　　③ 輸送遅延型（slow transit constipation）：若年女性に多い．

2 診　断

　排便習慣は個人差が大きく，診断基準を設定するのは難しいでしょう．日本内科学会では『便秘』を「3日以上排便がない状態，または毎日排便があっても残便感がある状態」としています．国際基準であるRomeⅢでは「排便回数が少ないだけでなく，残便感や硬い便，排便困難」などを組合わせて判断されます[2]．

しかし，これらの基準にあてはまらない患者もいます．多くの宿便をかかえているが，本人は自覚がない，潜在性の便秘すなわち『隠れ便秘』は少なくありません．もちろん問診は重要ですが，症状のみでは便秘の診断はできません．その診断には腹部単純X線写真による診断が不可欠です[1)2)]．FD（functional dyspepsia，機能性ディスペプシア）やIBS（irritable bowel syndrome，過敏性腸症候群）と診断している症例のなかにも，隠れ便秘症例がいるかもしれません．不定愁訴と便秘を関連付けることは臨床の場でも難しく，案外見逃されている症例もいます．

> **つまずきポイント** 本人の自覚のない『隠れ便秘』症例もいるので，必ず腹部単純X線写真の撮影を！

3 治　療

基本的に内服治療ですが，前述症例②のように，極端に便が停滞している場合，まず浣腸で直腸の便を排出させた方がいいでしょう．その判定のためにも腹部単純X線写真の撮影が必要なのです．

症例②では約1カ月間，緩下剤を服用していただき，便通の改善を確認してから大腸内視鏡検査を予定しました．

大腸内視鏡検査当日，前処置のニフレック®を1,500 mL服用後も1回も便が出ないと訴えがあり，緊急で腹部CTを撮影しました（図5）．下行結腸下部からS状結腸に含気を伴った便が白く見えます．下行結腸から口側は均一なフルイド（水）で満たされており，ニフレック®が肛門側の便で『糞詰まり』になっていることがわかります．ほかのスライスでは，口側の小腸もフルイドで満たされ，腸管内圧の上昇をきたし，文字通りfluid filled ileusになっていました．処置として，すぐに浣腸と摘便を行いました．それでもニフレック®と思われる水様便は排出されず，大腸内視鏡を施行しました．便をかき分けて先進し，深部結腸の洗腸液を吸引しました．

このような処置で事なきをえましたが，もし事前に排便を促さずにいきなり大腸内視鏡検査を施行していたら，腸管穿孔をきたしたかもしれない症例です．大腸内視鏡検査予定時は腹部単純X線写真を撮影すべきです．

緩下剤だけでなく消化管運動改善薬を組合わせて投与します．

1）便が直腸・S状結腸に溜まっている場合
グリセリン浣腸

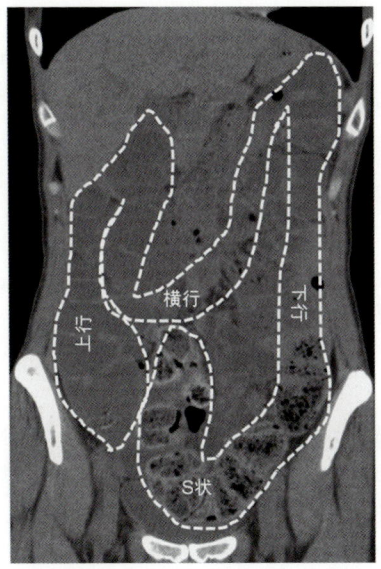

図5　腹部単純CT写真（症例②）

2）常習性便秘

<処方例>

　　　ツムラ大建中湯　1回2.5 g　1日3回 食前
　　　トリメブチンマレイン酸塩（セレキノン®）100 mg錠　1回2錠　1日3回 食前
　　　ジメチコン（ガスコン®）80 mg錠　1回1錠　1日3回 食前
　　＊漢方薬は食前の処方が推奨される．ほかの薬物も併せて服用．
　　　センノシド（センノサイド®）12 mg錠　1回1～2錠　1日1回 就寝前
　　もしくは
　　　ピコスルファートNa（ラキソベロン®）1回5～15滴　1日1回 就寝前
　　これらで改善がなければ，少しずつ下剤を増量してください．
　　最初から下剤を多く処方するとかえって腹痛が強くなることがありますので留意してください．
　　　酸化マグネシウム　1回0.5 g　1日1回 就寝前（もしくは1回0.5 g　1日3回 食後）
　　などの処方を加えてみるのもいいかもしれません．
　　大切なことは，便秘は患者により個人差があることをよく理解すること

す．一度の受診や一元的な処方では改善できなくても，通院を継続してテーラーメイドで薬物の調整をして，治療をサポートすることです．さらに，おなかの状態は日によっても異なるので，患者自身でも服用方法や量を調整できるように指導することです．そもそも消化器疾患の内服は症状や病態を改善させるように服用すべきなのです．裏を返せば，よくなれば休薬しても構いません．

> ⚠️ **つまずきポイント** 便秘には個人差がある．便通の改善を目標に処方の調整と自己管理の指導をすることが重要．

4 鑑別疾患

便秘が二次症状としての表現型となっていることも少なくありません．原因疾患として，先に鑑別疾患として挙げた甲状腺機能低下症や糖尿病などの代謝・内分泌疾患，全身性硬化症やアミロイドーシスなどの膠原病，多発性硬化症やパーキンソン病などの神経疾患[4]や悪性腫瘍[5]などとの鑑別も大切です．透析患者も便秘症例が多い[4]ので注意します．

また，ほかの内服薬による副作用で便秘になっている症例もいます．併用薬は必ず確認しましょう．抗うつ薬，パーキンソン病治療薬，鎮咳薬，Ca拮抗薬，抗悪性腫瘍薬，麻薬などは便秘を併発しやすい[4]ので，最初から緩下剤の投与を考慮すべきです．

またIBSともオーバーラップしますが，ストレスにより腸管運動が低下し，便秘になりやすくなることがあり，当然そのストレスに関してもアセスメントしなければなりません．

このようなさまざまな原因に伴う便秘の診断をするときだけでなく，不定愁訴としての便秘を除外するためにも，腹部単純X線写真を有効に活用しましょう[1] [2]．あくまでも便秘の診断は除外診断により成り立つことを理解してください．

POINT

腹部症状を訴える場合や大腸内視鏡検査前には腹部単純X線写真を撮影しよう．便秘は頻度の高い疾患であるが，それを自覚していない『隠れ便秘』症例も少なくない．診断的治療として緩下剤を投与して便通の改善を促すだけで，改善する症例もいる．また，便秘は安易に診断せず，二次性の便秘の可能性を考慮し，原因疾患の鑑別も行う．

＜参考文献＞
1）西野徳之：実践腹部X線・CT・MRIの読み方入門．消化器胆肝膵ケア：149-164，日総研，2009
2）西野徳之：プラクティカル講座　腹部X線写真の読み方　最終回．日経メディカル7月号：109-111，2008
3）Longstreth, G. F. et al.：Functional Bowel Disorders. Gastroentrology, 130：1480-1491，2006
4）「便秘の薬物療法」（日比紀文，吉岡政洋/編），協和企画，2007
5）西野徳之：腹部X線写真の読み方．日経メディカル4月号：145-147，2008

＜西野徳之＞

第2章 消化器疾患 ❾ 肝炎

C型肝炎患者に浮腫・腹水をみたときは？
〜C型慢性肝炎への対応策〜

症例 76歳男性，44歳時に輸血歴あり．10年前より検診でC型肝炎と言われていたが，自覚症状がないため放置していた．1カ月前頃より，下肢のむくみと腹部膨満感が出現し，徐々に増悪がみられ，家族の勧めで来院．腹痛はなく，体温36.4℃，アンモニア臭・羽ばたき振戦なく，腹水と下肢浮腫を認め，Hb 11.4 g/dL，血小板 $5.3 \times 10^4/\mu L$，アルブミン値 2.3 g/dL，総ビリルビン値 2.2 mg/dL，AST 64 IU/L，ALT 52 IU/L，AFP 10 ng/mL，HCV抗体陽性．

指導医「腹水・浮腫の対応が必要だね」
研修医「とりあえず利尿薬を処方しようと思います」
指導医「そうだね．でもC型慢性肝炎では腹水・浮腫はみられないよね．原因によっては利尿薬が効かないこともあるよ．原因検索としてはどんな検査が必要かな？」
研修医「肝硬変の検査が必要だと思います」
指導医「肝硬変だけが原因とは限らないよ」

Question

- **Q1** 腹水の原因としてどのようなことが考えられるか？
- **Q2** 腹水の原因検索としてどのような検査が必要か？
- **Q3** 腹水・浮腫の治療にはどのような薬物が有効であろうか？

ヒント
- C型慢性肝炎では，自覚症状はみられないが，長期間の経過で自覚症状なく代償性肝硬変さらには非代償性肝硬変や肝細胞がんへと進行する
- 肝硬変では，腹水の原因は必ずしも低アルブミン血症によるものとは限らない

Answer

A1 C型慢性肝炎から肝硬変へと進行し，肝機能低下をきたし低アルブミン血症による腹水の可能性が高いが，その他として，進行肝細胞がん，特発性細菌性腹膜炎，他臓器のがん性腹膜炎，肝炎に合併しやすい慢性腎炎や内分泌疾患や心疾患の合併も考慮が必要

A2 腹水の性状を把握するためには，試験穿刺，造影CTなどによる画像診断と肝疾患以外の原因検索として胸部X線検査・尿検査が必要

A3 上記検査の結果にて，進行肝細胞がん，特発性細菌性腹膜炎，他臓器のがん性腹膜炎，慢性腎炎や内分泌疾患や心疾患の合併が否定された場合には，非代償性肝硬変として利尿薬の使用を試みる

解説

1 C型肝炎のときに腹水・浮腫がみられたら

　C型肝炎感染者は日本に約200万人存在し，C型慢性肝炎は長期間の経過で肝硬変，さらには肝細胞がんへと進展します．近年，C型慢性肝炎は治療法の著しい進歩がみられ，治癒する可能性が高くなっており，治癒目的のインターフェロン治療には公費による医療費負担制度もあり，積極的な治療が推奨されています．慢性肝炎は20〜30年経過後に肝硬変に，さらに5〜10年経過すると肝がんの発生することが多く，肝硬変・肝がんへと進展すると治癒困難であることが多くなります．一方，C型慢性肝炎では，自覚症状はほとんどなく，**自覚症状が出るのは，非代償性肝硬変ないしは高度進行肝がんへ進行した場合に限られます**．慢性腎疾患や他臓器のがん性腹膜炎，内分泌疾患・心疾患の除外も必要ですが，肝性の腹水・浮腫は非代償性肝硬変ないしは高度進行肝がんが多く，本症例では血清アルブミン低値，総ビリルビン軽度上昇，血小板低下がみられ，非代償性肝硬変にあると考えられます．

2 原因検索として必要な検査は？

　非代償性肝硬変であるかどうかは，エコー検査にて肝硬変と脾腫，腹水の存在で確認可能ですが，**肝細胞がん・食道静脈瘤の合併の有無**が問題で，確認には，腹水があるとエコー検査のみでは条件不良で限界がみられ，造影CTないしは造影MRIと上部内視鏡検査が必要です．また，**細菌性腹膜炎・がん**

性腹膜炎であるかどうかに関しては腹水の試験穿刺が重要です．腹水の性状検査と細胞診が必要です．高頻度に慢性腎炎を合併しているため，**血清BUN・Cr値測定と尿検査は必須**です．

> ⚠️ **つまずきポイント**　C型肝炎患者の浮腫・腹水の原因はさまざま．原因により治療法も大きく異なる．

3 治療薬の選択

　5L以上の大量な腹水貯留であれば，内服薬による治療はあまり効果が期待できません．ループ利尿薬の静注や腹水穿刺が必要となりますが，非代償性肝硬変の場合には，腹水排除が肝性脳症を誘発することがあり，**血清アンモニア値の随時モニター**が必要です．また，ループ利尿薬により低K血症がみられることもあり，**K保持性利尿薬の併用**も推奨されます．急速な腹水排除は食道静脈瘤の破裂を誘発することもあり，**食道静脈瘤がみられるときにはあまり急速な腹水排除は危険**です．

　また，比較的少量の腹水ではループ利尿薬とK保持性利尿薬の内服併用が有効です．本症例は高齢者であり，フロセミド単独では低K血症の出現が危惧されます．低アルブミン血症に対しては，即効性が期待されるのはアルブミン製剤の点滴静注です．内服薬としては分岐鎖アミノ酸製剤（BCAA製剤）がある程度有効です．年齢と病態からみて，現時点ではC型肝炎根治となるインターフェロン治療の適応はありません．今後の新治療薬開発が期待されます．

　本症例では，ループ利尿薬とK保持性利尿薬の併用にて症状の軽減をみました．BCAA製剤も追加使用し，自覚症状は安定して経過しています．

POINT

C型肝炎患者における浮腫・腹水には多くの原因が考えられる．原因により対応策が大きく異なる．C型慢性肝炎では自覚症状がみられず，長期に経過すると慢性肝炎にとどまらず，自覚症状なく，肝硬変・肝がんへと進展していることも稀でなく，自覚症状がみられるのは進行した肝硬変・肝がんと考えられる．

＜斎藤　聡＞

第2章 消化器疾患 ❾ 肝炎

急性の黄疸症状をみたら
～迅速な対応が必要な疾患群～

症例 56歳女性．1週間ほど前より食欲不振が出現，ついで尿濃染が出現，家族より眼球黄染を指摘され，来院．36.4℃，意識清明，眼球結膜黄染．浮腫・腹水なし．腹痛・圧痛なし．WBC 6,000/μL，総ビリルビン値 8.0 mg/dL，AST 860 IU/L，ALT 647 IU/L，γ-GTP 217 IU/L，PT 58％，HBs抗原陰性，HCV抗体陰性，抗核抗体 1,280，CRP 0.5 mg/dL，腹部エコー検査およびCT検査にて肝内に腫瘍性病変や肝硬変の所見なく，肝内胆管拡張所見もなし．

指導医「黄疸をみたら何を考えたらよいかな？」
研修医「黄疸には閉塞性黄疸と肝細胞性黄疸があり，両者の鑑別が必要と考えますが，画像診断では閉塞性黄疸の可能性は低いと思います．急性肝炎と考えますが，原因がわかりかねます」
指導医「黄疸の原因は，生活歴や家族歴，飲酒歴，既往歴など詳細な病歴の聴取が大事だよ」

Question

Q1 肝細胞性黄疸の原因の分類は？
Q2 黄疸の原因検索にはどのような検査が必要か？
Q3 ウイルスマーカーは陰性かつアルコール・薬物が否定され，抗核抗体の高値陽性であった．さらには高度黄疸，AST＞ALT優位のトランスアミナーゼ上昇と凝固能の低下がみられた．今回の黄疸にはどのような薬物が有効であろうか？

ヒント
・急性の黄疸には閉塞性黄疸も多く，肝細胞性黄疸にはウイルス性や薬剤性が多い
・原因検索には年齢・生活歴・家族歴・飲酒歴・既往歴などが参考になることが多く，詳細な病歴聴取が重要である

Answer

A1 急性肝炎，慢性肝炎急性増悪，肝硬変

A2 ウイルス性ではA型肝炎のIgM型HA抗体，B型肝炎のIgM型HBc抗体，C型肝炎のHCV-RNA，E型肝炎のIgM型HE抗体，薬剤性として薬剤の服用状況の確認とLST（lymphocyte stimulating test，リンパ球分離培養法）検査．アルコール性肝炎では詳細な飲酒歴聴取

A3 自己免疫性肝炎の急性増悪で重症型と考えられ，副腎皮質ステロイド（プレドニゾロン40 mg）を使用する

解説

1 黄疸の分類と原因疾患

黄疸には**肝細胞性**と**閉塞性黄疸**があり，閉塞性黄疸は腫瘍や結石・感染などによる総胆管もしくは肝内胆管本幹の閉塞で発生しますが，肝細胞性黄疸は肝細胞が急性肝炎・肝硬変などにより，びまん性に障害されることにより引き起こされます．高度進行肝がん・肝膿瘍などでもみられます．画像診断にて，閉塞性黄疸や肝硬変・肝がん（原発性・転移性）・肝膿瘍などからの黄疸は鑑別可能です．急性肝炎ないしは慢性肝炎の急性増悪は，ウイルス性，薬剤性，アルコール性，自己免疫性などがあります．ウイルス性急性肝炎ではA型肝炎，E型肝炎，B型肝炎が多く，EBウイルスやサイトメガロウイルスなどの急性肝炎は，総ビリルビン値が5.0 mg/dLを超えることは稀です．

最近の話題としてB型肝炎の**denovo肝炎**があります．HBV既往感染例のHBs抗体陽性例などで，関節リウマチや悪性リンパ腫治療で分子標的薬治療によりB型肝炎ウイルスの再活性化が起こり，しばしば劇症肝炎を発症し，不幸な転帰をとります．また，わが国のB型急性肝炎はウイルスゲノタイプに変化し，**従来日本に存在していなかったA型が約50%近くを占めるようになり，従来型B型急性肝炎とは異なり，高率にキャリアー化，慢性化をきたし，注意が必要です．**

2 自己免疫性肝炎

自己免疫性肝炎はわが国では比較的少ない疾患とされ，中年以降の女性で好発し，肝細胞障害を主な病態とする慢性肝疾患で，血清中AST，ALTの上

昇，IgGの上昇（2 g/dL以上）が特徴的です．抗核抗体，抗平滑筋抗体，肝腎ミクロゾーム1型抗体などさまざまな自己抗体がみられ，既知の肝炎ウイルス，アルコール，薬物による肝障害は除外します．無症状で経過し，倦怠感，黄疸，食欲不振などの症状で発症します．約1/3に慢性甲状腺炎，関節リウマチ，シェーグレン症候群などの自己免疫性疾患との合併がみられ，副腎皮質ステロイドが有効であることも診断には重要なポイントとなります[1]．

> **つまずきポイント**
> 重症の自己免疫性肝炎は比較的稀な疾患であり，ほかの肝炎と治療法が異なることと，的確な治療が奏功することが多いので，迅速な治療が重要である．同時に専門医へのコンサルトも必要である．

3 治療薬の選択

軽症ではウルソデオキシコール酸やグリチルリチン製剤を使用することもありますが，今回のような重症例では，副腎皮質ステロイド（プレドニゾロン）40 mg相当の使用が必要です．確定診断には肝生検が重要ですが，高度肝機能低下時にはむしろ避けた方がよく，治療後にある程度黄疸が改善した後に施行するべきです．

POINT

肝細胞性黄疸では，AST優位のトランスアミナーゼ上昇，凝固能低下を伴っている場合は劇症肝炎手前の重症肝炎であり，原因検査を行いつつ，同時進行ですみやかに的確な治療が求められる．

<参考文献>
1）Hennes, E. M. et al.：Simplified criteria for the diagnosis of autoimmune hepatitis. Hepatology, 48：169-176, 2008

<斎藤　聡>

第3章 呼吸器疾患　❶ 気管支喘息

夜間症状が続いているときは
〜診察時の所見より問診が重要〜

症例　18歳男性，既往に小児喘息，12歳まで定期的に通院していたが，その後は近医で吸入薬を処方されて，年に3回くらい苦しくなるが発作時の吸入でおさまっていた．近医での前回処方は1カ月前で，サルブタモール（サルタノール®）エアゾル1本の処方を受けた．3日前から毎日夜間に発作で目が覚めて，苦しくて横になれず，サルタノール®吸入を夜間にくり返し使用してやっと眠れた．発作のため眠れない夜が続くことと，サルタノール®がなくなったので，クリニックではなく病院で相談しようと思って受診した．発作予防の吸入薬は処方されているが，効果を自覚しないからと使っていない．自覚的には呼吸困難は軽快している．診察時安静呼吸では喘鳴を認めなかったが，強制呼気で喘鳴を聴取した．

研修医「症状は軽快しているし吸入ステロイドのアドヒアランスが悪いので，これを指示通り使うように指導して帰宅してもらおうと思います」
指導医「3日前から夜に発作を起こしているけど，吸入ステロイドを使っても即効性は期待できないし，夜また苦しくならないかな？」
研修医「そうか，昼間おさまっていても夜になると悪化しやすいのですね」
指導医「抗炎症効果があり速効性のある薬物を処方したいね」

Question

Q1 長期管理に使われる発作治療薬のなかで抗炎症効果のあるものは？
Q2 処方されている治療ステップと実際に行われている治療ステップは？
Q3 このケースで最適と考えられる処方は？

ヒント
- ガイドラインでは長期管理薬の発作治療薬として，短時間作用型β刺激薬吸入と全身ステロイド，テオフィリン薬と短時間作用型吸入抗コリン薬がある
- 治療ステップは，ステップ1〜3は長期管理薬の数によって分類される．ステップ1が1種類，ステップ2が2種類，3種類以上がステップ3となる．全身ステロイドを反復もしくは継続して使用する，もしくは抗IgE抗体を使用する状態を治療ステップ4と分類する
- ステップ2での長期管理薬の選択は，吸入ステロイドと長時間作用型β刺激薬の合剤となる．ステップ3にする場合はこれにロイコトリエン受容体拮抗薬を併用する

Answer

A1 全身ステロイド

A2 ともにステップ1

A3 処方例①；ステップ2にステップアップし，短期全身ステロイドを併用する．
- プレドニン®5 mg錠　1回6錠　1日1回 朝食後
- アドエア®250ディスカス®28吸入　1回1吸入　1日2回
- メプチンエアー®10μg1本　必要時1回2吸入　1日4回まで

処方例②；ステップ3にステップアップする
- シムビコート®　1回2吸入　1日2回
- オノン®　1回2カプセル　1日2回　朝夕食後
- サルタノール®インヘラー　1本　必要時1回2吸入　1日4回まで
- プレドニン®5 mg錠　1回6錠　サルタノール®吸入無効時　1回分

解　説

1 アドヒアランス不良は患者とのパートナーシップ

　患者と医師が協力して治療を継続していくためには良好なパートナーシップが必要です．患者の話をよく聞き，その理解度や気持ちを理解しながら，正しい知識を提供し，今後の治療の予定や経過の見通しなどについて説明し，合意できる治療計画にしておく必要があります．アドヒアランス不良の理由を探り，かぜをひいても喘息が起こらないように予防的な治療を継続し，その人の最良の呼吸機能を維持し，睡眠，仕事，スポーツなども健康人と同様に行えるようにすることを理解できるように説明します．減量は良好なコントロールが3カ月以上維持されることを目安に治療のステップダウンを行うことを説明しておきます．また増悪時のアクションプランの説明も加えておきましょう（図1）[1]．

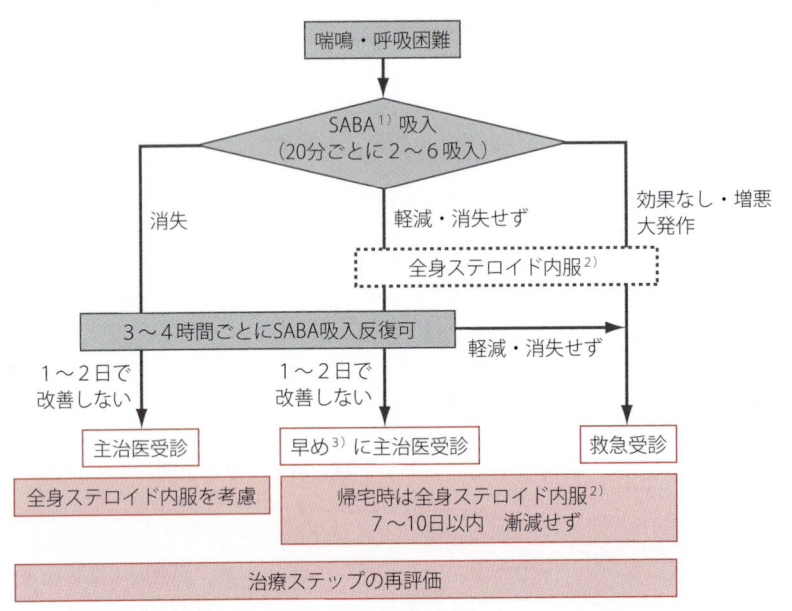

```
                    ┌─────────────┐
                    │ 喘鳴・呼吸困難 │
                    └──────┬──────┘
                           ▼
                    ╱─────────────╲
                   ╱  SABA¹⁾ 吸入   ╲
                  ╱ (20分ごとに2〜6吸入) ╲
                   ╲               ╱
                    ╲─────────────╱
         消失         軽減・消失せず      効果なし・増悪
                                          大発作
                      ┌ ─ ─ ─ ─ ─ ┐
                      │ 全身ステロイド内服²⁾ │
                      └ ─ ─ ─ ─ ─ ┘
         ┌──────────────────────────┐
         │ 3〜4時間ごとにSABA吸入反復可 │    軽減・消失せず
         └──────────────────────────┘
    1〜2日で        1〜2日で
    改善しない      改善しない

    主治医受診     早め³⁾に主治医受診      救急受診

   全身ステロイド内服を考慮    帰宅時は全身ステロイド内服²⁾
                            7〜10日以内   漸減せず

                     治療ステップの再評価
```

1) 短時間作用型 β 刺激薬（メプチンエアー®，サルタノール®）
2) プレドニゾロン 20〜30 mg（体重 1 kgあたり0.5 mg）
3) できるだけ早く（その日のうちに）受診する

図1 増悪時に自分で行う治療・アクションプラン

2 長期管理薬の選択順序²⁾

　　　　吸入ステロイド（ICS：inhaled corticosteroid）が成人の持続型喘息患者に対する長期管理薬の第1選択です．吸入ステロイドに併用する薬物の選択順序については，長時間作用型β刺激薬（long-acting beta-agonist：LABA），ロイコトリエン受容体拮抗薬（leukotriene receptor antagonist：LTRA），徐放性テオフィリンの順となります．喘息においては**長時間作用型β刺激薬は吸入ステロイドと併用することが必須**で，配合剤は単剤使用を避ける効果に加えて，別々に使うより有効性が高いので，ステップ2では配合剤を使用します．ステップ3でまず追加するのはロイコトリエン受容体拮抗薬であり，その次の選択が徐放性テオフィリンとなります（図2）．

1) ステップ1の処方（長期管理薬0〜1剤）

- LABAは吸入ステロイドとの併用が原則であり，選択されない
- LTRA単剤での効果は一般的には低用量吸入ステロイドに劣る
- テオフィリン徐放製剤は単剤では吸入ステロイドよりも劣る

治療ステップ	1	2	3	4
長期管理薬	1剤	2剤	3剤以上	+全身ステロイド 抗IgE抗体

コントローラー長期管理薬

- 吸入ステロイド・長時間作用β吸入: 低用量 / 低〜中用量 / 中〜高用量 / 高用量
- 吸入ステロイド・長時間作用型β刺激薬配合剤
- ロイコトリエン受容体拮抗薬
- 徐放性テオフィリン
- 全身ステロイド
- 抗IgE抗体

図2　長期管理薬の選択
吸入ステロイド・長時間作用型β刺激薬（ICS/LABA）配合剤がステップ2以上で基本的な治療薬となる．ステップ3ではロイコトリエン受容体拮抗薬（LTRA），徐放性テオフィリンの順に追加する

- ステップ1では低用量の吸入ステロイドが最も効果のある選択である

2）ステップ2の処方（長期管理薬2剤）
- 吸入ステロイドへの併用効果では，LABA＞LTRA＞テオフィリンである
- LABAは配合剤の方が効果が優れているので，低〜中用量の吸入ステロイドと長時間作用型β刺激薬の合剤（ICS／LABA配合剤：アドエア®，シムビコート®）が第1選択となる

3）ステップ3の処方（長期管理薬3剤以上）
- 中〜高用量のICS/LABA配合剤をベースにして，追加する薬物は，LTRAもしくは徐放性テオフィリンとなる
- LTRAの方が予防効果が高い

4）ステップ4の処方（ステップ3＋全身ステロイドなど）
- 高用量吸入ステロイドとステップ3までの治療を組合わせ，通年性アレルギーのあるケースでは抗IgE抗体療法を考慮する
- 全身ステロイドは増悪時の方法に準じて短期間の間欠投与（プレドニゾロン20〜30 mgを3〜10日以内）を原則とし，継続投与するときは最少の量を1日1回もしくは隔日に投与する

3 ステップアップと急性増悪の治療

本症例では，発作予防の吸入薬は処方されても使わず，短時間作用型β刺激薬（short-acting beta-agonist：SABA）のみを使い，医師の処方も実際に患者が行っていた治療もステップ1です．これで夜間症状が持続して，SABA

を連用して受診しているので，コントロール不良と判断して2段階ステップアップを考えます．または3日前からの悪化であることから，急性増悪の治療として全身ステロイドを短期併用して，ステップアップは1段階とするのもよいでしょう．ICSに追加するのはLABAであり，前述の理由からICS/LABA配合剤を選択します．安価で吸入手技がわかりやすいアドエア®と，より速効性がありステップアップ・ダウンがしやすいシムビコート®のどちらを選んでもよいでしょう．ステップ3にするときはLTRAとして，本例ではオノン®を処方しています．次回受診日を指示し，改善しないときは早めに受診することも指示しておきましょう．

> **！つまずきポイント**
> 気管支喘息でよくみられる失敗は，医師が病状を過小評価することである．喘息の患者は症状を実際より軽めに訴えることがよくあること，日内変動のため夜間早朝に比べて外来受診時には改善していることなどがその原因となる．丁寧に問診をすることが重症度およびコントロールの評価には重要である．聴診より問診が重要である．その一方で慢性の喘息では，問診では喘息症状を全く認めないにもかかわらず非可逆性閉塞性障害を認めることもある．問診などの主観的評価と，身体所見と呼吸機能検査などの客観的評価とを総合して判断することが喘息診療のポイントである．

POINT

気管支喘息は慢性気道炎症で抗炎症薬による治療が基本となる
・コントロール不良では，1〜2段階のステップアップを行う
・急性増悪で中発作以上の症状があるときは全身ステロイドの短期投与を行う
・昼間の受診時より，夜間早朝の方が悪いのが普通，問診を丁寧に

<参考文献>
1) Guidelines for the Diagnosis and Management of Asthma (EPR-3), National Heart, Lung, and Blood Institute , http://www.nhlbi.nih.gov/guidelines/asthma/
2) 「喘息予防・管理ガイドライン2009」（社団法人日本アレルギー学会喘息ガイドライン作成専門部会/監,「喘息予防・管理ガイドライン2009」作成委員会/作成），協和企画，2009

<片山 覚>

第3章 呼吸器疾患　❶ 気管支喘息

アスピリン喘息，喘息死ゼロ作戦のために
～救急外来での患者教育と医療連携～

症例　30歳ごろから喘息症状が出現し，近医より内服薬と発作時の吸入薬（SABA：short-acting β_2 agonist，短時間作用型β刺激薬）を処方されていた．かぜ症状で早めに市販の風邪薬を服用した．約1時間後に急に鼻水が出だして，その後呼吸困難が増悪し，手持ちのSABAを使用したが治まらないため救急外来を受診した．かぜのときいつもはエスタック®を飲むが，今日はエスタックイブ®を飲んだ．SpO_2 92%，呼吸困難のため臥床できず，少し動くだけで苦しい．会話も途切れがちである．今までかぜ薬での発作の誘発の既往はない．練り歯磨きで咳が出るので，いつも塩を使って歯磨きをしている．

指導医「アスピリン喘息（不耐症）ですが，エスタック®では出ないがエスタックイブ®で出た理由はわかりますか？」
研修医「イブと名前についているのでイブプロフェンが含まれているからだと思います」
指導医「そうですね．通常の感冒薬のアセトアミノフェンでは通常アスピリン喘息は起こりませんが，イブプロフェンやアスピリンが含まれていると発作を誘発します．喘息の増悪に先行して鼻症状が出現していること，練り歯磨きで咳が出るという病歴が診断のポイントですね．病歴聴取は手短かにして治療を始めましょう」

Question

Q1　絶対に行ってはいけないのは？
Q2　まず行うべき治療は？
Q3　帰宅時の処方と指導は？

ヒント
- 喘息の救急外来での処置中は，治療により低酸素血症を起こすため酸素飽和度が95％未満では酸素吸入を開始する
- 抗ヒスタミン薬の静注，ロイコトリエン受容体拮抗薬の内服を行うことがある
- 専門医による診断と指導により，適切な管理が必要なケースである．専門医受診するまでの治療を処方する．急性増悪に対する処方とステップアップを考える

Answer

A1 ステロイドの急速静注は禁止である．コハク酸エステルのステロイドは禁忌，リン酸エステル製剤でも配合剤による過敏症の可能性があるため，点滴静注は1時間以上かけて行う

A2 酸素吸入，短時間作用型β刺激薬吸入，リン酸エステルステロイド（デカドロン®，リンデロン®など）を1時間以上かけて点滴静注．大発作のときはアドレナリン（ボスミン®）皮下注，抗ヒスタミン薬（ポララミン®）静注とロイコトリエン受容体拮抗薬（キプレス®など）の内服を行う

A3 ステップアップして，吸入ステロイド（ICS）と長時間作用型β刺激薬（LABA）の合剤とロイコトリエン受容体拮抗薬を処方する．プレドニン®30 mgを5日程度処方し，なくなるまでに専門医受診を指示する．受診する医療機関を相談し，情報提供書を作成して手渡しておく

＜処方例＞　プレドニン®5 mg錠　1回6錠　1日1回　朝食後　5日分
　　　　　　シムビコート®　1本　1回2吸入　1日2回
　　　　　　キプレス®10 mg錠　1回1錠　1日1回　就寝前

解説

1 アスピリン喘息の見分け方

鼻汁や鼻閉の悪化を伴う急激な喘息発作はアスピリン喘息を疑い，診療を進めます．**嗅覚低下，鼻茸副鼻腔炎の合併，成人発症，重症喘息**で頻度が高くなります．NSAIDs内服や坐薬使用から1～2時間以内に発作が始まります．NSAIDsに加えて，ミント，練り歯磨き，香辛料での誘発歴もアスピリン喘息を疑う強い根拠となります（図1）．成人発症で匂いがわかりにくい，もしくは鼻茸の合併などの病歴も重要です（表）．

2 アスピリン喘息の治療

アスピリン喘息を疑った場合は，酸素投与，ライン確保し，ボスミン®注を考慮します．ボスミン®注は，動脈硬化症，甲状腺機能亢進症，糖尿病，重症不整脈，精神神経症，開放隅角緑内障を除く緑内障が原則禁忌です．血圧，脈拍のモニター下に20～30分ごとにくり返すことができます．脈拍を

```
① COX1阻害作用をもつNSAIDs使用後の喘息発作
              ↓Yes
② 鼻症状（鼻閉，鼻汁）悪化を伴う
              ↓Yes
③ 中発作以上の喘息発作である
              ↓Yes
④ NSAIDs使用から1〜2時間以内に発作が始まっている
   （ただし貼付薬と塗布薬は除く）
              ↓Yes
     NSAIDs過敏症（不耐症）と確定
```

図1　NSAIDs過敏の診断
文献1を改変して転載

表　NSAIDs過敏喘息の頻度

成人喘息の約10％とされるが，本症は重症喘息で成人以降に発症するため，対象とする母集団で異なる	
・小児喘息患者での頻度：	稀
・思春期以降発症の喘息患者：	少ない
・成人以降発症の喘息患者：	約10％
・重症成人喘息患者：	30％以上
・鼻茸副鼻腔炎を有する喘息患者：	50％以上

文献1を改変して転載

130以下に維持します．ステロイドはリン酸エステルのステロイドを多めにゆっくりと点滴静注するか，内服で用います．**すべてのステロイドの急速静注は禁忌**です．リン酸エステルであってもパラベンなどの添加剤を含有しており投与速度が速いと危険があります．アスピリン喘息かどうか不明の場合もステロイドの点滴静注は1時間以上かけて行います．アスピリン喘息では，抗ヒスタミン薬の点滴静注，ロイコトリエン受容体拮抗薬の内服を考慮します．

> **つまずきポイント**
> 気管支喘息の急性増悪で薬物療法の主役は短時間作用型β刺激薬（SABA）とステロイドの全身投与である．ステロイド投与では速効性を期待して経静脈投与されることが多いが，アスピリン喘息は成人喘息の約1割といわれている．診断されていないケースも考慮して，全身ステロイド投与は1時間以上かけて行うのがよい．ステロイドは消化管の吸収速度は速いため，内服での投与はさらに安全である．

表面	裏面
解熱鎮痛薬過敏喘息カード	解熱鎮痛薬過敏喘息カード
■私はほとんどの解熱鎮痛薬で強い喘息発作がおきます．つきましては以下の点にご留意お願いいたします． ■氏名：＿＿＿＿＿＿ 　診察券番号：＿＿＿＿＿＿ ■禁忌薬：酸性解熱鎮痛薬全て 　・ピリン，非ピリンに関わらず禁忌！ 　・内服薬，坐薬，貼付薬，塗り薬など製剤を問わず禁忌！ ■疼痛時は塩基性鎮痛薬（ソランタールなど）やソセゴンで対処を． ■発熱時は氷などで冷やすしか方法はありません． ■局所麻酔薬で発作がでやすいため，麻酔時は前もってご相談ください．	NSAID以外の禁忌薬（有：＿＿＿＿＿　無） 喘息発作時は以下の対応でお願いいたします． <u>静注用ステロイド薬の急速静注は危険です．1時間以上かけて点滴投与してください．</u>ただし，内服ステロイドは安全に使用できます．抗生剤なども一般の喘息の方と同様に使用可能です． ■小発作時：吸入＝生食2mL＋ペネトリン0.5mL，下記点滴も考慮． ■中発作時：上記吸入と点滴＝ソリタT3（200mL）＋ネオフィリン1A＋リンデロンまたはデカドロン2〜6mg，酸素吸入とボスミン使用も考慮． ■大発作時：酸素吸入とボスミン（　　mL）皮下注と上記点滴 ●●●病院 〒000-000　●●●市●●町 TEL 000-000-0000 主治医名：＿＿＿＿＿＿

図2　患者カード
文献1を改変して転載

3 救急外来は患者教育と医療連携の要[2]

　すでに気管支喘息として診断され，治療を受けている患者が救急外来を受診するということは，良好なコントロールが実現できていないことを意味します．医師の治療計画の問題か，患者のアドヒアランスの問題か，どちらかに問題があります．救急外来を受診した喘息患者には，
①まず喘息が死に至ることがある疾患であること，十分な予防的治療が重要であることを説明する
②吸入ステロイドを使用していない喘息患者が救急外来を受診したときは，吸入ステロイドを処方して帰宅させる
③喘息発作が毎日起こっているケースでは，内服ステロイドを数日分処方し専門医へ紹介する
④専門医へ紹介して，アスピリン喘息の診断と患者カードの発行（図2），良

好なコントロールの実現と必要な患者教育を行い,かかりつけ医に戻る以上のような医療連携が必要となります.

POINT

救急外来では,発作の治療とともに
・患者教育の絶好の機会であることを忘れない
・帰宅時にはICSもしくはICS/LABA配合剤,経口ステロイドの処方を考慮する
・必要なケースは専門医へ紹介する

<参考文献>
1) NSAIDs(解熱鎮痛剤)不耐症・過敏症,独立行政法人国立相模原病院臨床研究センター, http://www.hosp.go.jp/~sagami/rinken/crc/NSAIDss/index.html
2)「喘息予防・管理ガイドライン2009」(社団法人日本アレルギー学会喘息ガイドライン作成専門部会/監,「喘息予防・管理ガイドライン2009」作成委員会/作成),協和企画,2009

<片山 覚>

第3章 呼吸器疾患 ❷ 慢性閉塞性肺疾患

前立腺肥大を合併したCOPDの治療
~抗コリン薬は禁忌か?~

症例 73歳男性，3年前に肺がんで右肺中下葉切除を受ける．階段を登ると息切れが出現して，近医を受診したが，胸部X線で変化なく，心電図，血液検査で異常なく，酸素飽和度が97％，肺切除と年齢の影響と説明を受ける．最近，妻と一緒に近くのお宮の階段を登ると息切れのため妻についていけず途中で休むようになり受診された．タバコは20歳から50年，1日1箱，肺がんの手術後より禁煙していたが，術後1年目ぐらいから喫煙を再開している．身長172 cm，体重53 kg，BMI 17.9．手術前には58 kgあった．1カ月前に肺がん術後フォローを受け再発はないと言われている．泌尿器科医院で前立腺肥大のためα_1遮断薬の内服を処方され，頻尿や排尿困難は軽快している．

指導医「体重減少と労作時呼吸困難の増強を認めます．喫煙歴もありCOPDの可能性を考えますが，何を検査すればいいですか？」
研修医「呼吸機能検査です」
指導医「そうですね．COPDを疑って気管支拡張薬吸入後も測定しましたが，結果は混合性換気障害で，1秒率は65％，％1秒量52％でした」
研修医「肺切除術後は拘束性換気障害となると思うし，COPDなら閉塞性障害，結果は混合性障害…，どう考えるんですか？」
指導医「肺切除後の拘束性障害に，COPDの閉塞性障害が加わり，混合性障害となったと考えられるので，COPDとして治療してみましょう」

Question

Q1 COPD（chronic obstructive pulmonary disease，慢性閉塞性肺疾患）としての病期分類は？
Q2 ガイドラインで推奨されている長時間作用型吸入抗コリン薬は，前立腺肥大があるときに使用できるだろうか？使用するときに注意することは？
Q3 必要に応じて使用する短時間作用型気管支拡張薬の使い方は？
Q4 本症例での治療と最適な処方は？

> **ヒント**
> - COPDの薬物療法の第一選択薬は吸入抗コリン薬である．吸入薬は局所効果に比して全身的な副作用が少ない特徴がある．
> - 短時間作用型吸入抗コリン薬より，効果発現までの時間が短い短時間作用型吸入β刺激薬の方が呼吸困難時の使用には適している
> - 禁煙，栄養療法，感染予防も忘れずに

Answer

A1 ％1秒量が52％で，Ⅱ期のCOPDである

A2 排尿障害のある前立腺肥大に禁忌であるが，治療などで症状がコントロールされていれば投与可能である．排尿障害の症状が悪化するときは中止し必要なときは早めに受診することを指導しておく

A3 喘息では発作時早めに使用するが，COPDでは呼吸困難時もしくは呼吸困難が起こる動作の前に吸入する

A4 長時間作用型抗コリン薬と必要時に使用する短時間作用型β刺激薬と呼吸リハビリ，禁煙とインフルエンザワクチンである．体重減少を認めるので栄養療法も推奨されている

- チオトロピウム（スピリーバ® レスピマット®）1回2吸入　1日1回
- サルブタモール（サルタノール® インヘラー）必要時1回2吸入まで　1日8吸入まで
- 経腸栄養剤（エンシュア・リキッド®）1日1～2缶
- 禁煙治療のためのカウンセリングと補助療法
- インフルエンザワクチン接種の指導

解　説

1 心疾患や肺がんなどの背景にあるCOPDを見逃さない

　肺がん，虚血性心疾患などでは，労作時息切れがあってもCOPDの存在に気づかれていないケースがあり，またASO（arteriosclerosis obliterans, 閉塞性動脈硬化症）などでは，運動量が減って息切れを感じにくいため，自覚症状として訴えないことがあります．**喫煙歴を有する中高年成人には，積極的にCOPDを疑ってスパイロメトリーを実施することが重要です．**

症状と呼吸機能の改善	気管支拡張薬	継続して使用	①長時間作用型 吸入抗コリン薬 ②長時間作用型 吸入β_2刺激薬 ③テオフィリン徐放薬	スピリーバ®レスピマット® 1本 1日1回　1回2吸入 エアロチャンバープラス®使用
		必要時に使用	①短時間作用型 吸入β_2刺激薬 ②短時間作用型 吸入抗コリン薬	メプチンエアー®10μg 1本 1回2吸入　1日4回まで 呼吸困難時もしくは 呼吸困難増悪する動作の前に使用
増悪の予防	喀痰調整薬			ムコダイン® 250 mg 1回1錠　1日3回
	吸入ステロイド 長時間作用型β刺激薬/ 吸入ステロイド配合薬			気管支喘息合併例では重症度にかかわらず使用する Ⅲ期以上で急性増悪を反復するケースに増悪予防効果あり 肺炎の頻度が増える可能性が指摘されている

図　COPD安定期の薬物療法

2 COPDにおける気管支拡張薬投与の考え方

　　COPDの薬物療法は気管支拡張薬が中心となり，その効果の強さは，**抗コリン薬＞β刺激薬＞テオフィリン**の順で，薬物選択もこの順序に従います．COPDと喘息の鑑別に，**抗コリン薬の方がよく効くときはCOPD，β刺激薬がよく効くときは気管支喘息の可能性が高い**と両者のプラクティカルな鑑別法として使われます．

　　抗コリン薬は，吸入による投与では全身的な副作用は少ないため安全に使用できますが，COPDの好発年齢が重なる前立腺肥大などで排尿障害のある場合は禁忌とされています．実際には，治療によって排尿障害の症状がコントロールされていれば，排尿障害が増悪すれば中止する旨を説明して吸入抗コリン薬を投与します．

　　β刺激薬は抗コリン薬に比べて気管支拡張効果は劣りますが，速効性があり**必要時使用の第1選択**となります．気管支喘息では症状が出現後に使用しますが，COPDでは呼吸困難が予想される動作の前に予防的に使用することも推奨されています（図）．

表 COPD，喘息合併COPD，喘息鑑別困難例の処方

	COPD	喘息合併COPD	COPD・喘息鑑別困難	気管支喘息
継続して使用する薬物				
長時間作用型抗コリン薬	①	①	②※1	—
長時間作用型β刺激薬	②	②※2	②※2	②※2
テオフィリン徐放剤	③	③	④	④
吸入ステロイド／長時間作用型β刺激薬配合剤	④※3	②	②	②
吸入ステロイド		①	①	①
ロイコトリエン受容体拮抗薬	—	③	③	③
全身ステロイド（長期）	—	④	—	④
必要時に使用する薬物				
短時間作用型吸入β刺激薬	❶	❶	❶	❶
短時間作用型吸入抗コリン薬	❷	❷	❷	—

※1 抗コリン薬がβ刺激薬より有効であればCOPDの可能性を考える
※2 長時間作用型β刺激薬は，気管支喘息もしくは合併例では吸入ステロイドを必ず併用
※3 Ⅲ期以上の高度閉塞性障害（％FEV1.0＜50％）で頻回増悪のケースに使用を考慮

> **つまずきポイント**
> COPDの基本治療は長時間作用型吸入抗コリン薬である．前立腺肥大があるからと簡単に使用をあきらめない．症状がコントロールされていれば投与可能で，必要な場合は泌尿器科医にコンサルトする．

3 COPDでの吸入ステロイド

COPDでの吸入ステロイドは，**気管支喘息を合併する場合は必ず使用**します．喘息が否定できないケースでも効果を慎重にみながら使用します．喘息の合併がないCOPDでは，増悪をくり返すⅢ期以上（％1秒量＜50％）のケースで使用すると感染の頻度が増加するという報告もあるので[1]，慎重に使用します（表）．

4 そのほかの治療法

まず禁煙が最も重要な治療ですが，症状のあるCOPDでは，気管支拡張薬で症状を改善しながら禁煙治療を進めていきます．体重減少を認めるときには，他疾患の除外診断のうえ栄養療法を考慮し，食事指導に加えて補助的に濃厚流動食を使用します．

> ### P O I N T
>
> COPDの基本治療薬は長時間作用型吸入抗コリン薬を使う．短時間作用型吸入β刺激薬は，息切れの動作前に使用して楽に動作ができるようにする．

<参考文献>
1) Inhaled corticosteroid usein chronic obstructive pulmonary disease and the risk of hospitalizationfor pneumonia. Am. J. Respir. Crit. Care Med., 176：162-166, 2007
2) 「COPD（慢性閉塞性肺疾患）診断と治療のためのガイドライン第3版」（日本呼吸器学会COPDガイドライン作成委員会/編），メディカルレビュー社，2009

<片山 覚>

第3章 呼吸器疾患 ❷ 慢性閉塞性肺疾患

中高年喫煙者の息切れを伴うかぜ症状
~見逃してはならないCOPDの急性増悪~

症例 脂質異常症があり62歳で冠動脈ステント挿入，労作時息切れがあり循環器内科に通院中の72歳男性．2週間前に感冒罹患，喀痰咳嗽が遷延し労作時息切れが増強したため受診．発熱はないが喀痰量が増加し黄緑色の痰が出る．かぜが治らないからと，かぜ薬を処方してほしいと言ってこられた．現喫煙者 45 PackYear．この1週間はタバコはやめている．SpO_2 92%，聴診上呼気延長を認めるがラ音は聴取しない．胸部X線写真では肺の過膨張を認めるが肺野に異常はなし．β刺激薬吸入後の%1秒量が62%であった．

指導医「かぜ薬希望ですが，あなたならどうしますか？」
研修医「検査結果からはCOPDが考えられます」
指導医「COPDの息切れを伴うかぜ症状は急性増悪として治療します．基礎疾患のない急性上気道炎では抗菌薬が必要のないことが多いのですが，COPDの急性増悪では違った考え方が必要だよ」

Question

- **Q1** COPD（chronic obstructive pulmonary disease，慢性閉塞性肺疾患）の病期分類は？
- **Q2** 急性増悪の重症度と治療は？
- **Q3** 本症例での最適な処方は？

ヒント
- COPDが基礎にある人のかぜ症状は，急性増悪の可能性を念頭に置いて，呼吸困難増強，喀痰量増加，喀痰膿性化について問診をする
- COPDの急性増悪の治療は，ABCアプローチである（図1）．ABCは抗菌薬（Antibiotics），気管支拡張薬（Bronchodilators），ステロイド（Corticosteroid）である

Answer

A1 気管支拡張薬吸入後の%1秒量が62%で病期Ⅱ期の中等症のCOPDである

A2 呼吸困難の増強と喀痰量増加と膿性化のすべてを認めるので，重症の急性増悪である．治療としては抗菌薬投与を行う．呼吸機能から病期がⅡ期であり，呼吸困難が強くないことからステロイドは使用しない

A3 安定期の薬物療法に加えて，増悪時の薬物療法を併用する．痰量の増加と膿性痰に加えて，呼吸困難の増強を認めるため，抗菌薬投与を行う

＜処方例＞
- チオトロピウム（スピリーバ® レスピマット®）1回2吸入　1日1回
- プロカテロール（メプチンエアー®10μg）必要時1回2吸入まで，1日8吸入まで
- アモキシシリン水和物・クラブラン酸カリウム（オーグメンチン®配合錠250RS）1回1錠　1日4回　毎食後，就寝前　7日分

抗菌薬 Antibiotics
喀痰の膿性化を認める中等〜重症の増悪で使用

ステロイド非使用時
オーグメンチン® 250 mg錠　1錠　1日4回　6時間ごと　7日分
ステロイド使用時（外来）
クラビット® 500 mg錠　1錠　1日1回　朝食後　7日分
入院時はグラム染色などを参考に注射抗菌薬を選択

気管支拡張薬 Bronchodilators
全例

短時間作用型β₂刺激薬吸入
メプチンエアー®10μg
1回2吸入
or
ベネトリン® 0.5 mL
ネブライザー吸入

必要時・SABA反復
・抗コリン薬吸入
・ネオフィリン点滴

ステロイド Corticosteroids
以下の例で使用
・安定期の病期がⅢ期以上の増悪
・入院管理を要する症例
・外来でも呼吸困難が強い症例

プレドニゾロン
30〜40 mg/日
7〜10日，漸減は不要

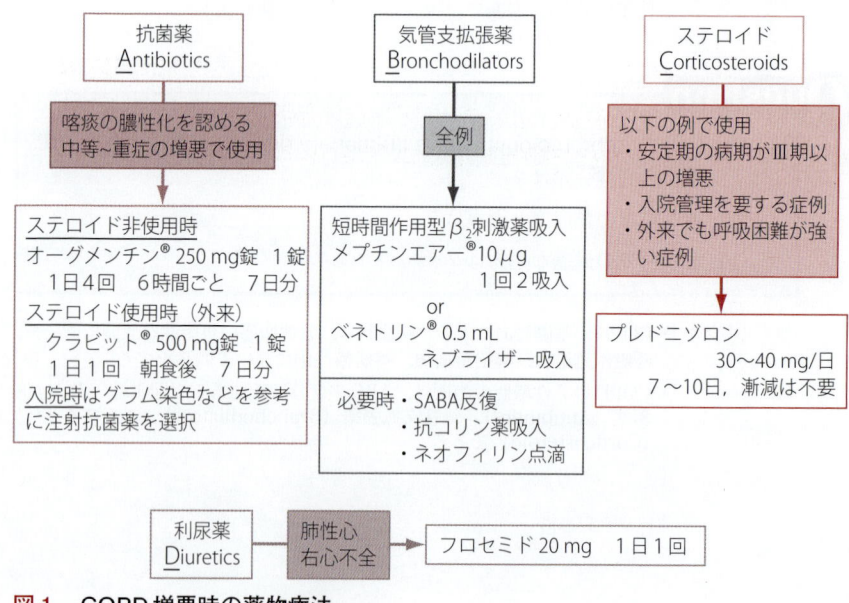

利尿薬 Diuretics → 肺性心 右心不全 → フロセミド 20 mg　1日1回

図1　COPD増悪時の薬物療法
SABA：short-acting β₂ agonist，短時間作用型β₂刺激薬

解　説

1 中高年喫煙者の4人に1人がCOPD

本邦での大規模疫学調査NICE studyでは，40歳以上の8.6％がCOPDに罹患しており，年齢が高くなるほど罹患率が高くなると報告されています．喫煙者だけに限るとさらに高く，40〜70歳代の現在喫煙者の24.8％（7〜42％）に閉塞性障害があり[1]，中高年喫煙者では常にCOPDを念頭に置いた診療が必要となります．

肺がん，虚血性心疾患などでは，労作時息切れがあっても，COPDの存在に気づかれていないケースがあり，また，ASO（arteriosclerosis obliterans, 閉塞性動脈硬化症）などでは，運動量が減って息切れを感じにくいため，自覚症状として訴えないことがあります．**喫煙歴を有する中高年成人には，積極的にCOPDを疑ってスパイロメトリーを実施する**ことが重要です．

2 急性増悪と抗菌薬

COPDの急性増悪の50〜70％が気道感染によるという報告があり，ウイルス感染と細菌感染の鑑別は一般に困難です．細菌感染では，*H. influenzae, S. pneumoniae, M. catarrhalis* の頻度が高く，抗菌薬の頻回使用歴では *P. aeruginosa* が問題となります．安定期のCOPD患者の3分の1で，下気道に *H. influenzae, S. pneumoniae* などの細菌の定着がみられ，喀痰から検出さ

重症度	呼吸困難の悪化	喀痰量の増加	喀痰の膿性化	抗菌薬の使用
軽症			1項目(注)	
中等症			2項目	喀痰の膿性化があれば使用を考慮
重症			3項目	有効なことが多く使用が薦められる

(注) 5日以内の上気道感染，ほかに原因のない発熱，喘鳴の増加，咳の増加，20％以上の呼吸数，心拍数の増加，のうち1つ以上があること

図2　COPD急性増悪の重症度評価と抗菌薬投与

表　COPDにおけるステロイド投与

安定期	吸入にて使用
①	Ⅲ期以上の高度閉塞性障害（％FEV1.0＜50％）で頻回増悪のケースで高用量，長時間作用型β刺激薬配合剤がより有効
②	喘息合併例では，COPDの病期に関係なく使用

増悪時	内服もしくは注射で短期的に使用
①	安定期の病期がⅢ期以上（％FEV1.0＜50％）
②	COPD急性増悪で入院が必要な症例
③	COPD急性増悪で外来治療で呼吸困難が強い症例

プレドニゾロン30〜40 mg/日を7〜10日間投与する
急性増悪の原因が感染であるか否かにかかわらず，呼吸機能と低酸素血症を改善して回復までの期間を短縮し，早期再発や治療の失敗率を減らす

　れたとしても必ずしも急性増悪の直接原因とは限らないことに注意します．
　ガイドラインでは，急性増悪の重症度評価によって抗菌薬投与を判断します．重症度評価は，呼吸困難の悪化，喀痰量の増加，喀痰の膿性化の3つが認められるのが重症，3つのうち2つを認めるのが中等症，3つのうち1つと咳，喘鳴の増加，発熱，呼吸数あるいは心拍数の20％以上の増加のいずれかが認められる場合を軽症とします（図2）．重症もしくは中等症で喀痰の膿性化があれば抗菌薬の使用を考慮します．

> **つまずきポイント**
> 患者はほとんどかぜをひいたと受診する．「感冒には抗菌薬は使用しない」と対症療法だけで帰宅させられているケースは少なくない．喫煙歴があればCOPDを疑い，年のせい程度の息切れであっても注意し，喀痰の増加，膿性痰などがあれば抗菌薬の投与を行う．

3 急性増悪とステロイド

　増悪の原因が感染であるか否かにかかわらず，病期Ⅲ期以上のケースでは全身ステロイド（プレドニゾロン20〜30 mg）を7〜10日程度使用し，漸減せずに中止します（表）．投与期間を延長することによる効果は期待できないため，**短期にとどめることが必要**です．入院するケースや，外来であっても呼吸困難の強いケースに使用します．感染が原因の場合は広域の抗菌薬（ユナシン®，クラビット®）投与を併用します．

POINT

- 中高年喫煙者のかぜ症状では「息切れ」「痰量増加」「膿性痰」をチェックすること
- COPDの基本治療は長時間作用型抗コリン薬，急性増悪ではABCを追加する

<参考文献>

1) 片山　覚：慢性閉塞性肺疾患（COPD）早期診断のための中高年喫煙者対象スパイロメトリー検診．米子医学雑誌，57（2）：89-98, 2005
2) 「COPD（慢性閉塞性肺疾患）診断と治療のためのガイドライン第3版」（日本呼吸器学会COPDガイドライン作成委員会/編），メディカルレビュー社，2009

<片山　覚>

第3章 呼吸器疾患　❸ 肺結核症

初回治療の肺結核
~基本的な薬物の使い分けをマスターする~

症例 28歳女性，咳嗽が遷延し，近医で咳喘息の診断で吸入ステロイドなどによる治療を約3カ月受けるが軽快せず紹介となる．胸部X線で右上葉に浸潤影を認め，検痰で抗酸菌塗抹ガフキー5号，PCRで結核菌陽性を認め，結核病棟へ入院した．既往歴に小児喘息，花粉症，そのほか特記すべきものはなし．肝，腎機能に異常を認めない．体重は48 kg.

指導医「咳喘息として治療されていたが，経過中に結核が見つかるというケースが少なくありません．基本的な治療計画の立て方を勉強しましょう．治療を決める順序はわかりますか？」

研修医「標準治療で4剤を使うことは知っていますが，どのように進めるかわかりません．」

指導医「それでは，順序立てて考える方法を勉強しましょう」

Question

Q1 初回治療と再治療で選択薬物が異なる理由は？
Q2 この例ではPZAを使うだろうか？PZAを使う目的は？
Q3 EBとSMのどちらを使うか？その選択はどのように判断するか？
Q4 このケースで最適と考えられる処方は？

ヒント
- RFPは10 mg/kg/日，最大量600 mg/日，INHは5 mg/kg/日，最大量300 mg/日
- PZAは25 mg/kg/日，最大量1,500 mg/日，EBは15 mg/kg/日，最大量750 mg/日
- INH：イソニアジド，RFP：リファンピシン，PZA：ピラジナミド，SM：ストレプトマイシン，EB：エタンブトール

Answer

A1 結核の治療では薬物に対する感受性が判明するまで2カ月程度かかる．その期間は経験的な薬物選択を行う．抗結核薬の投与歴があるときは耐性菌となっている可能性があるため，薬物の選択を薬歴によって変更する必要がある．初回治療では，5％以下ではあるがINH，RFPに対する自然耐性菌を考慮して，感受性判明まで3剤以上の多剤併用を行う

A2 PZAは休止菌にも効果があり，菌陰性化期間と治療期間を短縮する効果がある．肝障害がなければ治療開始から2カ月投与する

A3 SMもしくはEBは，感受性判明までの期間，INH，RFPのどちらかに耐性がある場合の可能性を想定して使用される．一般的にEBを選択するが，かなりの視力障害があるか内服が困難，乳児などで視力障害が出現しても早期に気づくことが困難なときはSMを使用する

A4 このケースでは，INH 240 mg，RFP 480 mg，EB 720 mg，PZA 1,200 mg を1日1回朝食前に内服とする．INHの末梢神経障害予防のためにビタミンB_6を併用する

イスコチン®	240 mg	
リマクタン®	480 mg	
ピラマイド®	1,200 mg	1日1回　朝食前
エブトール®	720 mg	
ピドキサール®	10 mg	

解説

❶ 肺結核の化学療法の基本的な考え方

結核の治療でめざすべきは，病気の治癒と感染性の消失だけでなく，将来の再発および薬物耐性結核を出現させないことです．そのための治療の原則は，①**感受性薬物を治療域で2剤以上併用すること**（潜在性結核感染症を除いて単剤投与禁止），②**患者が確実に薬物を服用すること**，③**副作用を早期に発見し適切な対処すること**，が重要です．

❷ 薬物選択の考え方

結核は，薬物の感受性試験判明までの暫定的な治療レジメで治療が開始されます．まず治療開始前に薬物感受性試験のためにできるだけ菌の確保が必

要です．そのための検査を行います．紹介のケースでは前医での菌検査情報の確認が重要となります．あわてて不適切な薬物投与を行わないこと，十分な喀痰検査が重要です．治療薬物の選択は初回治療と再治療で異なります．初回治療例で，感染源が既知の場合は感受性が同じと考えて薬物を選択します．感染源が不明の場合は，INH，RFPに加えて，このどちらかに耐性である可能性を考えてEBもしくはSMを薬物感受性試験判明まで併用します．さらに菌量が多い時期には休止菌も多く，休止菌にも効果のあるPZAを加えた4剤治療を行います．

再治療例は一般的には安易な治療開始は行わず，専門医に相談するようにしましょう．

3 PZA使用の可否

PZA投与により感染性期間，治療期間を短縮する効果があり，また薬物性肝障害の発生頻度はPZA使用の有無によって大差がないことから，PZAの使用が推奨されています．肝不全，非代償性肝硬変，もしくはASTまたはALTが基準値上限の3倍以上である慢性活動性C型肝炎など，重篤な肝障害がある場合はPZA投与は避けます．アルコール性肝炎は禁酒で改善することが多く，禁酒のうえPZA投与をします．HCV陽性者では肝障害の頻度が高いこと，80歳以上の高齢者では薬物性肝障害が発生したときに重篤化しやすいことから80%に減量し肝機能検査を週1回程度行います．

4 EBかSMか

通常は経口薬のEBが選択されます．抗菌作用はSMの方が優れ，耐性化率はEBの方が低いです．視力障害の強いケースではEBを避けSMを選択します．経口摂取ができないときには注射剤のSMを選択することを考慮しますが，腎障害があるときはSM使用は避けEBを選択します．

5 服用の仕方

分割投与か1日1回か，空腹時か食後かについては，一般的には朝食前の1日1回投与が原則です．分割投与に比べて抗菌作用，消化器症状以外の副作用などの点とアドヒアランスの点で1日1回投与の方が優れています．消化器症状は一過性で自然に軽快することもありますが，軽快しないときは，肝障害に注意しながら胃腸薬の併用，食後，食事中投与や分割投与，眠前投

与などを行い，症状が安定すれば1〜2カ月で1日1回投与に戻します．

> **つまずきポイント**　喀痰検査で抗酸菌陽性の結果で，あわてて抗結核薬を投与開始することは避けること．喀痰検査を3回は実施し，PCR法による同定結果を待ち，接触歴および肝腎機能などをチェックしたうえで治療薬物を決定する．

POINT

- 結核の治療は多剤併用療法が原則
- 初回治療は，INH，RFP，PZAにEBもしくはSMの4剤併用で開始する
- 再治療は専門医に紹介する

<参考文献>
1)「結核診療ガイドライン」(日本結核病学会/編), 南江堂, 2009

<片山 覚>

第3章 呼吸器疾患　❸ 肺結核症

抗結核薬の副作用と相互作用
~モニタリングをマスターする~

症例　82歳男性，発熱，咳，痰で右肺下葉に肺炎像を認め4人部屋に入院，アンピシリン・スルバクタム合剤（ユナシン®S）1.5 gを1日3回点滴し解熱傾向であったが，検痰で抗酸菌塗抹でガフキー5号を認め，PCRで結核菌陽性の結果を得た．糖尿病，高血圧，心房細動で，アマリール®，アダラート®CR，ワーファリン®を服用中で，肝機能には異常は認めない．随時血糖255 mg/dL，HbA1c 8.8%，クレアチニンは1.02 mg/dLで，eGFRは53.4 mL/分/1.73 m^{2}と腎機能の軽度低下を認めた．結核の既往歴はない．体重は65 kg．初感染であり標準治療を選択，高齢であるが肝障害なく排菌量も多いのでPZAを使用する．腎機能障害があるためEBを使用し，eGFR＞50のため投与量は減量せず，4剤による治療を開始することになった．

[指導医]「治療中は服薬状況，治療効果，副作用，合併症および相互作用についてモニタリングする必要がありますよ．副作用のモニタリングはどうしますか？」
[研修医]「肝機能検査と眼科受診…？」
[指導医]「相互作用でどんなことを気をつけるかわかりますか？」
[研修医]「RFPはいろんな薬物と相互作用があると聞いたのですが…？」
[指導医]「ここでは結核の薬物療法のモニタリングについて勉強しましょう」

Question

- **Q1** 治療効果のモニタリングのポイントは？
- **Q2** 副作用のモニタリングのポイントは？
- **Q3** 合併症・相互作用のモニタリングは？
- **Q4** 服薬状況のモニタリングは？
- **Q5** 中止が必要な副作用が起こったらどうするか？

[ヒント]
- 治療効果の判定は何で行うか？　治療目標は継続的な培養陰性である
- 副作用チェックでは問診が重要である
- RFPの薬物相互作用が重要である

- 不規則服薬，治療中断を避けるためにすることは？
- 薬物の中止再開で，単剤での治療とならないようにすること，治療中断期間を短くすることがポイントである

Answer

A1 培養陰性化しないか，陰性化後の培養再陽性化をもって治療失敗とする．よって治療効果のモニタリングでもっとも重要なのは培養検査である．治療中は塗抹培養検査を初期2カ月程度は1〜2週間隔で行い，その後は治療終了まで1カ月ごとに行う．痰が出ないという場合でも，2カ月目と治療終了時には吸入誘発喀痰による検査を行うようにする

A2 投薬前に肝機能検査，B型C型肝炎ウイルス検査，腎機能検査，血液検査などを実施する．その後も定期的に検査を実施するが，副作用のモニタリングで最も重要なのは問診と身体所見である．患者の訴えだけではなく，焦点を当てた問診を行う

A3 RFPは多くの薬物の血中濃度を低下させる．合併症がある場合は使用中の薬物とRFPの相互作用に気をつける．このケースではSU薬，ワーファリン®，アダラート®のすべてで血中濃度が低下する．血糖，血圧，プロトロンビン時間などを慎重にモニターしながら薬物の増量もしくは追加が必要と考えられる

A4 服薬状況のモニタリングは，DOTS（directly observed treatment, short-course，直接服薬確認治療）により行う．患者との信頼関係や共通の理解に基づいた継続可能な方法を相談してアドヒアランスを高めることが重要である

A5 原因薬物を特定できない治療継続困難な副作用では全剤中止が基本である．再開時には有効な薬物が2剤以上治療域で投与されるようにする

解　説

1 治療失敗と paradoxical reaction

　結核の治療の目標は，症状の軽快と感染性の消失，再発と耐性菌出現を防止することです．よって，治療の成否は結核菌の培養検査が最も重要な指標となります．塗抹検鏡は死菌排菌を考慮して判断し，治療モニターとしては使用しません．2カ月で培養陰性とならない場合は，治療失敗の可能性が高いので専門医にコンサルトする必要があります．いったん培養陰性になった

後に再び培養陽性となるときは，常に再燃を考えて専門医への相談が必要です．

また有効な薬物が投与されているにもかかわらず臨床症状が悪化する現象として初期悪化といわれてきたparadoxical reactionがあります．発熱，陰影の増悪，リンパ節腫脹が認められますが，死菌菌体成分に対する免疫反応とホストの免疫力回復などが原因と考えられています．

2 副作用の早期発見のための症状チェックと検査スケジュール

定期検査だけではなく，症状チェックがまず重要です．**副作用についてあらかじめ患者に説明し発見が遅れないようにすることが大事です**．**全身倦怠，食欲低下，視力障害**に気づいたときは服薬せずに看護師もしくは医師に相談するように指導しておきます．EBの視力障害のセルフチェックとして，「左右の片目で新聞を読んで活字が読みにくくないか」を毎日行ってもらいます．食欲低下，全身倦怠があれば即日肝機能などの血液検査を行います．

自覚症状がみられないときの定期検査は，肝機能検査（初期2カ月は1～2週おき，以後は月1回），末梢血液検査は月1回，EB使用時は月1回の眼科検診で視力検査と色覚検査を行い，SMなどのアミノグリコシド薬使用時は聴力検査，尿検査，腎機能検査を行います．PZAによる高尿酸血症については，痛風発作が起これば中止します．尿酸値が15 mg/dL以上になればPZAを80％に減量します．EBの中止変更も考慮します．

アレルギー性の副作用で最も多くみられるのは**発熱と皮疹**です．発熱は日ごとに上昇し，高熱の程度に比して全身状態が比較的良好である特徴があります．

3 副作用対策

結核治療中は，常に有効な薬物を2剤以上投与することがポイントです．副作用が出たときには，副作用の可能性がある薬だけを中止せずに，全剤中止します．薬物熱や薬疹などのアレルギー性の副作用では，チャレンジテストと減感作を行います．消化器症状では，肝機能障害の有無や程度によって対応を決めます．最も危険な副作用は致死的な経過をとる可能性のある劇症肝炎です．

> ⚠️ **つまずきポイント** 副作用による薬物中止時は全剤中止が原則．治療中に有効な薬物が1剤にならないようにすることが耐性化予防と治療失敗を防止するために必要．

4 アドヒアランスの確保

不規則な服薬を防ぎ，一定期間の治療が確実に行われるようにアドヒアランスを確保します．院内DOTSや地域DOTSが行われますが，重要なことは十分な説明と患者中心に治療継続がしやすいように配慮することです．

DOTSは1995年にWHOより提唱された戦略で，直接監視下服薬と短期化学療法を主軸にする包括的な結核対策のことをいいます．2003年に発表された日本版DOTSでは，①行政の関与，②精度の高い診断，③標準的な治療の規則的な実施，④医療の確実な提供体制，⑤治療情報の管理と評価，これら5つの要素を含んだ包括的な政策として実施され，DOTSカンファレンスなどにより入院中は院内DOTS，退院後は地域DOTSとして地域連携ネットワークによる個別患者支援計画が策定され，治療率の向上が進められています．

まず薬物効果の点だけではなく，アドヒアランスの確保のために1日1回服用とします．消化器症状のため一時的に分割投与しても，症状が落ち着けば1日1回服用に戻すようにします．服薬時間は朝食前の空腹時以外に，就寝前や昼間の服薬など，患者の都合を考慮し，アドヒアランスの確保を優先します．

5 RFPの相互作用に注意

RFPは，薬物代謝酵素チトクロムP450の強力な誘導作用があり，多くの肝代謝型薬物の血中濃度が低下し，中止後に血中濃度が上昇します．**代謝促進の影響は，投与開始1週間前後から投与中止後1～4週間程度持続**します．ワルファリン，ステロイド，Ca拮抗薬やβ遮断薬，SU薬などの経口血糖降下薬，ベンゾジアゼピン，3環系抗うつ薬など向精神薬，抗真菌薬，抗けいれん薬などがあります．影響を受ける薬物の種類は多く，臨床的に注意が必要なものが多いので**高齢者で合併症が多いときは特に注意が必要**です．

POINT

・治療成否は喀痰検査による培養陰性化を指標にする
・副作用モニタリングは定期検査だけでなく症状チェックを行う
・副作用のための薬物中止は全剤中止のうえ専門医にコンサルトする
・治療中の基礎疾患があるときは，RFPの薬物相互作用に注意する

<参考文献>
1)「結核診療ガイドライン」(日本結核病学会/編)，南江堂，2009

<片山 覚>

第3章 呼吸器疾患　❹ 慢性咳嗽

2〜3週間続く乾性咳嗽患者
〜スパイロメトリー検査による鑑別と薬の使い分け〜

症例　軽快傾向にある2〜3週間続く咳嗽で外来受診した24歳女性．はじめには軽い喉の痛みと微熱もあった．市販の総合感冒薬で良くなった．しかし，痰を伴わない咳嗽だけが残っている．ときどき，喉がイガイガすることもある．体温36.2℃，咽頭発赤はない．肺音正常．喫煙歴はない．白血球6,300/μL（分画正常），CRP 0.03 mg/dL未満，胸部X線に異常は認めない．

指導医「咳嗽の持続期間は微妙だね」
研修医「有意な所見はないので，中枢性鎮咳薬を処方しようと思います」
指導医「そうだね．さっき，患者さんは，運動後や夜間から朝方に咳嗽がひどくなると言っていたよね．さらに，スパイロメトリー検査を行ってもよいかもしれない」
研修医「えっ，どうしてですか？」
指導医「結果次第では，中枢性鎮咳薬は効かないかもしれないよ」

Question

Q1　性状と持続期間からみて，今回の咳嗽はどのように分類されるか？
Q2　スパイロメトリー検査の目的は何であろうか？
Q3　今回の咳嗽にはどの薬物が有効であろうか？

ヒント
- 急性咳嗽の多くは感染症が原因である．しかし，それ以外にも原因は存在する
- 遷延性咳嗽や慢性咳嗽の原因疾患の初期症状として急性咳嗽を呈することがある

Answer

A1 遷延性咳嗽に移行しつつある乾性の急性咳嗽である

A2 原因として考えられる感染後咳嗽，咳喘息，アトピー咳嗽の鑑別

A3 スパイロメトリーの結果によって中枢性鎮咳薬と気管支拡張薬を使い分ける．治療効果がなければH_1受容体拮抗薬を試みる

解説

1 咳嗽の分類と原因疾患

　咳嗽は，痰の有無により湿性と乾性に，また，その持続時間により，3週間以内の急性咳嗽，3〜8週間の遷延性咳嗽，および8週間以上の慢性咳嗽に分類されます（表）．この分類は，咳嗽の原因を同定するのに役立つので覚えるとよいでしょう．

　本症例は，遷延性咳嗽に移行しつつある急性咳嗽で，このような症例はしばしば経験されます．**急性咳嗽の原因の多くは感染症です．そのほとんどが痰を伴います．血液検査と胸部X線検査を行い，感染症を同定するとよいで**しょう．また，痰の検査から多くの情報が得られます．感染症がはっきりしていれば，咳嗽が軽快して乾性の遷延性咳嗽に移行しつつある場合は，感染後咳嗽と診断できます．必要があれば中枢性鎮咳薬を使用して観察してください．

　一方で，はじめから痰を伴わない咳嗽の場合は少し注意が必要となります．遷延性咳嗽または慢性咳嗽の原因として頻度の高い，咳喘息，アトピー咳嗽の初期症状として急性咳嗽がみられることがあります．

表　咳嗽の分類

痰	あり	湿性
	なし	乾性
持続時間	3週間以内	急性咳嗽
	3〜8週間	遷延性咳嗽
	8週間以上	慢性咳嗽

2 咳喘息とアトピー咳嗽

　　咳嗽の原因を特定するためには，発症時の問診が大切です．詳細な鼻や喉の症状の聴取に加えて，家族における同様の症状の有無，喫煙，ACE阻害薬の服用，喘息の既往，ペットの飼育などに関する問診も重要です．痰を訴えなくても後鼻漏をみることがあるので身体診察時には注意を払ってください．そのなかでも，喘息などのアレルギー疾患の既往に加えて，**咳嗽が夜間から明け方に出る，季節性がある（季節の変わり目など），増悪因子がある（温度差，天候など）場合は，咳喘息やアトピー咳嗽を疑います**．また，アトピー咳嗽の場合は，喉のイガイガ感や喉のかゆみを伴う乾性咳嗽が唯一の症状と言われています．

　　本症例では該当するいくつかの症状を呈していることから，咳嗽がこれらの疾患の初期症状の可能性があります．このような場合は，**スパイロメトリー検査が役立ちます**．必要に応じて，気道可逆性試験やピークフローモニタリングを行うのもよいでしょう．治療法が異なるため，咳喘息とアトピー咳嗽の区別は大切で，これらの検査により区別できます．**咳喘息の場合は気流閉塞が軽度かまたはなく，気道過敏性亢進を認めます**．その一方で，**アトピー咳嗽は気流閉塞と気道過敏性亢進は認めません**．咳喘息では気管支拡張薬が，アトピー咳嗽ではH_1受容体拮抗薬が第1選択薬となります．それぞれについて，治療効果が不十分な場合は吸入ステロイドを追加するとよいでしょう．

> ⚠️ **つまずきポイント**　咳喘息とアトピー咳嗽は治療法が異なるため，鑑別が重要．鑑別にはスパイロメトリー検査が役立つ．

3 本症例における原因と薬物治療

　　では，本症例に戻りましょう．検査結果から感染症は否定的です．そこで，**咳嗽の原因は，上気道カタル症状の軽い感冒後の感染後咳嗽，咳喘息またはアトピー咳嗽が有力**であり，それぞれに対する処方は，**中枢性鎮咳薬，気管支拡張薬，H_1受容体拮抗薬**となります．これらの薬物の使い分けは，診断に基づくことは言うまでもありません．しかし，本症例のように，これらを区分するのが難しい症例は多いのです．厳密に言えば，8週間以上持続する喘鳴を伴わない咳嗽が咳喘息の確定に必要なことから，本症例に咳喘息の診断を行うのは現実的ではありません．そこで，遷延性咳嗽に移行しつつある乾性の急性咳嗽には，しばしば治療的診断として経験的に薬物の選択が行われ

ます．咳喘息やアトピー咳嗽を疑わせる症状がなければ，感染後咳嗽と判断して中枢性鎮咳薬を処方します．症状が軽快しない場合や咳喘息やアトピー咳嗽を疑わせる症状がある場合は，とりあえず咳喘息と判断して，気管支拡張薬を処方します．治療効果がない場合は，アトピー咳嗽と判断して，H_1受容体拮抗薬に変更します．この手順でも症状の改善がない場合は，ほかの遷延性咳嗽または慢性咳嗽を生じる疾患の精査を行います．このようなときには，胃食道逆流症による咳嗽もみられるので念頭に置くとよいでしょう．本症例では，疑う所見があるので，スパイロメトリー検査が推奨されます．この検査で所見がなければ，中枢性鎮咳薬を，あれば気管支拡張薬を処方します．その後，これらの治療効果を判断してH_1受容体拮抗薬の処方を試みてください．

本症例のスパイロメトリーは，1秒率が78％（やや低いが正常範囲）で$\dot{V}25$が軽度低下を認めました．この結果から咳喘息と判断し，プロカテロール塩酸塩水和物（メプチン®）50μg 1錠 就寝前の処方にて3日後には咳が消失しました．

POINT

遷延性咳嗽に移行しつつある乾性の急性咳嗽では，感染後咳嗽，咳喘息，アトピー咳嗽を考えて，中枢性鎮咳薬，気管支拡張薬，H_1受容体拮抗薬を使い分ける．その際に，胸部X線検査，血液検査とともにスパイロメトリー検査も役立つ．

＜参考文献＞
1）「類似薬の使い分け」（藤村昭夫/編），羊土社，2009
2）「ガイドライン/ガイダンス 咳嗽 こう見る・こう考える」（石田直/編），日本医事新報社，2010
3）「慢性咳嗽を診る 症例から学ぶ 改訂版」（藤村政樹/編），医薬ジャーナル社，2010

＜岡山雅信＞

第3章 呼吸器疾患 ❹ 慢性咳嗽

胃が弱い慢性咳嗽患者の薬の選択
～随伴症状の大切さ～

症例 咳嗽が2カ月間続く64歳女性．以前からときどき咳はあった．しかし，2カ月前から毎日咳がでる．仕事が忙しかったので，市販の鎮咳薬で様子をみていた．仕事が一段落したので受診した．鼻汁と鼻閉はないが，喉のつかえはある．喫煙歴はない．胃は弱く，すぐに胸焼けをするので，市販の胃薬はよく服用している．降圧薬の服用はない．体温36.5℃，咽頭発赤はない．肺音正常．

指導医「慢性咳嗽だね．痰は伴うの？」
研修医「痰はありません．検査は，白血球5,300/μL（分画正常），CRP 0.03 mg/dL未満，胸部X線に異常はありません．また，スパイロメトリー検査は正常でした」
指導医「それは困ったね．呼吸器疾患以外かなぁ．さて，仕事が忙しかったようだけど，仕事は何をしているの？」
研修医「イチゴ農家で，この2カ月は収穫で忙しかったようです」
指導医「それが関係しているかもしれないね」
研修医「え，仕事が？」

Question

- **Q1** 慢性咳嗽の原因として，頻度の高い疾患は何であろうか？
- **Q2** 消化器症状は，原因の同定に役立つのか？
- **Q3** 仕事と症状との間に関連はあるのか？

ヒント
・咳受容器への刺激など咳嗽反射経路に何らかの刺激が加わると咳嗽は起きる
・疾患によっては姿勢により病状を悪化させることがある

A1 慢性咳嗽の三大原因は，咳喘息，アトピー咳嗽，副鼻腔気管支症候群である．そのほか，ACE阻害薬による咳嗽，胃食道逆流症による咳嗽，喫煙が挙げられる

A2 咳の性状とともに随伴症状は原因の同定に役立つ．乾性咳嗽で，胸焼けや呑酸などの消化器症状は胃食道逆流症を疑う手がかりとなる

A3 発症や症状の増悪にライフスタイルが影響することはしばしば経験される．胃食道逆流症は，前屈みの姿勢やベルトや帯での腹部圧迫などにより，症状が増悪しやすい

解説

1 慢性咳嗽の原因疾患

　8週間以上続く咳嗽は慢性咳嗽に分類されます．まずは，感染症などの胸部X線で異常を認める疾患を確認します．異常がなければ，原因は**咳喘息，アトピー咳嗽，副鼻腔気管支症候群の3疾患で8割以上**を占めます．これら以外では，ACE阻害薬による咳嗽，胃食道逆流症があります．本症例の咳嗽は乾性です．また，降圧薬の服用はありません．この状況では，咳喘息とアトピー咳嗽を考え，次に胃食道逆流症を考えます．スパイロメトリー検査に異常がないので，アトピー咳嗽の可能性が高まります．ただし，慢性咳嗽の原因を考える際に，随伴症状が大切になります．**胸焼けや呑酸などの消化器症状を伴う場合は，胃食道逆流症の可能性があります**．本症例は，胃が弱く，すぐに胸焼けしやすいといった背景をもっています．このことに注視すれば，胃食道逆流症を除外することはできません．

> **つまずきポイント** 咳嗽＝呼吸器疾患と決めつけずに，随伴症状に注意する．

2 胃食道逆流症による咳嗽

　胃酸や胃内容物が胃から食道に逆流することを胃食道逆流といいます．この逆流によって何らかの症状や障害が引き起こされる場合を胃食道逆流症と呼びます．症状には，胸焼けや呑酸といった消化器症状に加えて，咳嗽や嗄声といった呼吸器症状を起こすことがあります．胃食道逆流症により咳嗽が

引き起こされる場合に「胃食道逆流症による咳嗽」と定義されます．以前は少ないと言われてきましたが，**最近は，胃食道逆流症による咳嗽の頻度が増えています**．特に高齢の女性でみられます．胃食道逆流があり，消化器症状がなく，咳嗽が唯一の症状とする患者も少なくありません．咳嗽だと呼吸器疾患と決めつけないように注意しましょう．

　胃食道逆流が咳嗽を起こす機序としては，①食道に逆流した胃内容物の微量誤嚥による下気道の炎症，②胃食道逆流による食道下端部，上気道（喉頭）の刺激に伴う咳嗽反射経路刺激による咳嗽の誘発，③咳嗽が胃食道逆流を誘発し，胃食道逆流が咳嗽を悪化させるといった咳嗽–逆流自己悪循環，の3つが挙げられています．**胃食道逆流の診断には，QUEST問診票（4点以上）やFスケール問診票（8点以上）が役立ちます**．また，上部消化管内視鏡で食道裂孔ヘルニアまたは逆流性食道炎の所見を確認しましょう．

3 本症例の薬の選択

　本症例は，症状や検査所見から，咳喘息，アトピー咳嗽，胃食道逆流症による咳嗽を明確に区別することはできません．胃食道逆流症による咳嗽を念頭に置きながら，はじめは，気管支拡張薬やH_1受容体拮抗薬の効果をみるのがよいでしょう．咳喘息やアトピー咳嗽に胃食道逆流症が合併している場合は，これらだけで症状が消失することがあります．これは，咳嗽が胃食道逆流を誘発し，これが咳嗽を悪化させる（咳嗽–逆流自己悪循環）によると考えられています．これらの薬で症状が改善しない場合は，患者の背景から，胃食道逆流症による咳嗽を考えて，プロトンポンプ阻害薬に変更しましょう．実際，本症例は，上部消化管内視鏡で逆流性食道炎を認めました．そして，プロトンポンプ阻害薬（タケプロン® 15 mg　1錠　就寝前）で症状が消失しました．しかし，今でもイチゴの収穫時には前屈みの作業が多く，咳嗽が出現します．症状の発現と仕事とが密接に関連しています．胃食道逆流症による咳嗽をコントロールするためには，薬だけでなく，日常生活上の注意点をしっかり説明することも大切です．

POINT

乾性の慢性咳嗽の原因の多くは，咳喘息とアトピー咳嗽である．しかし，胃食道逆流症による咳嗽も増えており，胸焼けや呑酸などの随伴症状に注意する．疑った場合はプロトンポンプ阻害薬を試みるとよい．

<参考文献>
1）「ガイドライン/ガイダンス 咳嗽 こう見る・こう考える」（石田直/編），日本医事新報社，2010
2）「慢性咳嗽を診る 症例から学ぶ 改訂版」（藤村政樹/編），医薬ジャーナル社，2010

<岡山雅信>

第4章 代謝内分泌疾患 ❶ 脂質異常症

高LDL-C血症と高TG血症を同時に認める糖尿病患者
~どちらの治療を優先する？~

症例 糖尿病で通院中の62歳男性．転居に伴い，転医目的に受診した．糖尿病の経過としては，経口血糖降下薬の内服下で，HbA1cは6％台を維持しており，糖尿病性の合併症も認めず，血糖管理は良好と判断された．しかし，血液検査では総コレステロール（TC）が303 mg/dL，HDLコレステロール（HDL-C）は42 mg/dL，中性脂肪（TG）は368 mg/dL，LDLコレステロール（LDL-C）はFriedewaldの式で187 mg/dLであった．受診者に問うと，ここ数年で脂質異常を指摘されるようになってきたものの，特に薬物治療は受けずにきたという．ほかに特記すべき既往歴や冠動脈疾患の家族歴はなかった．運動習慣はあり，飲酒・喫煙習慣はなかった．身体所見上で明らかな異常は認めなかった（肥満なし，角膜輪や黄色腫なし）．

指導医「糖尿病に脂質異常症を合併した症例だね」
研修医「脂質異常症は今回がはじめての指摘ではないようですので，薬を処方しようと思うのですが，LDL-CとTGどちらに対する薬を選択した方がよいのか迷っています」
指導医「脂質異常症の治療の目的は理解しているかい？」
研修医「将来の動脈硬化性疾患の予防です」
指導医「延いては健康寿命を延ばし，全死亡の抑止という視点から投薬を考えるという姿勢も忘れないことだね．このためにより有効な治療を考えよう」

Question

- Q1 脂質異常症をきたす疾患の鑑別は？
- Q2 脂質管理目標レベルは？
- Q3 選択が勧められる薬物は？

ヒント
・脂質代謝異常の生じる背景を検討する
・動脈硬化性疾患のリスクファクターを検討する
・リスクや薬物治療のエビデンスを踏まえて治療方針を決定する

Answer

A1 原発性高脂血症なのか，続発性高脂血症なのかをまず考える．家族性高コレステロール血症をはじめとする原発性高脂血症の鑑別は，催動脈硬化性や治療抵抗性につながりうるので重要である．一方で続発性高脂血症をきたす疾患として，糖尿病，甲状腺機能低下症，ネフローゼ症候群は代表的である．ほかの内分泌疾患，腎不全，閉塞性黄疸，アルコール，薬物も誘因となる．また，低HDL-C血症をきたす原因に喫煙，身体活動の不活発，肥満がある

A2 日本動脈硬化学会の脂質管理目標値によれば，LDL-Cは，<u>糖尿病がある場合の脂質管理はより厳格</u>であることが求められており，本症例ではカテゴリーⅢに相当するので（表），これに従えば120 mg/dL未満となる[1]

A3 HMG-CoA還元酵素阻害薬（スタチン）は，動脈硬化性疾患の予防において確立した薬物とされている[1)~3)]．一般には，スタチンを中心薬物に用いてLDL-Cの管理目標値内への改善をめざす．さらに，TGの状況に応じてTGへの治療薬物を追加する

解　説

1 脂質異常症の分類と鑑別

脂質異常症は高LDL-C血症，高TG血症，低HDL-C血症を包括し，これらは，冠動脈疾患，脳血管障害，閉塞性動脈硬化症といった動脈硬化性疾患の危険因子とみなされています．まずは原発性高脂血症と続発性高脂血症を鑑別する必要があります．

1）原発性高脂血症

原発性高脂血症の診断においては，脂質異常症や動脈硬化性疾患の家族歴の有無とその発症年齢の聴取は不可欠です．**濃厚な家族歴あるいは若年発症の動脈硬化性疾患を認める症例，LDL-C 160 mg/dL以上が比較的若年時から指摘されている症例，TGが1,000 mg/dL以上の症例，あるいは食事療法や薬物治療への抵抗例は原発性高脂血症**を疑い得ます．角膜輪や黄色腫などの身体所見も積極的に確認します．

2）続発性高脂血症

ホルモンの異常による内分泌疾患では脂質異常症を合併しやすく，特徴的

表　リスク別脂質管理目標値

治療方針の原則	カテゴリー		脂質管理目標値（mg/dL）		
		LDL-C以外の主要危険因子*	LDL-C	HDL-C	TG
一次予防 まず生活習慣の改善を行った後，薬物治療の適応を考慮する	Ⅰ（低リスク群）	0	<160	≧40	<150
	Ⅱ（中リスク群）	1〜2	<140		
	Ⅲ（高リスク群）	3以上	<120		
二次予防 生活習慣の改善とともに薬物治療を考慮する	冠動脈疾患の既往		<100		

脂質管理と同時にほかの危険因子（喫煙，高血圧や糖尿病の治療など）を是正する必要がある．
＊LDL-C値以外の主要危険因子：加齢（男性≧45歳，女性≧55歳），高血圧，糖尿病（耐糖能異常を含む），喫煙，冠動脈疾患の家族歴，低HDL-C血症（＜40 mg/dL）
・糖尿病，脳梗塞，閉塞性動脈硬化症の合併はカテゴリーⅢとする
・家族性高コレステロール血症については別に考慮する
（文献1より転載）

な身体徴候の有無を確認しつつ内分泌学的な検索を行います．このうち**甲状腺機能低下症は頻度が高いので，薬物治療を開始する前に一度は甲状腺機能を確認しましょう**．糖尿病，腎疾患，肝疾患でも脂質異常をきたすことがあり，**血液・尿検査で糖代謝や肝腎機能も評価**します．本例では，血糖管理からみると糖尿病性の統発性の脂質異常は考えにくいのですが，一般に管理不良の糖尿病ではインスリン抵抗性の亢進に伴って脂質代謝が悪化しやすくなります．糖代謝の改善とともに脂質代謝の改善をみることも少なくありません．

2 動脈硬化性疾患のリスクに応じた脂質管理目標の設定

　続発性に脂質異常をきたしている場合には，一般に基礎疾患の治療をまずは試みます．そして，**リスクの程度を評価し，脂質管理目標レベルを考えます**（表）．冠動脈疾患の既往例では，二次（再発）予防の脂質管理目標に従って厳格な管理をめざして生活習慣療法とともに薬物療法を検討します．一方，一次予防では治療の基本である生活習慣療法を3〜6カ月は行って，改善が不十分であれば生活習慣療法に薬物療法を追加します．

　脂質系検査は，前日21時以降の食事摂取を禁止（飲水は可）し，翌日9時

頃までの採血が理想です．**脂質異常の評価に必要な項目は TC，TG，HDL-C です．LDL-C は Friedewald の式（LDL-C ＝ TC － HDL-C － TG/ 5）を用いて計算します**（TG が 400 mg/dL 以上の場合には Friedewald の式は適さないので，直接測定法による LDL-C，あるいは non-HDL-C を指標にします）．non-HDL-C（TC－HDL-C より計算）では，LDL-C に 30 mg/dL を加えた値を目標にします．

　本症例では，LDL-C は Friedewald の式で 187 mg/dL，non-HDL-C で 261 mg/dL と高値を示しています．動脈硬化性疾患の既往は認めませんが，糖尿病の保有があり，LDL-C は 120 mg/dL（non-HDL-C でみるなら 150 mg/dL）未満を目標レベルとして勘案します．なお，**動脈硬化の存在診断には，心電図，胸部単純Ｘ線，Ankle-Brachial index（ABI），脈波伝導速度（PWV），頸動脈エコー，尿中アルブミン，CRP などを計測し，無症候性であってもハイリスクと想定できれば，より厳格な管理も考慮し得ます．**

3 薬物の選択

　高 LDL-C 血症と高 TG 血症が同時に認められる症例では，LDL-C への治療を優先します．LDL-C 高値に対する薬物には，スタチン，陰イオン交換樹脂，小腸コレステロールトランスポーター阻害薬，ニコチン酸誘導体，プロブコールがありますが，**一般的にはスタチンが選択の中心になります**．LDL-C が管理目標値に十分に到達しない場合には，スタチンの増量や陰イオン交換樹脂あるいは小腸コレステロールトランスポーター阻害薬の併用もありえます．症例のように，高 TG 血症も認める場合には，スタチンのなかでも TG の低下作用があるとされるストロングスタチン（アトルバスタチン，ピタバスタチン，ロスバスタチン）の選択が勧められます．また，小腸コレステロールトランスポーター阻害薬にも TG の低下作用がありますので，スタチンとの併用は可能と思われます．

> ⚠️ **つまずきポイント**　高 LDL-C 血症と高 TG 血症が同時に認められるときは LDL-C への治療を優先する．

　TG については，食事，アルコール，運動，肥満に関する生活習慣の修正によって改善することも多く，**生活習慣療法は肝要**です．糖尿病のある本症例のような場合，血糖管理にも生活習慣療法は有効です．そのうえで TG の改善が認められない場合には，TG に対する薬物の併用を検討します．フィブ

ラート系薬物，エイコサペンタエン酸（EPA），ニコチン酸誘導体が有用です（TGの低下率は，フィブラート系薬物で25％，EPAで10〜20％，ニコチン酸誘導体で20〜25％，一方，LDL-C低下薬ではスタチンで10〜20％，小腸コレステロールトランスポーター阻害薬で10〜20％程度）．EPAはTG低下作用自体でみると強力とまでは言えませんが，日本人を対象にした心血管イベント抑制効果を示したエビデンスがあり[4]，併用を検討してよい薬物と考えます．**またフィブラート系薬物はスタチンとの併用で横紋筋融解症のリスクが高まるとされ，特に腎機能の低下がある場合には禁忌なので注意を要します**．

なお，脂質異常症の治療の目的を考えると，脂質の管理のみに拘泥することなく，血圧，糖代謝，肥満，生活習慣，精神心理学的背景などに配慮した**包括的なリスクコントロール**が最も重要ということを付言しておきたいと思います．

本症例では，ピタバスタチン2mgの内服を開始し，LDL-Cは管理目標値まで改善を示しましたが，TGは，低下したものの200mg/dL台を推移し不十分でした．TGについては，今後も生活習慣療法を継続し，経過によっては薬物の追加を検討する予定です．

POINT

- LDL-CとTGともに高値をきたす脂質異常症に対しては，まず病態の鑑別を行う．
- また，リスク評価に基づいた脂質管理目標値を設定する．糖尿病のあるような場合には管理レベルをより厳格に考慮する．
- 生活習慣療法とともに，薬物治療ではLDL-Cの低下を優先してスタチンを中心にする選択を行う．TGについては，適宜薬物の追加を考慮する．

<参考文献>
1) 「動脈硬化性疾患予防ガイドライン2007年版」，日本動脈硬化学会，2007
2) 「初診外来における初期診療」（診断と治療編集委員/編），診断と治療98巻増刊号，診断と治療社，2010
3) Colhoun, H. M. et al.：Primary prevention of cardiovascular disease with atorvastatin in type 2 diabetes in the Collaborative Atorvastatin Diabetes Study (CARDS)：multicentre randomised placebo-controlled trial. Lancet, 364：685-696, 2004
4) Yokoyama, M. et al.：Effects of eicosapentaenoic acid (EPA) on major coronary events in hypercholesterolemic patients：The Japan EPA Lipid Intervention Study (JELIS). Lancet, 369：1090-1098, 2007

<宮本倫聡，小谷和彦>

第4章 代謝内分泌疾患 ❶ 脂質異常症

脂質異常症を伴うCKD患者への脂質低下薬の選択
～腎機能低下時の薬の選択～

症例 高血圧と慢性腎臓病（chronic kidney disease：CKD）として外来通院中の69歳男性．30歳代から高血圧を指摘されていたが，6年前から通院治療を開始し，降圧薬の内服を続けている．最近の外来血圧では，140/70 mmHg程度で安定して推移している．通院当初から軽度の腎機能障害が指摘され，腎硬化症の診断も受けた．最近のCrは1.3 mg/dL前後で推移し，eGFRは43 mL/分/1.73 m^{2}であった．ここ1年くらいで，血清脂質が明らかな異常値を示すようになってきた．これに対して半年程度の生活習慣の見直しを行ってきたが，最近の血液生化学検査では，TC 257 mg/dL，HDL-C 46 mg/dL，TG 148 mg/dL，LDL-CはFriedewaldの式で181 mg/dLであった．このほかには特記すべき既往歴はなし．冠動脈疾患の家族歴なし．喫煙習慣なし．身体所見にも明らかな異常所見なし（黄色腫なし）．糖尿病・耐糖能異常なし（HbA1cは5.2％，75gブドウ糖負荷試験を施行したが正常型）．

研修医「脂質異常に対しても内服治療を検討していますが，投薬時には"腎機能に注意"ということがよく言われますので，CKDがあることで薬物の選択に迷っています」

指導医「脂質異常に対する薬物選択に限らず，薬物治療を開始するにあたっては腎機能を評価し，適切な投与量を設定することは確かに重要だね．CKD対策は最近特に一般医レベルにも急速に高まりつつあるね」

研修医「透析を施行，あるいはその前段階のようなCKDの症例では，動脈硬化性疾患の発症リスクが高くなると思うのですが，CKDに対する脂質管理目標はどうすればよいのでしょうか？」

指導医「本症例は透析実施例ではありませんが，昨今言われているCKDの病態や治療意義を踏まえて，脂質管理について検討しよう」

Question

Q1 CKDにおける脂質管理の意義は？
Q2 CKDの脂質異常症に対して勧められる薬物は？
Q3 治療によって期待できる効果は？

ヒント
- CKDの管理目的は，透析が必要となる末期腎不全への進展を防ぐことだけではない
- 第一選択薬として使用される薬物は，CKDの進展予防も期待されている

Answer

A1 腎機能の悪化とともに心血管イベントの発症リスクが高まることが知られている．CKDの抗動脈硬化対策は，CKDの進展抑制と同時に心血管イベントの発症抑制を包含する

A2 HMG-CoA還元酵素阻害薬（スタチン）は，（特に再発予防の場合において）動脈硬化性疾患の発症予防に有効とされており，CKDを有する場合においても同様の効果を示すと考えられている

A3 動脈硬化性疾患の発症リスクを低減することに加えて，腎機能低下の進展抑制，それと関連してタンパク尿や微量アルブミン尿の出現を軽減する効果も期待できる

解説

◼ 動脈硬化性疾患の発症リスクとCKDに対する認識

　CKDは透析を要するような末期腎不全への進展リスクになることはよく知られています．心血管イベントの発症リスクを高めることも知られており，早期対策が最近特に啓発されています．**腎機能低下がたとえ軽度であっても，あるいは尿タンパクの出現するような段階においても，心血管イベントの発症リスクは高まり，腎障害の程度が悪化するにつれて，そのリスクは上昇する**とされています．末期腎不全によって透析の導入を受ける前に心血管死するリスクの方が高いということも言われてきています．心血管性疾患と腎疾患は相互に影響しあい，多臓器障害の発症や進展のリスクを高めることから，昨今，心腎連関という視点が強調されるに至っています．

　CKDによくみられる病態の1つに脂質代謝異常があります．血清コレステロールと中性脂肪の異常ともに生じ得ます．**脂質異常は，動脈硬化性疾患のなかでも特に心血管イベントの発症に関連するリスクファクターの1つです．**CKDにおいても，脂質異常が併存する場合には心血管イベントの発症前からの脂質管理が推奨されます．

2 CKDの脂質管理

　まず，脂質異常症の成因について鑑別し，TC，TG，HDL-C，LDL-C（あるいはnon HDL-C）から脂質代謝の病態の把握に努めましょう．一般的に，ネフローゼ症候群に出現する脂質異常は，高LDL-C血症を示し，血清TG値の上昇は軽度にとどまります．これに対して，ほかの慢性腎不全による脂質異常では，血清LDL-C値の上昇は軽度でTG値の上昇が優位となる傾向にあります．これらの機序は必ずしも明確に説明されてきていませんが，ネフローゼ症候群では，低タンパク血症によって肝臓でのタンパク合成が亢進して，これと関連してリポタンパクの産生増加があるとされています．また，ほかの慢性腎不全では，インスリン抵抗性の亢進や腎不全による腎排泄能の低下によってリポタンパクの異化が障害される機序が示唆されています．

　こうした場合の薬物治療では，LDL-C低下療法を行うことが一般的です．日本人のCKDにおける脂質管理に関するエビデンスは不足しており，日本動脈硬化学会における脂質管理目標のガイドにはCKDの有無やその腎機能の程度による層化については記載されていません．しかし，日本腎臓学会のCKD診療ガイドでは，**CKDは心血管疾患に対する高リスクに相当する**として，日本動脈硬化学会のガイドにおける**糖尿病や脳梗塞既往例を含む高リスク群と同等のLDL-Cレベル**，すなわち**血清LDL-Cレベルで120 mg/dL（可能であれば100 mg/dL）未満を管理目標**としています．これを踏まえて，HMG-CoA還元酵素阻害薬（スタチン）を選択することが通例です．

　また，脂質異常症は心血管イベントとの関連のみならず，CKDの発症・進展のリスクとも関連しています．スタチンにはCKDにおける腎機能低下の抑制，あるいはタンパク尿・微量アルブミン尿の出現の抑制（腎保護作用と考えられる）に効果があるとする報告もみられます．この点からみても，本症例のような透析を実施していないレベルの**CKDにおける脂質管理では，スタチンが中心薬物として選択**できます．

　なお，CKDを有する症例では，血圧の管理は最重要項目と考えられており，CKDの代表疾患である糖尿病性腎症を認める場合には血糖管理も必要となります．脂質管理のみではなく，動脈硬化に関連するリスクファクターに対して**包括的に対応**することが基本的な姿勢にほかなりません．

3 腎機能低下例に対する薬物選択の注意点

薬物療法にあたっては腎機能への配慮は一般に不可欠です．スタチンの使用にあたっても同様ですが，本症例のような腎機能低下レベルでは用量の減量や休薬は基本的に行われません．一方で，腎機能低下によって横紋筋融解症の発症リスクが高まることも言われていますので留意します．血清Crや尿タンパクをはじめとする腎機能はもとより，筋痛の出現や筋原性酵素などをモニターしつつ慎重に投薬します．

> **つまずきポイント** CKDにおける脂質管理はスタチンを中心に行うが，横紋筋融解症の出現に注意して慎重に投与する．

ほかの脂質低下薬に関しては，特にフィブラート系薬物において，**腎機能障害**（例：血清Cr値2.0 mg/dL以上）を有する症例への投薬で横紋筋融解症のリスクが高まるため，**禁忌**となっているので注意してください．小腸コレステロールトランスポーター阻害薬・陰イオン交換樹脂・エイコサペンタエン酸は，腎機能低下例でも使用可能です．

なお，本症例ではストロングスタチンを処方し，副作用なくLDL-Cの低下をみています．

POINT

CKDは，末期腎不全への進展リスクのみならず，心血管イベントの発症に対するハイリスクと考えられており，厳格な脂質管理が推奨されている．スタチンを中心にしたLDL-C低下治療は，抗動脈硬化作用に加えて，腎保護作用も期待できる．

<参考文献>
1)「動脈硬化性疾患予防ガイドライン2007年版」，日本動脈硬化学会，2007
2)「CKD診療ガイド2009」（日本腎臓学会/編），東京医学社，2009

<宮本倫聡，小谷和彦>

第4章 代謝内分泌疾患　❶ 脂質異常症

初期治療に反応の乏しい脂質異常症
～家族性高コレステロール血症における処方の工夫～

症例　45歳男性．20歳代後半から血清コレステロールの高値はみられていた．無症状だが，最近健診でLDL-C値が220 mg/dLであると指摘された（TG 77 mg/dL，HDL-C 49 mg/dL）．近医を受診したところ，原発性高脂血症として，生活習慣療法とスタチン（プラバスタチン）の投薬を受けた．しかし，6カ月してもLDL-C値は依然として200 mg/dL前後を示すため専門医への紹介となった．喫煙習慣なし．肥満なし．高血圧や耐糖能異常もなし．冠動脈疾患の家族歴はないが，実父が脂質異常症を治療中とのことであった．身体診察とX線軟線撮影で両側アキレス腱の肥厚を軽度に認めた．

研修医「スタチン療法の反応があまりはっきりしないということで紹介になりましたが，診断は家族性高コレステロール血症でいいでしょうか？」
指導医「こういう状況下では，鑑別診断と診断基準の確認を再度行いましょう」
研修医「家族性高コレステロール血症なら，スタチンの増量で経過をみていいでしょうか？」
指導医「今はいろいろな薬物があるので，スタチンの増量はもちろんのこと，他剤への変更や他系統の薬物との組合わせを考慮し，また生活習慣療法の見直しも加えていきましょう」

Question

- **Q1** 家族性高コレステロール血症の診断は？
- **Q2** 家族性高コレステロール血症の治療は？

ヒント
- ホモ型かヘテロ型かの診断，他疾患の併存の確認，さらに動脈硬化の存否を含めて診療を進める
- 治療目的と投薬の工夫を考えてみる

Answer

A1 家族性高コレステロール血症においては，医療面接と身体所見をもとに診断基準を踏まえて診断を行う．家族性高コレステロール血症では，特に動脈硬化性疾患の存在を意識しながら診療を展開する

A2 動脈硬化性疾患の発症や進展の予防を目的に，HMG-CoA還元酵素阻害薬（スタチン）を中心に用いて治療する．薬のコンビネーションも工夫するなどして脂質の低下を図る

解説

1 家族性高コレステロール血症の診断

本症例においては，医療面接における経過や家族歴，また身体所見や画像所見でアキレス腱の肥厚を認めたことをもとに，家族性高コレステロール血症を念頭において診断するのは妥当と考えられます．本症例でははっきりしませんでしたが，黄色腫や角膜輪，あるいは若年性冠動脈疾患の存在も有力な根拠になり，確認が必要です．最近，**診断基準も提示**されています（表1）．食事療法または薬物に対する反応が乏しいことから，家族性高コレステロール血症を疑われる場合もあり，本症例はまさにこうしたケースでした．なお，治療反応性に乏しいときには，特に甲状腺機能低下症をはじめとする内分泌疾患や，糖尿病，ネフローゼ症候群，閉塞性黄疸，飲酒，薬物などが関与していないかといった判別もくり返し行うようにします．

家族性高コレステロール血症においては，ホモ接合体かヘテロ接合体かという観点での診断もまた重要です．ホモ型では症状・症候（動脈硬化の進行：例として冠動脈疾患，大動脈弁疾患）の存在あるいは血清コレステロールレベルがより高度にみられ，早期にLDLアフェレーシス療法を導入する可能性があります．同療法は，ホモ接合体のほか，ヘテロ接合体において薬物を用いても血清総コレステロール値が250 mg/dL以上を呈し，冠動脈疾患を有するような場合にも適応されます．

家族性高コレステロール血症は，日本動脈硬化学会のガイドラインでマネージメントにおいて別に配慮を要する疾患群とされており，特に**動脈硬化性疾患の発症や進展のリスクが高い**という認識で，動脈硬化に対する評価も含めた診療のあり方が望まれます．動脈硬化の診断においては，心電図，胸部X

表1　家族性高コレステロール血症の診断基準

① 未治療時のLDLコレステロール値	
160〜179 mg/dL	1点
180〜199 mg/dL	2点
≧200 mg/dL	4点
② 家族歴（2親等まで）	
以下に該当する場合	4点
・若年性冠動脈疾患（男性＜55歳，女性＜65歳）あるいはLDLコレステロール値≧180 mg/dL	
ただし家族性高コレステロール血症と確定診断されている場合	6点
③ 黄色腫	
以下に該当する場合	6点
・腱黄色腫または皮膚結節性黄色腫の存在の確認	
・X線軟線撮影またはゼロラジオグラフィーによるアキレス腱肥厚の判定（側面で最大径≧9 mm）	
④ その他の症状	
以下に該当する場合	4点
・若年性角膜輪（＜50歳）あるいは	
・若年性冠動脈疾患（男性＜55歳，女性＜65歳）	
⑤ LDLレセプター遺伝子変異が認められた場合	8点
参考：LDLレセプター活性低下（健常人の80％未満）は診断の参考にできる	
診断：各項目の合計点数が　≧4点→疑い例	
≧6点→疑いの濃い例	
≧8点→確定例	

原発性高脂血症調査研究班の平成18年度報告書をもとに作成

線，ankle-brachial index（ABI），脈波伝導速度（pulse wave velocity：PWV），頸動脈エコー，高感度CRPなどが日常診療では比較的実施しやすい検査といえます．

2 家族性高コレステロール血症の治療

　家族性高コレステロール血症では，比較的早期に脂質低下療法を開始します．本症では高コレステロール血症が主体に現れますので，血清総コレステロールやLDL-Cをモニターしつつ，**スタチンを中心薬物として選択**していきます（表2）．スタチンも多種あり，第一世代としてプラバスタチンやシンバ

表2　コレステロール低下薬の一覧

薬物の種類	常用量
HMG-CoA 還元酵素阻害薬（スタチン）	
プラバスタチン（メバロチン®）	5〜10 mg/日（1〜2回）
シンバスタチン（リポバス®）	5〜10 mg/日（1回）
フルバスタチン（ローコール®）	20〜30 mg/日（1回）
アトルバスタチン（リピトール®）	10〜20 mg/日（1回）
ピタバスタチン（リバロ®）	1〜2 mg/日（1回）
ロスバスタチン（クレストール®）	2.5〜5 mg/日（1回）
陰イオン交換樹脂系	
コレスチミド（コレバイン®）	3 g/日（2回）
小腸コレステロールトランスポーター阻害薬	
エゼチミブ（ゼチーア®）	10 mg/日（1回）
プロブコール	
ロレルコ®，シンレスタール®	500 mg/日（2回）

スタチン，第二世代としてフルバスタチン，第三世代としてアトルバスタチン，ピタバスタチン，ロスバスタチンのように分類でき，第三世代はストロングスタチンと呼ばれて，より強力なコレステロールの低下作用が期待できます．

　家族性高コレステロール血症では，第一世代の投薬でコレステロールがよく低下するケースもありますが，**ストロングスタチンを選択**，または他世代からの切り替えがなされることが多いように思います．家族性高コレステロール血症の管理目標としてどのあたりのレベルの脂質値をめざすのがいいのかというコンセンサスは明確とまでは言えないのですが，未治療時のコレステロールレベルの半減をめざすとか，動脈硬化性疾患やそのリスクファクターを勘案しつつ the lower, the better という考えがみられます．診療の姿勢としては，脂質管理はいずれにしても the earlier, the better だという意見もあります．スタチンの副作用への配慮はほかの脂質異常症における使用時と大きな相違はありませんが，筋肉痛，血清CK値，肝機能，腎機能などのモニターを行います．

　最近では**小腸コレステロールトランスポーター阻害薬をスタチンに組合わせる**などして，従来以上に血清コレステロールレベルの低下を図れるようになってきており，試み得る一法です．また陰イオン交換樹脂も使用可能です．

このほかに，生活習慣療法を組合わせるとコレステロールレベルや脂質の質の改善がみられ，投薬量を少なく済ませられるケースもあります．本症例では，食事療法の強化とストロングスタチンへの変更でLDL-Cは半減し，通院を継続中です．

> ⚠️ **つまずき ポイント**　家族性高コレステロール血症に対する処方では，スタチンの増量，他世代への切り替え，エゼチミブやコレスチミドのような他系統薬物の併用といった工夫を考慮する．

POINT

家族性高コレステロール血症においては，動脈硬化性疾患のリスクの潜在を考慮し，動脈硬化の評価を行う．そして，スタチンを中心に生活習慣療法や他系統薬物とのコンビネーションを工夫しながらコレステロール低下治療を進める．

＜参考文献＞
1）「動脈硬化性疾患予防ガイドライン2007年版」，日本動脈硬化学会，2007

＜小谷和彦＞

第4章 代謝内分泌疾患　❷ 糖尿病

消化器症状のある糖尿病患者をみたら
~ケトーシスに特徴的な症状は？~

症例　1型糖尿病でインスリンポンプ療法中の22歳女性，HbA1c 8％台を推移していた．3日前より感冒様症状が出現したが食欲良好であり，口渇感もあったためインスリンは通常に加え追加注射も頻回に行っていた．昨日より嘔吐が頻回になり，自己血糖測定で随時血糖値 400 mg/dL となり救急外来受診した．尿糖3＋，尿ケトン体1＋．

指導医「嘔吐の原因は何だろうか？」
研修医「感冒様症状に続く嘔気ってことは感染性腸炎でしょうか？　尿ケトン1＋だけだし脱水のせいかと．輸液と整腸剤でOKですね」
指導医「高血糖との関連はどうだろう？」
研修医「高血糖といえば口渇・多飲・多尿に全身倦怠感くらいしか…」
指導医「嘔気はケトーシスの症状でもある．尿中ケトン体は急性の病態ではあてにならないことが多いんだよ．すぐに血ガスしてアシドーシスがあれば十分な補液とインスリン持続点滴を開始した方がいいね」
研修医「えっ!?そうなんですか？」

Question

Q1 糖尿病ケトアシドーシス（diabetic ketoacidosis：DKA）の症状は？
Q2 動脈血ガス分析以外に追加すべき検査は？
Q3 初期治療は？

ヒント
・本症例では嘔気が重要な症状である
・尿中と血中ケトン体検査では測定するケトン体が異なる

Answer

A1 DKAではケトーシスにより嘔気・腹痛などの消化器症状を認める

A2 血中ケトン体としてβヒドロキシ酪酸（3-HBA）も測定する

A3 速効型インスリン0.1単位/kg静注に加え，最初の1時間は生理食塩水1,000 mL/時で開始する

解説

1 診断と特徴

本症例では，頻回の嘔吐がありケトーシスの存在が強く疑われますが，尿ケトン体1＋と軽度上昇しているのみです．どうしてこのように症状と検査値が乖離するのでしょうか？

ケトン体にはアセト酢酸と3-β-ヒドロキシ酪酸があり，尿ケトン体は前者のみ検出されます．しかしながらDKAでは3-β-ヒドロキシ酪酸がアセト酢酸の3倍量産生されるといわれています．すなわち，**尿中ケトン体のみではケトーシスを過小評価してしまうため，血中ケトン体を測定するのが望ましい**と思われます．

ちなみにこの症例では，血中3-β-ヒドロキシ酪酸は4,880 μmol/Lと著明な上昇があり，血液ガス分析でもpH 7.2，pCO_2 25.4 mmHg，pO_2 109 mmHg，HCO_3^- 10.1 mEq/Lとアシドーシスを認めました．

> **つまずきポイント** DKA初期症状としての消化器症状を見逃さない．

2 治療の実際

DKAは重篤な病態ですが，初期治療のパターンは決まっているので，迅速に行いましょう．

1）補液とインスリン持続静注

まずは速効型インスリン0.1単位/kg静注します．最初の1時間は生理食塩水1,000 mL/時で開始し，側管から速効型インスリン0.1単位/kg/時・持続静注します．少なくとも，1時間に1回，血糖値測定し，血糖200〜250 mg/dLへ改善したところで速効型インスリン0.05単位/kg/時・持続静注へ減量し，生理食塩水を3号液（4.3％グルコース）に変更します．これは血糖降下

スピードを緩めるためと，インスリン作用・アシドーシス改善により血清K値が低下するためです．

2）早期のカリウム対策

治療開始時には高K血症でも細胞内シフトにより急速にKは低下します．状態が安定するまでは，電解質，BUN，Cr，静脈血pHを2時間ごとに検査し，不整脈の出現を予防するため血清K値を3.5〜5.0 mEq/Lに保つように補充します．具体的には血清K値3.5〜5.0 mEq/Lであれば30〜50 mEq/Lの，血清K値3.5 mEq/L以下であれば40〜60 mEq/Lの輸液を行います．この際，心電図モニターにより，低K血症時に出現するQT延長やトルサデポアンなどの不整脈出現に留意します．

3）原則として重炭酸投与によるアシドーシス補正はしない

炭酸水素Naによるアシドーシス補正は基本的には行いません．インスリン治療自体が脂肪組織からの脂肪酸分解を抑制しケトン体産生を低下させアシドーシスを改善させます．インスリン治療にてもpH＜7.0が継続する場合や高K血症が遷延するようであれば，炭酸水素Na投与に踏み切る場合もあります．

4）感染症対策も同時に開始

感染症など代謝失調の原因を検索するため，身体所見，特に足の観察，各種培養検査や胸部X線撮影も忘れてはなりません．ケトーシスの引き金を引いた細菌感染が疑われる場合は，治療開始時より抗菌薬を投与します．

POINT

ケトーシスの代表的症状は嘔気などの消化器症状である．糖尿病患者では，ストレス状態では高血糖・ケトーシスが誘発されやすく，このような症状を訴える場合には，血糖測定・尿中血中ケトン体・動脈血ガス分析まで検査する必要がある．

＜参考文献＞

1) 箕　俊成：各種病態に伴う水・電解質異常と酸塩基平衡異常　糖尿病．「身につく水・電解質と酸塩基平衡—症例満載！基礎から学ぶ臨床輸液」（大村健二／編），南江堂，2007
2) 箕　俊成：糖尿病性ケトアシドーシス・高血糖高浸透圧症候群．「栄養塾　症例で学ぶクリニカルパール」（大村健二／編），医学書院，2007
3) Kitabchi, A. E.：Hyperglycemic crises in adult patients with diabetes. Diabetes Care, 32：1335-1343, 2009

＜島　孝佑，箕　俊成＞

第4章 代謝内分泌疾患 ❷ 糖尿病

糖尿病治療がもたらす肥満という悪循環
~肥満を助長しない糖尿病治療とは？~

症例 52歳男性．以前よりBMI 28程度の肥満あり，45歳より糖尿病と診断された．αグルコシダーゼ阻害薬で加療開始されたが，血糖コントロールは不十分であり，グリメピリド6 mgまで増量された．糖尿病治療開始から体重増加が続き，BMI 32.3まで増加した．また空腹感が強く間食してしまうが夜勤の仕事のせいで仕方ないと感じている．仕事多忙のため教育入院は拒否している．現在の処方は以下のとおり．

＜処方＞
グリメピリド（アマリール®）3 mg錠　1回2錠　1日1回　朝
ミグリトール（セイブル®）50 mg錠　1回1錠　1日3回　毎食前
ロスバスタチン（クレストール®）5 mg錠　1回1錠　1日1回　夕
空腹時血糖130 mg/dL，HbA1c 7.3％，空腹時IRI 18.2 IU/mL

研修医「HbA1c 7.3％では血糖コントロール「不良」ですね．すでに多剤併用療法になっています．このまま悪化するならインスリン治療も考慮すべきでしょうか？」

指導医「確かに絶対適応ではないもののインスリン治療でいったん血糖コントロールを良好にするのはいいかもしれないね．ただ，長期的な視野に立てばさらに体重増加してしまう可能性が高い．この患者さんは糖尿病治療開始から何キロも太って困っているんだよ」

研修医「食事が守れないのは患者さんの問題だと思っていましたが，現在の処方が逆に糖尿病を悪化させている可能性もあるってことですか？」

指導医「そうだね．押してダメなら引いてみろ，だよ」

Question

Q1 空腹感や肥満を助長しない糖尿病治療は？
Q2 現時点において，本症例にインスリン療法がフィットしない理由は？

ヒント
・糖尿病薬はインスリン分泌型と非分泌型に分類される[1]
・インスリン抵抗性が強い症例に対し，基礎インスリン分泌／補充主体の治療を行うことで不必要な高インスリン状態の時間帯が増える

Answer

A1 インスリン分泌促進系経口血糖降下薬であるSU薬は不必要な高インスリン状態を招き，肥満や無自覚性低血糖によると考えられる空腹感をもたらす．一方，ビグアナイド系，α-グルコシダーゼ阻害薬はインスリン必要量を減らし，肥満を助長しない．インクレチン関連薬であるDPP4阻害薬やGLP-1受容体作動薬は摂食と高血糖に応じたインスリン分泌のみを刺激し，体重を増加させない

A2 SU薬と同様にインスリン治療にも体重増加や低血糖という副作用がある．本症例では，体重を減量しやすい（食事運動療法が成功しやすい）処方へ変更することがまず重要である

解説

1 SU薬使用の注意点

　本症例では，血糖コントロールが不良となるたびにSU薬（グリメピリド）が増量され，最大投与量まで追加されていました．グリメピリドの最大投与量は6 mg/日ですが，有効限界量は3〜4 mg/日程度であり，これ以上増量しても効果は見込めず，治療法の再考が必要です．

　またSU薬の代表的な副作用は低血糖であり，特に高齢者や腎機能低下患者では注意が必要とされています．

2 これからの糖尿病治療がめざすところ

　近年，DPP4阻害薬・GLP-1受容体作動薬といったインクレチン関連薬や高用量メトホルミン（メトグルコ®）がわが国でも使用可能となりました．インクレチン関連薬はインスリン分泌促進作用だけでなくグルカゴン分泌抑制作用ももち，メトホルミンにもインスリン非依存的に肝糖新生を抑制する効果があります．これらの薬物により不適切な高インスリン状態をつくらないことが，肥満を助長せず血管にも優しいスローエイジングをめざした糖尿病治療であると言えるでしょう[2]．

3 このような肥満症例を本来はどのように治療していくか

　肥満症例の治療の基本はインスリン量を節約することです．それにはメト

ホルミン，DPP4阻害薬，あるいは糖吸収を遅らせるα-グルコシダーゼ阻害薬がファーストラインとして考慮されます．特に肥満の有無にかかわらず腎不全などの禁忌がなければ，まずメトホルミンから投与開始することが国際的にも推奨されています[3]．

これらの薬物を保険診療内で組合わせても空腹時血糖が制御できない場合に，少量SU薬追加を考慮します．それでも不十分な場合には，GLP-1受容体作動薬皮下注（ビクトーザ®，バイエッタ®）への切り替え，あるいはインスリン導入へとステップアップします．

また治療初期段階から栄養指導を継続することを忘れてはなりません．

> **つまずきポイント** 肥満症例では，インスリン非分泌型の糖尿病薬への切り替えを考慮する．

4 本症例ではどのように治療したか

まずメトホルミン（メルビン®）250 mg錠 1回1錠 1日3回を併用しながら，グリメピリドを徐々に減量し，0.5 mg/日で維持しました．すると，1 kg/月ほどのペースで体重は減少し患者本人も食事療法へ意欲が出始めました．最終的には約半年でBMIは32.3から28.4まで減少し，HbA1c 6.3%まで改善しました．再度増悪することがあれば，高用量メトホルミン（1,500〜2,250 mg）とDPP4阻害薬であるシタグリプチン（グラクティブ®，ジャヌビア®）の併用療法や，グリメピリド0.5 mgとGLP-1受容体作動薬皮下注（ビクトーザ®，バイエッタ®）の併用療法など，インスリン量を節約するインクレチンベースの糖尿病治療へシフトすべきと考えます．しかし，十分な血糖コントロールがなかなか達成できない場合は，高血糖状態を長引かせないためにインスリン導入することも考慮すべきでしょう（次項参照）．

POINT

高度肥満糖尿病患者は，初期から高インスリン状態を避ける処方にトライすべきである．インクレチン関連薬や高用量メトホルミンにより，肥満を助長しないスローエイジングをめざした糖尿病治療が可能となりつつある．

<参考文献>
1)「糖尿病治療ガイド2010」(日本糖尿病学会/編)，文光堂，2010
2)「糖尿病チーム医療の教科書」(篁俊成/編著)，メジカルビュー社，2010
3) Nathan, D. M. et al.：Medical management of hyperglycaemia in type 2 diabetes mellitus：a consensus algorithm for the initiation and adjustment of therapy：a consensus statement from the American Diabetes Association and the European Association for the Study of Diabetes. Diabetologia, 52：17-30, 2009

<島 孝佑，篁 俊成>

第4章 代謝内分泌疾患 ❷ 糖尿病

Simple-to-the-Best なインスリン療法
～Bolus First か Basal First か～

症例 56歳男性．糖尿病罹病期間16年，BMI 19前後のやせ型．当初よりSU薬を内服していたが，HbA1c 7〜8％台と血糖コントロール不良であった．当科受診時，空腹時血糖163 mg/dL，HbA1c 9.4％と悪化し体重減少も認め，当科入院した．GAD抗体陰性，尿中Cペプチドは7μg/日，アルギニン負荷検査でもCPR（前値）0.7 ng/mL，CPR（頂値）1.7 ng/mLとインスリン分泌能は低下していた．現在のところ，糖尿病合併症の進行を認めない．

研修医「この患者さんは，やせ型でインスリン分泌不全型のいわゆるアジア人型糖尿病ですね！」
指導医「よく勉強しているじゃないか．このインスリン分泌能ではSU薬のみではコントロール困難だろうね」
研修医「空腹時血糖163 mg/dLと上昇していますから，やはり持効型インスリンを追加すべきでしょうか？」
指導医「必ずしも必要とは限らないよ．持効型インスリンに頼らなくても空腹時血糖を制御できることは多いんだ」

Question

Q1 どのインスリン製剤で治療開始するか？
Q2 空腹時血糖（FPG）を制御するため，ただちに持効型インスリンを追加すべきだろうか？

ヒント
- 多様なインスリン製剤のなかで，超速効型インスリンと持効型インスリンの2種類のみ用いることで，simpleに導入してbestをめざすSimple-to-the-Bestインスリン療法は可能である
- 必要な部分にのみインスリンを補充することで，総インスリン投与量を減らし，不必要な高インスリン状態を長引かせないことが重要である

Answer

A1 Simple-to-the-Bestなインスリン治療へのステップとして，超速効型インスリンの食直前投与から開始するBolus Firstか，持効型インスリン製剤による基礎インスリン補充から開始するBasal First療法を選択すべきである．本症例では，超速効型インスリンを各食前4単位で開始した

A2 日本人糖尿病患者の7割では超速効型インスリン単独療法でもFPG 120 mg/dL以下を達成できる[1]ため，ただちに持効型インスリン投与は必要とは考えられない

解説

1 Bolus FirstあるいはBasal Firstによる早期のアクション

　混合型インスリン製剤は簡便なようで，実はステップアップが難しく，使いこなすにはかえって経験が必要です．本症例では，食後インスリンを補充する超速効型インスリンと，基礎インスリンを補充する持効型インスリンの2種類のみを組合わせることで，導入から完成形まで使用しカバーすることが可能です．持効型インスリン製剤による基礎インスリン補充から開始するBasal Firstと，超速効型インスリンの食直前投与から治療を開始するBolus Firstのいずれでもよいでしょう（図1）．

　重要なことは，入り口がどちらかよりも，最終的にはbestなインスリン療法にまでステップアップすることです．simpleなインスリン導入法を用いて，**「早期のアクションで，高血糖を長引かせない」**ことが重要です．

2 超速効型インスリンの用量はいかに決めるか

　ここでは著者らが推奨しているBolus Firstインスリン療法の手順を解説します[1]．朝の空腹時血糖が高いのはとりあえずあきらめ，昼前，夕前，眠前の血糖値を正常化するようにインスリン投与量を調整していきます．インスリン投与量を変更する際は**アルゴリズム法**を用います（図2）．

　アルゴリズム法は，そのとき測定した血糖値を決定する「責任インスリン量」を変更する方法です．例として，朝食前の血糖値が100 mg/dLで朝食前に超速効型インスリンを投与した場合，昼前の血糖値が160 mg/dLと不適

Bolus First（食後から下げるメソッド）

超速効型インスリン（ノボラピッド®，ヒューマログ®）

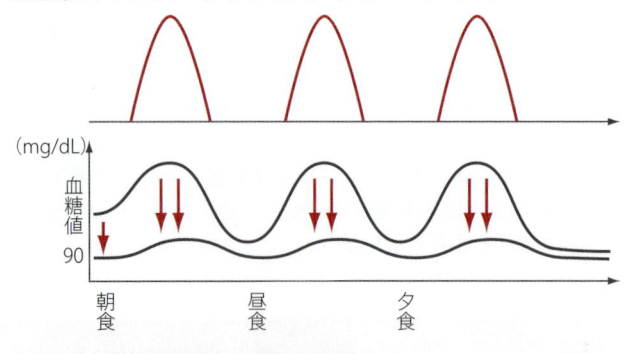

(mg/dL)
血糖値
90
朝食　昼食　夕食

Basal First（空腹時から下げるメソッド）

持効型インスリン（レベミル®，ランタス®）

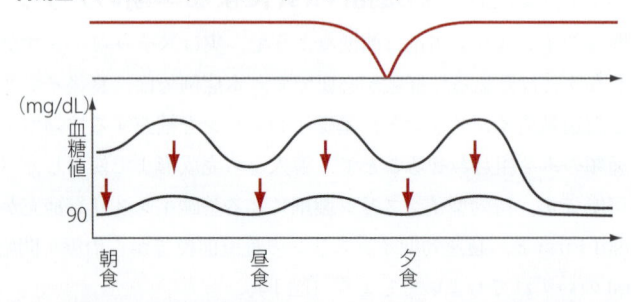

(mg/dL)
血糖値
90
朝食　昼食　夕食

図1 Bolus FirstとBasal Firstによるインスリン導入法

切に高い値だったとします．「次の日の朝のインスリンを2単位増やして」昼前の血糖値を下げる責任インスリン量を変更する方法です．

　アルゴリズム法を用いた超速効型インスリン単独によって，昼食前，夕食前血糖値のみならず，超速効型インスリンの直接効果が得られない**早朝空腹時血糖値までも全例改善していきます**[2)3)]．

　それでも空腹時血糖が制御できない場合は，メトホルミン併用（metformin second）もしくは基礎インスリン追加（basal second）が考慮されます．

> **⚠️ つまずきポイント**　日本人2型糖尿病患者の7割は基礎インスリン分泌補充なしでHbA1c（JDS値）6.5％，FPG 115 mg/dLを達成することができる[3)]．

184 ● つまずき症例で学ぶ 薬の処方徹底トレーニング

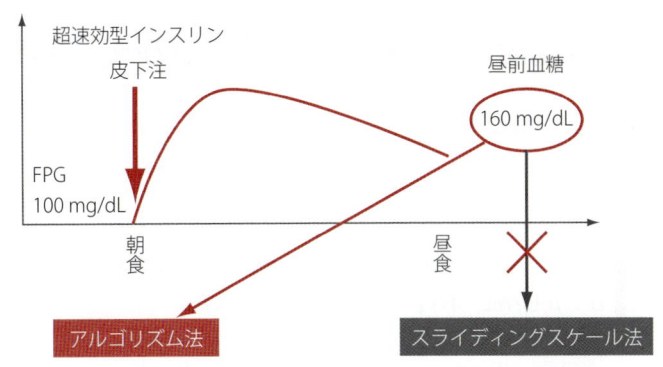

図2　食前インスリン量の用量設定
文献1を参考に作成

3 本症例での治療

　本症例では，超速効型インスリン各食前4単位皮下注で治療開始しました（Bolus First法）．2週間後には，持効型インスリンを併用せずにFPG 116 mg/dLまで到達することができました．6カ月後には，HbA1c 6.5％まで改善を認め，インクレチン関連薬をベースとした糖尿病治療への移行を考慮しています．

POINT

超速効型インスリンと持効型インスリンの2種類でsimpleに導入し，不必要な高インスリン状態を避けながら生理的な血糖コントロールを可能とするbestインスリン治療をめざす．

＜参考文献＞
1）「糖尿病チーム医療の教科書」（篁俊成/編著），pp34-50，メジカルビュー社，2010
2）Takamura, T. et al.：Factors associated with improvement of fasting plasma glucose level by mealtime dosing of a rapid-acting insulin analog in type 2 diabetes. Diabetes Res. Clin. Pract., 75：278-284, 2007
3）清水暁子，他：2型糖尿病患者に対する超速効型インスリン製剤を用いたbolus単独療法12カ月後のアウトカム．糖尿病，50：385-391, 2007

＜島　孝佑，篁　俊成＞

第4章 代謝内分泌疾患　❸ 甲状腺機能亢進症・低下症

甲状腺機能低下患者への甲状腺ホルモン補充療法の必要性
～TSH，FT_3，FT_4値から読み取るべきこと～

症例　2型糖尿病で入院中の52歳女性．高コレステロール血症（LDLコレステロール162 mg/dL）を認めたため，甲状腺機能を検査したところ，TSH 8.7 μU/mL，FT_4 1.02 ng/dLであった．

指導医「患者さんの甲状腺機能はどうだったかな？」
研修医「当院の基準値はTSHが0.3～4.5 μU/mL，FT_4が0.90～1.70 ng/dLですから…TSHはやや高めですが，FT_4は正常ですので甲状腺機能は大丈夫です」
指導医「本当にそうかな？この値なら高コレステロール血症と関係があるかもしれないよ」
研修医「えっ，そうなんですか？」

Question

- **Q1** 本症例の考えられる診断と鑑別は？
- **Q2** 本症例に甲状腺ホルモン補充療法は必要だろうか？
- **Q3** 甲状腺ホルモン補充療法を行う場合，適切な投与方法は？

ヒント
- 甲状腺ホルモン値はさまざまな病態により変化する
- 甲状腺ホルモンの持続的な不足はさまざまな障害をもたらす可能性がある

Answer

A1 TSH高値，FT_4正常の場合には潜在性甲状腺機能低下症と診断する．ただし，nonthyroidal illnessや副腎不全の鑑別が必要である．FT_3が低下している場合にはnonthyroidal illness が疑われる

A2 本症例では，2型糖尿病があり動脈硬化性疾患のリスクが高いことから，高コレステロール血症の治療はすべきである．潜在性甲状腺機能低下症はその一因である可能性があり，一度は補充療法を試してみるのがよい

A3 補充療法はT_4製剤（チラーヂン®S）を少量（25〜50μg/日）より開始し，血中TSH値をモニターしながら基準値内になるように投与量を調節する

解説

1 診断と特徴

潜在性甲状腺機能低下症（以下，本症）は，「血中遊離サイロキシン（FT_4）値が基準範囲内であるにもかかわらず，血中甲状腺刺激ホルモン（TSH）値が基準値上限を超える状態」であり，**検査値を基に診断される疾患概念**です（表1）．一般人口の4〜10％に認められ，特に**女性**や**高齢者**で頻度が高いことが知られています．無症候性であることが多いのですが，軽微ながら持続する甲状腺ホルモン不足により，顕性甲状腺機能低下症と同様の症状やリスク（後述）がもたらされる可能性が指摘されています．

2 鑑別すべき疾患

甲状腺に原因があり甲状腺機能が低下する原発性甲状腺機能低下症では，血中遊離トリヨードサイロニン（FT_3）値がプロホルモンである血中FT_4値の低下よりも大きく低下することはなく，FT_3値は甲状腺機能低下症が進行し

表1 甲状腺機能低下症の診断

	TSH	FT_3	FT_4
潜在性甲状腺機能低下症	↑	(→)	→
顕性甲状腺機能低下症	↑	→〜↓	↓
NTI	↑〜↓	↓	→

表2 甲状腺ホルモン補充療法の適応

適応なし	破壊性甲状腺炎，ヨード過剰摂取，高齢者
適応あり	・甲状腺機能低下症状（寒がり，皮膚乾燥，便秘など），うつ状態・認知障害，冠動脈疾患・動脈硬化症，高コレステロール血症，心機能低下が持続する場合 ・血中TSH値が10 μU/mLを超える場合 ・びまん性甲状腺腫，結節性甲状腺腫 ・妊婦

てはじめて低下します．したがって，甲状腺機能異常のスクリーニングにはFT$_4$とTSHの測定のみで十分ですが，本症にはいくつかの重要な鑑別疾患があります．

まず，nonthyroidal illness（NTI：euthyroid sick syndrome，low T$_3$ syndromeとも呼ばれる）を忘れてはなりません．NTIは**低栄養や各種全身性疾患（敗血症，悪性腫瘍，肝硬変，糖尿病など），外科手術・外傷後，ある種の薬物投与（副腎皮質ステロイドなど）に伴って認められる状態で，甲状腺自体には異常がないにもかかわらずFT$_3$値が低下します**．NTIではTSHが基準値下限から基準値を超える値までさまざまな値をとるため，TSH高値，FT$_4$正常でNTIを疑う病態のある患者に対しては，**必ずFT$_3$値を測定しNTIを鑑別する**必要があります．NTIの場合，**甲状腺ホルモン補充療法**（以下，補充療法）**は不要**です．また，副腎不全時にも甲状腺ホルモン値は正常でTSHが軽度高値となります．**副腎皮質機能低下症患者に対する甲状腺ホルモン投与は副腎不全症状を増悪させる**ため，この鑑別も重要です．

なお，補充療法中の原発性甲状腺機能低下症患者において本症を診断する場合には，**治療開始後にFT$_4$が正常化してもすぐにはTSHが基準値まで低下してこない**ことにも留意する必要があります．

> **つまずきポイント** TSH高値，FT$_4$正常でNTIを疑う病態のある患者に対しては，FT$_3$を測定し，NTIの鑑別を忘れない．

3 補充療法の適応（表2）

本症に対して補充療法を行うべきか否かについては，現時点では治療の有効性を示すエビデンスが乏しく一概には言えません．しかしながら，顕性甲状腺機能低下症と同様，本症においても**甲状腺機能低下症状（寒がり，皮膚乾燥，便秘など），うつ状態・認知障害，冠動脈疾患・動脈硬化症，高コレス

テロール血症，心機能低下を認めやすいとの報告は少なくありません．したがって，これらの症状・リスクがあり，**本症が今後も持続すると判断される場合**には補充療法が勧められます．破壊性甲状腺炎やヨード過剰摂取が原因で一過性に本症を認める場合には，補充療法の適応とはなりません．**血中TSH値が10μU/mLを超える場合**には，顕性甲状腺機能低下症に進行するリスクが高く（年率5％），治療効果も得られやすいことから，顕性甲状腺機能低下症に準じた積極的な治療が推奨されます．また，びまん性甲状腺腫や結節性甲状腺腫を有する場合には，それらの縮小効果を期待して補充療法を行うことがあります．なお，妊娠中の甲状腺ホルモン不足は妊娠の経過，合併症，児の発育に影響するために，**妊婦**の場合には本症であっても補充療法が必要です．

4 補充療法の方法および注意点

一方，補充療法の有害反応として，①冠動脈疾患の顕性化，②心房細動の誘発，③骨粗鬆症の進行，などが知られています．

高齢者の場合には，これらの有害反応のリスクが高いこと，高頻度（80歳以上の20％）に本症を認めるもののその悪影響は明らかでないこと，NTIの頻度も高いこと，内服を間違いやすいことなどから，基本的には**補充療法は勧められません**．非高齢者の場合にも，長期間のホルモン不足後の急激なホルモン補充は有害反応をきたしやすいために，原則的に補充療法はT_4製剤（チラーヂン®S）を少量（25～50μg/日以下）**より開始**します．その後，定期的に血中TSH値をモニターし，その値が基準値内になるようにT_4製剤の投与量を調節します．ただし，用量変更後に血中TSH値が定常状態になるまでには約2カ月間を要しますので，T_4製剤の増量はゆっくりと行います．

5 本症例における薬物治療

本症例ではT_4製剤の補充により血中TSH値が正常化した時点でLDLコレステロール値を再検し，甲状腺ホルモン補充療法の効果（必要性）および高コレステロール治療薬の必要性を判断します．

POINT

潜在性甲状腺機能低下症と診断した場合には，その持続性と症状・徴候の有無を判断し，有益性が期待できる場合にのみ甲状腺ホルモン補充療法を少量より開始する

<参考文献>
1) 作成委員会：Subclinical hyposhyroidism 潜在性甲状腺機能低下症の診断と治療の手引き（2008 年案）．ホルモンと臨床, 56：706-724, 2008
2) Jones, D. D. et al.：Subclinical thyroid disease. Am. J. Med., 123：502-504, 2010

<安藤 仁>

第4章 代謝内分泌疾患　❸ 甲状腺機能亢進症・低下症

バセドウ病に対する抗甲状腺薬の投与期間
～薬物療法はいつまで続ければよいのか？～

症例　28歳女性．2年前にバセドウ病と診断され，以後，抗甲状腺薬による薬物療法を継続している．この6カ月間はチアマゾール（MMI：メルカゾール®）を1錠（5 mg）/日内服し，甲状腺機能は正常に維持されていた．

研修医「1年間以上TSHが正常ですので，バセドウ病はもう寛解していますよね？」
指導医「TRAbの値はどうかな？」
研修医「TBIIもTSAbもどちらも半年以上前に陰性化しています．患者さんは来年に結婚を控えていますし，チアマゾールはすぐに中止した方がいいですよね」
指導医「う～ん，チアマゾールの中止はもう少しだけ慎重に判断してみたらどうかな」
研修医「えっ，どうしてですか？」

Question

- Q1　バセドウ病の寛解の判断方法は？
- Q2　TRAbはバセドウ病の寛解の指標になるのだろうか？
- Q3　抗甲状腺薬の中止基準は？
- Q4　妊娠する可能性のある女性に対する適切な抗甲状腺薬は？
- Q5　本症例ではMMIをすぐに中止すべきだろうか？

ヒント
- バセドウ病の寛解を正確に判断する方法はない
- TRAbが陰性化せずにバセドウ病が寛解する患者も存在する
- 海外では抗甲状腺薬を18カ月以上投与しても寛解率は増加しなかった
- MMIには稀ながら催奇形性が報告されている
- 妊娠中のコントロール不良のバセドウ病はさまざまなリスクをもたらす

Answer

A1 最少量（隔日1錠）の抗甲状腺薬で6カ月間以上甲状腺機能を正常に保つことができれば，バセドウ病は寛解している可能性が高い

A2 TRAb値はバセドウ病の寛解の1つの目安にはなるものの，絶対的なものではない

A3 寛解の可能性が高い場合（**A1**）には，抗甲状腺薬の中止を検討する．治療開始後2年以上経過しても抗甲状腺薬を中止できる見込みがない場合には，薬物療法以外の治療法も考慮する

A4 妊娠を計画している患者の場合，MMIは催奇形性が否定できないこと，一方プロピルチオウラシル（PTU：チウラジール®，プロパジール®）はMMIよりも効果が弱く，有害反応も問題となることを説明し，患者の意向をふまえて抗甲状腺薬を選択する

A5 本症例ではバセドウ病は寛解している可能性があるので，すぐに妊娠しうる場合にはチアマゾールを中止してみてもよいだろう．しかし，計画的に妊娠できるのであれば，チアマゾールを最少量（隔日1錠）に減量して6カ月間経過観察し，寛解をより慎重に判断してから中止した方がバセドウ病の再燃中に妊娠するリスクを減らすことができる

解説

1 抗甲状腺薬治療を中止する目安

　　バセドウ病が寛解しているかどうかを正確に判断する方法は，現時点ではありません．通常は，**6カ月以上，少量の抗甲状腺薬でTSHを含めた甲状腺機能が正常に維持できている場合に，寛解を期待**します．実際の寛解率は，抗甲状腺薬が1錠/日の場合と隔日1錠の場合でそれぞれ67％，81％と報告されており，1錠/日から中止した場合には3人に1人が再燃しますので，**抗甲状腺薬は隔日1錠まで減量してから中止を考慮した方がよい**でしょう．わが国では，長期間の抗甲状腺薬治療後にバセドウ病が寛解する患者が少なくありませんが，海外では抗甲状腺薬を18カ月以上投与しても寛解率が増加しないことが報告されています．したがって，**抗甲状腺薬を2年間以上続けても中止できる見込みがない場合**には，アイソトープ治療や外科治療を行うか，あるいはこのまま薬物療法を続けるか，**今後の治療法についてあらためて患者と相談する必要があります**．

> ⚠️ **つまずきポイント** 抗甲状腺薬治療で寛解の見込みがない患者に対して，他の治療法の希望の有無を確認することなく，抗甲状腺薬をダラダラとdo処方してはならない．

2 バセドウ病の病態把握におけるTRAbの有用性

　TRAb（TSH受容体抗体，TSH receptor antibody）の測定方法には，TBII（TSH binding inhibitory immunoglobulin）とTSAb（thyroid stimulating antibody）があり，どちらも未治療のバセドウ病の診断にはきわめて有用です．TRAbは非常に簡便な検査（1回の採血のみ）であるため，バセドウ病の寛解の指標としても用いられています．しかし，甲状腺機能が亢進しはじめるTRAbの閾値は個々の患者で異なっており，**TRAbが陽性のまま寛解する（抗甲状腺薬を中止できる）患者も存在する**ことから，「TRAb陰性＝バセドウ病寛解」ではありません．また，TRAbが陰性化した場合にも，将来的な再燃の可能性を否定することはできません．

> ⚠️ **つまずきポイント** TRAb陰性＝バセドウ病寛解ではない．

3 妊婦に対する抗甲状腺薬治療

　妊娠中の甲状腺機能亢進状態は，妊娠高血圧症候群，低出生体重児，流産・早産・死産のリスクを高めることが知られています．また，TRAbが高値の場合には，母体から移行したTRAbが胎児の甲状腺機能亢進症を惹起することもあります．したがって，**抗甲状腺薬治療は妊娠中も適切に継続する必要があります**．胎児の甲状腺機能低下を防ぐため，妊娠中は血中遊離サイロキシン（FT_4）値が基準値上限付近を下回らないようにする必要があり，抗甲状腺薬の投与量の調節は専門医と相談しながら行うのがよいでしょう．

　妊娠中のMMI服用は，大奇形の頻度には影響しませんが，稀な先天奇形（後鼻孔閉鎖症，食道閉鎖症など）との関連を示唆する報告が散見されます．一方，PTUについては，奇形の報告はほとんどなく，催奇形性の心配はありませんが，PTUはMMIに比べて，薬効と有害反応（MPO-ANCA関連血管炎症候群）の両面で劣ります．したがって，妊娠を予定している患者では，これらのことを十分に説明したうえで，患者の意向を踏まえて抗甲状腺薬（あるいは抗甲状腺薬以外の治療）を選択します．また，MMIの催奇形性が問題となるのは妊娠4～7週と考えられており，その期間はMMIの使用を避け，

必要であればPTUや無機ヨードを投与するようにします．なお，それ以降の妊娠期間に関してはMMIでも問題ないとされています．

本症例では6カ月間再燃がなければMMI隔日1錠に減量し，MMIを中止し，その後に妊娠，出産をしていただくことにしました．

> **つまずきポイント** 抗甲状腺薬治療は，妊娠中も適切に継続する必要がある．

POINT

抗甲状腺薬をいつまで継続するかの判断は，必要量の経過や患者の状況を考慮し行う．

<参考文献>
1)「バセドウ病薬物治療のガイドライン2011」（日本甲状腺学会/編），南江堂，2011
2) 吉村弘，宮良あや子：抗TSHレセプター抗体の最前線（寛解，再燃の指標になるか?）．ホルモンと臨床，57：663-668，2009

<安藤 仁>

第4章 代謝内分泌疾患 ❹ 骨粗鬆症

ビスホスホネート製剤の注意点
~すでに骨折のある（骨折リスクの高い）患者の治療法~

症例 明らかな外傷はないのに，腰椎圧迫骨折のため整形外科に入院した65歳女性．安静とNSAIDs内服によりトイレまで歩行器で歩けるようになった．内分泌学的検索も行ったが骨塩を減少させるような疾患はみられなかった．YAM（若年成人平均値）の75％であった．

指導医「圧迫骨折による痛みも落ち着いてきたようだね」
研修医「骨密度検査からは骨量減少はあるのですが，骨粗鬆症までは至っていません．生活食事指導だけだとすぐに骨折しそうなのでビスホスホネート製剤を使おうと思います」
指導医「確かにビスホスホネート製剤はよい薬だが，患者さんに指導しなくてはいけないことがいくつかあるのを知っているかい？」
研修医「！！」

Question

- **Q1** 骨粗鬆症の治療目的は何だろうか？
- **Q2** 腰椎圧迫骨折のある骨粗鬆症患者の治療方針は何だろうか？
- **Q3** ビスホスホネート製剤を処方する場合の注意点は何だろうか？

ヒント
- 骨折による寝たきり高齢者が増えている
- 骨粗鬆症の診断は骨密度だけでは行えない
- ビスホスホネート製剤は食道粘膜刺激作用がある

Answer

A1 骨折予防と骨折によるADL悪化を防ぐこと

A2 生活栄養指導と運動療法とともに，ビスホスホネート製剤（もしくは閉経後女性の場合には選択的女性ホルモン受容体調節薬）による薬物療法

A3 コップ1杯の水で服用し，かつ服用後は少なくとも30分は横にならず，飲食（水を除く）ならびにほかの薬物の経口摂取も避ける．顎骨壊死との関連から，抜歯やインプラント処置時には3カ月の休薬後の処置が望ましい

解　説

1 原発性骨粗鬆症の診断基準

　　原発性骨粗鬆症は，骨量の減少などにより骨の脆弱性が増大し，骨折の危険性が増加する疾患です．したがってその診断は脆弱性骨折（骨密度の低いことが原因で，軽微な外力により発生した非外傷性骨折）の存在が最も重要です．また脆弱性骨折がなくても骨密度が低下していると将来の骨折リスクが高く骨粗鬆症と診断されます．その診断基準はYAM（若年成人平均値）の70％未満とされます（表1）．

表1　原発性骨粗鬆症の診断基準

I　脆弱性骨折あり
脆弱性骨折とは低骨量（骨密度がYAMの80％未満，あるいは脊椎X線像で骨粗鬆症化がある場合）が原因で，軽微な外力によって発生した非外傷性骨折，骨折部位は脊椎、大腿骨頸部、橈骨遠位端など

II　脆弱性骨折なし	骨密度値	X線での骨粗鬆化
正常	YAMの80％以上	なし
骨量減少	YAMの80〜70％	疑いあり
骨粗鬆症	YAMの70％未満	あり

YAM：若年成人平均値（20〜44歳）
（注）骨密度値は原則として腰椎の骨密度値とする
日本骨代謝学会雑誌，18（3）：76-82, 2001より改変して転載

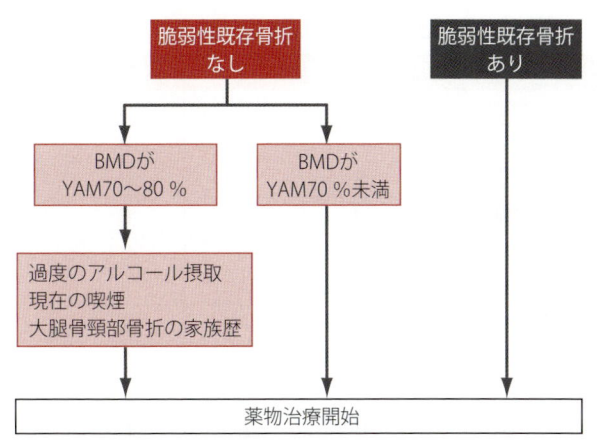

```
                  脆弱性既存骨折              脆弱性既存骨折
                      なし                       あり

           BMDが            BMDが
         YAM70〜80%       YAM70%未満

         過度のアルコール摂取
         現在の喫煙
         大腿骨頸部骨折の家族歴

                         薬物治療開始
```

図　骨折予防のための薬物治療開始基準
文献1を参考に作成
BMD：bone mineral density，骨塩量

また骨代謝マーカーも測定されますが，これらの高値に反映される骨代謝回転の亢進は，fast bone loser（骨密度低下速度が大きい例）の選別に有用なだけでなく，骨密度低下とは独立した骨折危険因子でもあります．

2 原発性骨粗鬆症の治療方針

骨粗鬆症の治療目的は骨折予防であり，骨折を起こしてからの治療ではなく，起こさないための予防が重要です．診断基準により**骨粗鬆症と診断された場合および骨量減少（YAM値70〜80%）でかつ過度のアルコール摂取など骨折リスクの高い場合にも薬物療法を開始します**（図）．

治療薬としてエビデンスの高いものには，ビスホスホネート製剤（特にアレンドロネート，リセドロネート）と閉経後女性に対する選択的女性ホルモン受容体調節薬（SERM：selective estrogen receptor modulator，ラロキシフェン塩酸塩）があります．これ以外にも各種薬物がありますが，第二選択となっています（表2）．

ビスホスホネート製剤は食道粘膜刺激作用があり，すみやかに胃内へ到達させる必要があります．また食後に服用すると吸収が極端に低下します．そのため**コップ1杯の水で服用し，かつ服用後は少なくとも30分は横にならず，飲食（水を除く）ならびにほかの薬物の経口摂取も避けなければなりません**．また長期治療（3年間以上）患者では，抜歯やインプラント処置時には，顎

表2　各種薬物の評価と推奨のまとめ

薬物名	骨密度	椎体骨折	非椎体骨折	総合評価
カルシウム製剤	C	C	C	C
女性ホルモン製剤	A	A	A	C
活性型ビタミンD_3製剤	B	B	B	B
ビタミンK_2製剤	B	B	B	B
エチドロネート	A	B	B	B
アレンドロネート	A	A	A	A
リセドロネート	A	A	A	A
塩酸ラロキシフェン	A	A	B	A
イプリフラボン	C	C	C	C
カルシトニン製剤	B	B	C	B

A～C：推奨の強さ
文献1を参考に作成

骨壊死との関連から，3カ月の休薬後の処置が望まれます．**SERMにはコレステロール低下作用，乳がん，子宮がん抑制作用などが期待できますが，逆に静脈血栓の発生に対する注意が必要です．**まだガイドラインにはありませんが，最近，骨折の危険性の高い骨粗鬆症に対して，骨形成を直接に刺激できる遺伝子組換え型ヒトPTH（1-34）製剤も発売されています．

　本症例では，服薬指導のあとに週1回投与型のビスホスホネート製剤を開始しました．

> **つまずきポイント**　薬物療法開始基準は脆弱性既存骨折の有無と骨塩量を総合して決定する．

POINT

原発性骨粗鬆症の診断は，脆弱性骨折の有無と骨密度で診断し，脆弱性骨折がなくても骨密度が低下（YAM値の70％未満）していれば薬物療法を開始する．

<参考文献>
1）日本骨代謝学会雑誌，18（3）：76-82, 2001

<鶴岡秀一>

第4章 代謝内分泌疾患 ❹ 骨粗鬆症

ステロイド性骨粗鬆症の治療
～治療開始時期と治療目標～

症例 微小変化型ネフローゼ症候群のため入院し，副腎皮質ホルモン投与を開始した30歳男性．治療により尿タンパク・浮腫は軽減してきたため，プレドニゾロン内服量を当初の50 mg/日から30 mg/日まで減量してきた．指導医はそろそろ退院を考えている．骨塩量はYAM（若年成人平均値）95%と年齢相応であった．

指導医「今のところネフローゼの再発はしていないようだが，ステロイドの有害反応は出ていないかな？」
研修医「H_2ブロッカーだけでなくST合剤なども開始しました．骨塩量は年齢相応で骨粗鬆症はまだないので，治療は見合わせています」
指導医「ステロイドによる骨粗鬆症の治療は現在の骨塩量だけでは決められないんだよ」
研修医「え，骨粗鬆症がなくても治療するのですか？」

Question
- **Q1** ステロイド性骨粗鬆症の発生機序は何だろうか？
- **Q2** 本症例での治療方針は何だろうか？

ヒント
- 副腎皮質ホルモンはさまざまな有害反応がある
- ステロイド性骨粗鬆症では，原発性骨粗鬆症に比べて高い骨密度でも骨折しやすい

Answer

A1 骨芽細胞機能の抑制により骨形成を強力に抑制する

A2 一般療法（生活栄養指導，運動療法）とビスホスホネート製剤の投与

解説

1 ステロイド性骨粗鬆症の発生機序

副腎皮質ホルモンは，喘息，ネフローゼ，膠原病などさまざまな疾患で使用される薬物ですが，その有害反応の1つとして骨粗鬆症があります．**骨粗鬆症患者全体の約20％がステロイドによるものといわれ，ステロイド長期投与患者の25％が骨折するともいわれています．**ステロイドは直接に骨芽細胞機能を抑制することにより骨形成を強力に抑制し，急速な骨量減少を引き起こします．さらに半年以上経つと，二次的に骨吸収が亢進して骨量減少を加速します．これには破骨細胞への直接作用のほかに，性ホルモンの減少，腸管からのCa吸収抑制，腎尿細管からのCa再吸収抑制による二次性副甲状腺機能亢進症など間接的なものがあります（図）．

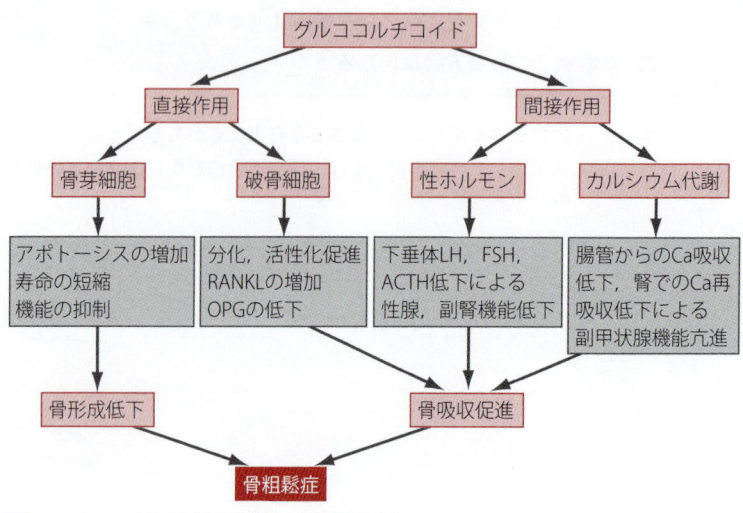

```
                グルココルチコイド
              ／              ＼
          直接作用           間接作用
          ／    ＼           ／    ＼
      骨芽細胞  破骨細胞  性ホルモン  カルシウム代謝
         │       │         │           │
   アポトーシスの増加  分化，活性化促進  下垂体LH，FSH，  腸管からのCa吸収
   寿命の短縮      RANKLの増加     ACTH低下による   低下，腎でのCa再
   機能の抑制      OPGの低下       性腺，副腎機能低下 吸収低下による
                                                   副甲状腺機能亢進
         │              ＼         │         ／
      骨形成低下           骨吸収促進
              ＼         ／
               骨粗鬆症
```

図　ステロイド性骨粗鬆症の病態生理
文献1より引用

ステロイドによる骨量減少は，皮質骨に比べて脊椎などの海綿骨に顕著です．したがって，**ステロイド性骨粗鬆症による骨折は，海綿骨の多い椎体骨，肋骨に多く，皮質骨の多い長管骨では少ない**とされます．

2 ステロイド性骨粗鬆症の治療方針

ステロイド性骨粗鬆症の治療目標は，骨折とそれに伴う活動性低下の防止にあります．そのためステロイド投与量のみならず脆弱性骨折の有無，現在の骨塩量をも加味して治療方針を決めます．**脆弱性骨折がある場合や骨密度がYAM＜80％の場合には投与量に無関係に治療が必要です**．骨塩量の治療基準は原発性骨粗鬆症のカットオフ値（診断基準）の70％に比し10％高くなっています．これは，ステロイド性骨粗鬆症では原発性骨粗鬆症に比べ高い骨密度でも骨折しやすいことを示しており，注意が必要です．内服ステロイド量が5 mg/日以上の場合には骨折リスクが有意に上昇するので，脆弱性骨折既往や骨塩量が治療適応に達しない場合にも治療を開始します．

> **つまずきポイント** ステロイド投与例では，高い骨密度でも骨折しやすい．

治療薬としては，**骨折予防効果エビデンスの高いビスホスホネート製剤（アレンドロネート，リセドロネートなど）が第一選択**であり，以前から使われている活性型ビタミンD₃製剤とビタミンKは第二選択薬です．脆弱性骨折もなく，骨密度もYAM80％以上，ステロイド使用量も5 mg/日未満の場合は経過観察となりますが，ステロイド投与例は非投与例に比べて骨折リスクは高いため，6カ月〜1年ごとの骨密度測定と胸腰椎X線撮影による経過観察が必要です．

本症例でもビスホスホネート製剤を服薬指導のあと開始しています．

POINT

ステロイド投与量と脆弱性骨折の有無，骨密度の3つにより治療方針が決まる．骨塩量が正常でもプレドニゾロン5 mg/日以上を3カ月以上服用する場合には薬物療法が必要である．

<参考文献>
1) 宗圓聰：骨粗鬆症治療，4：104，2005
2)「骨粗鬆症の予防と治療ガイドライン2006年版」（骨粗鬆症の予防と治療ガイドライン作成委員会/編），ライフサイエンス出版，2006　http://minds.jcqhc.or.jp/stc/0046/1/0046_G0000129_GL.html

<鶴岡秀一>

第5章 腎疾患 ❶ 慢性糸球体腎炎

若年のネフローゼ症候群患者
～アルブミン製剤投与の是非～

症例　18歳の女性．感冒様症状が数日持続した後に，顔面と下腿の浮腫が出現した．近医で利尿薬を処方されたが改善しないため来院した．
身長155 cm，体重58 kg（1カ月間で8 kgの体重増加），血圧122/74 mmHg，両下腿に浮腫を認めた．尿検査　タンパク（3＋），潜血（－），尿タンパク12 g/日．血清総タンパク4.0 g/dL，血清アルブミン1.8 g/dL，血清総コレステロール388 mg/dL，尿素窒素20.7 mg/dL，血清クレアチニン0.85 mg/dL．胸部X線写真では両側に胸水貯留を認めた．入院後の腎生検で微小変化型ネフローゼ症候群と診断された．

研修医「ステロイドの投与を開始したいと思います」
指導医「そうだね．ステロイドの初期投与量はどのくらいにしようか考えてみよう」
研修医「それから浮腫も強く低アルブミン血症があるのでアルブミン製剤を投与しようと思うのですが」
指導医「それは，適当でないな」

Question

Q1　副腎皮質ステロイドの初期投与量はどのくらいがよいだろうか？
Q2　念頭に置くべき合併症は何であろうか？
Q3　ネフローゼ症候群に対するアルブミン製剤投与はなぜよくないのだろう？

ヒント
・ネフローゼ症候群では凝固促進系に作用する血液中のフィブリノーゲンが増加する．逆に凝固を阻止する抗トロンビンⅢなどが尿中へ喪失する
・ネフローゼ症候群では，低アルブミン血症による有効循環血漿量の低下がある

Answer

A1 通常は，プレドニゾロン0.5 mg/kg/日（最大60 mg）で開始し，寛解後1〜2週間持続させる

A2 ネフローゼ症候群（表）では，凝固促進系に作用する血液中のフィブリノーゲンの増加や抗凝固因子の尿中への喪失により静脈血栓形成のリスクが高く，注意が必要である．また，低アルブミン血症による有効循環血漿量の低下が急性腎前性腎不全を引き起こすことがある．感染症の発症リスクが高いので，その対策も重要である

A3 ネフローゼが寛解していない状態では，アルブミン製剤を投与しても短期間に尿中に漏出してしまう．また，タンパク負荷は糸球体障害の促進因子となりうること，アルブミン投与により微小変化型ネフローゼの寛解までの時期を遅延させるなどの報告もあり，血液製剤であるアルブミン製剤の投与は慎重であるべきで，単に浮腫軽減の目的で使用すべきではない

解　　説

1 微小変化型ネフローゼ症候群の治療

微小変化型ネフローゼ症候群は，若年者に多くみられ，ステロイドに反応性で多くは予後良好です．しかし，一部の症例で頻回再発やステロイド依存性を呈する症例がみられ，治療に苦慮する場合があります．

表　成人ネフローゼ症候群の定義

①蛋白尿：1日蛋白量3.5 g以上を持続する
②低蛋白血症：血清総蛋白量は6.0 g/100 mL以下 　　　　　　（低アルブミン血症とした場合は血清アルブミン量3.0 g/100 mL以下）
③高脂血症：血清総コレステロール値250 mg/100 mL以上
④浮腫
注1）上記蛋白尿，低蛋白血症（低アルブミン血症）は本症候群診断のための必須条件である
注2）高脂血症，浮腫は本症候群診断のための必須条件ではない
注3）尿沈渣中，多数の卵円型脂肪体，重屈折性脂肪体の検出は本症候群診断の参考になる

文献3より引用

1）特異的治療
①初期治療
　　プレドニゾロン 0.5 mg/kg/日（最大 60 mg）で開始し，寛解後 1〜2 週間持続させます．完全寛解後は 2〜4 週ごとに 5〜10 mg/日ずつ漸減し，5〜10 mg に達したら再発をきたさない最小量で 1〜2 年程度維持し，漸減中止します．4 週後に完全寛解に至らない場合は初回腎生検組織の再評価を行い，必要ならば再生検も考慮されます．

②再発時の治療
　　プレドニゾロン 20〜30 mg/日もしくは初期投与量を投与します．

③頻回再発型，ステロイド依存性，ステロイド抵抗性ネフローゼ症候群
　　免疫抑制薬〔シクロスポリン（サンディミュン®，ネオーラル®）1.5〜3.0 mg/kg/日，またはミゾリビン（ブレディニン®）150 mg/日，またはシクロホスファミド（エンドキサン®）50〜100 mg/日など〕を追加投与します．

2）非特異的治療
①浮腫に対する治療
　　浮腫に対する治療を行う際には，有効循環血漿量を評価し，Na 摂取を制限することと Na 排泄を促進することが大切です．

　　浮腫の軽減には利尿薬が用いられます．ループ利尿薬が中心となりますが，高 K 血症のない症例では，アルドステロン拮抗薬が併用されることもあります．**アルブミン製剤の投与は慎重であるべきで，単に浮腫軽減の目的で使用すべきでありません．**低アルブミン血症が著明で循環血漿量が保てないとき，高度の胸腹水などで呼吸困難などのあるときなどに，アルブミン製剤の投与が検討されます．

> ⚠️ **つまずきポイント**　浮腫に対するアルブミン製剤投与は慎重に．

②その他の薬物療法
　　ジピリダモール（ペルサンチン®）は，慢性糸球体腎炎（ステロイドに抵抗性を示すネフローゼ症候群を含む）に適応があり，1 日量 300 mg で有用性が認められています．血小板内のトロンボキサン A_2（TXA_2）の合成を抑制し，また c-AMP，c-GMP の濃度を上昇させ血小板の活性化を抑制し，さらに糸球体係蹄壁の陰荷電減少抑制作用により尿タンパクを減少させます．血

栓症対策の意味合いも含め投与されることもあります．

③腎保護を目的とした生活指導

塩分制限が推奨されます．まず5 g/日で開始し，浮腫，高血圧の状態で調節します．低タンパク食の有効性に関しては十分なエビデンスはありませんが，少なくとも高タンパク食は推奨されません．標準体重あたり0.8〜1.0 g程度の摂取にとどめます．十分な熱量を摂ることも必要で，標準体重あたり35 kcal前後の高カロリー食を摂るようにします．運動制限の有効性を支持する臨床的なエビデンスはありませんが，血栓予防や長期的予後を考えた場合には，安静を強調するよりも適度な運動が推奨されます．

2 微小変化型ネフローゼ症候群の合併症と予防

1）血栓症対策

ネフローゼ症候群では，発症から6カ月以内に静脈血栓形成のリスクが高く，血清アルブミン値が2.0 g/dL未満になればさらに血栓形成のリスクが高まると言われています．入院中であればヘパリン，あるいはワルファリンによる予防的抗凝固療法を考慮します．

2）急性腎不全対策

ネフローゼ症候群に伴う低アルブミン血症による有効循環血漿量の低下が急性腎前性腎不全を引き起こすことがあるので，適切な輸液・循環管理はとても重要です．

3）感染症対策

難治性ネフローゼ症候群では，IgGや補体成分の低下がみられ，潜在的に液性免疫低下が存在することに加え，T細胞系の免疫抑制もみられるなど，感染症の発症リスクが高くなっています．ネフローゼ症候群の患者では肺炎球菌ワクチンの接種が推奨されます．また，1日20 mg以上のプレドニゾロンや免疫抑制薬を長期間にわたり使用する場合には，顕著な細胞性免疫低下が生じるため，ニューモシスチス肺炎に対する予防的投薬を考慮します．

3 本症例における治療

本症例の標準体重は約50 kgですので，初期投与はプレドニゾロン30〜50 mg/日（0.5〜1.0 mg/kg/日）程度で開始し，尿タンパクの反応をみながら4〜8週間継続後，漸減します．漸減速度は，高用量投与時はすみやかに（5〜10 mg/2〜4週），低用量になれば緩徐に（1〜5 mg/3カ月）行い

ます．減量または中止後に再発再燃をみた場合は，通常は20～30 mg/日もしくは初期量に増量し，寛解再導入をめざします．

POINT

微小変化型ネフローゼ症候群は，ステロイドに反応性で予後良好な症例が多いが，その管理において，血栓症や急性腎不全のほか，プレドニゾロンや免疫抑制薬を長期間にわたり使用する場合には感染対策を行う必要がある．

<参考文献>
1）「エビデンスに基づくCKDガイドライン2009」（日本腎臓学会/編），東京医学社，2009
2）「CKD診療ガイド」（日本腎臓学会/編），東京医学社，2009
3）厚生労働省難治性疾患克服研究事業　進行性腎障害に関する調査研究班：ネフローゼ症候群診療指針．日本腎臓学会誌，53：78-122，2011

<森戸直記，山縣邦弘>

第5章 腎疾患　❶ 慢性糸球体腎炎

少量のタンパク尿を認める慢性糸球体腎炎患者
～血清クレアチニン値評価のピットフォール～

症例　60歳の女性．15年前に健診でタンパク尿を指摘された．10年前腎生検が行われIgA腎症と診断され，ステロイド療法を受けた．ここ数年，血清クレアチニン値は1 mg/dL前後で安定していた．今回，転居したため来院した．身長155 cm，体重62 kg，血圧140/82 mmHg，脈拍72/分，浮腫は認めない．尿タンパク0.4 g/日，血清クレアチニン値は0.98 mg/dL，シスタチンC 1.70 mg/L（基準値0.50〜0.90 mg/L），尿中NaCl 12 g/日．

研修医「尿タンパク0.4 g/日と少なめで，血清クレアチニン値は0.98 mg/dLですから腎機能は正常です」
指導医「この血清クレアチニン値から，腎機能は正常といえるかな？」

Question

- **Q1** 腎機能は正常であろうか？ CKDのステージは？
- **Q2** どのような指導をすべきだろうか？
- **Q3** 降圧目標はどのようにするべきだろうか？

ヒント
- 日本腎臓学会による日本人の推定GFR（eGFR）は以下の通りで，自動計算されてほかの検査項目と同様に表示される施設も多い
  男性eGFR（mL/分/1.73 m^2）＝194×［年齢］$^{-0.287}$×［CRE］$^{-1.09}$
  女性eGFR（mL/分/1.73 m^2）＝［男性eGFR］×0.739
- 少量のタンパク尿を認めるIgA腎症で，高血圧を伴っている

Answer

A1 60歳の女性で血清クレアチニン値が0.98 mg/dLの場合，日本人推定GFR（糸球体濾過量）は45.3 mL/分/1.73 m^{2}となり，腎機能は中等度低下といえる．CKDのステージは3になる．薬物の種類によっては腎機能を考慮し，減量が必要な場合がある．シスタチンC値は軽度～中等度の腎機能障害でも上昇し，血清クレアチニンより感度が高い（保険診療上測定は3カ月に1度）．本例での24時間クレアチニンクリアランスは42 mL/分/1.73 m^{2}であった

A2 尿タンパクが少量出ていて，推定GFRは45.3 mL/分/1.73 m^2，血圧は高値で，塩分制限（6 g）が必要である．24時間蓄尿検査から腎機能，1日の尿タンパク排泄量，塩分摂取量，タンパク質摂取量〔「顕性腎症期および腎不全期における糖尿病性腎症」（p217）参照〕を計算することができる．自動計算されることも多いが，

塩分摂取量（NaCl）＝尿中Na（mEq/L）×尿量（L）/17

で計算できる．本例では塩分（NaCl）12 g/日と多いので，まず食事指導が必要である

A3 血圧コントロールはACEI，ARBを中心に130/80 mmHg未満を目標に，尿タンパク1 g/日以上の例では125/75 mmHgを目標にする

解 説

■IgA腎症の治療

　IgA腎症は成人の原発性糸球体腎炎で最も多くを占め，腎生検後20年以内に約40％が末期腎不全に至る予後不良の疾患です．特に1 g/日以上の尿タンパクまたは腎機能障害を有する場合には，腎機能障害が進行する可能性が高くなります．

　組織学的重症度（腎生検の病理組織）と臨床的重症度（尿タンパク，eGFR）を加味することにより，予後分類である透析導入リスクを評価し，リスク群ごとの治療指針が考慮されます．国際的にも腎病理診断の標準化のため，腎予後を予測する組織学的重症度分類としてIgA腎症の国際分類（Oxford分類）[1)2)]が2009年に発表されています．

1）生活習慣の是正

　禁煙，適正飲酒量の指導，体重の管理を行います．

2）食事療法

エネルギー摂取量は，年齢，性別，運動量を加味しながら 30 〜 35 kcal/kg 標準体重/日を目安とします．過剰の塩分摂取（塩分 6 g/日）を避け，腎機能に応じてタンパク質摂取量を制限します．

3）薬物療法

❶経口副腎皮質ステロイド

尿タンパク 0.5 g/日以上かつ eGFR 60 mL/分/1.73 m^2 以上の症例がよい適応となります．組織学的に急性病変を含む症例が適応になります．プレドニゾロン 30 〜 40 mg/日を初期投与量とします．腎機能低下例（eGFR 60 mL/分/1.73 m^2 未満）における腎機能障害進展抑制効果は明らかにされていません．

> **つまずきポイント**　血清クレアチニン値は筋肉量の少ない女性，高齢者では低めとなるため，腎機能障害を過小評価しやすいので注意を要する．

❷ステロイドパルス療法

Pozzi らは，パルス療法を主体とするステロイド療法の効果を 10 年間追跡調査しました[3]．それによると，血清クレアチニンが治療前の倍の値に上昇しなかった患者の割合がステロイド療法群では 98 ％で対照群（53 ％）に比べ有意に高く，長期予後の改善に有効であるとされています．血清クレアチニン 1.5 mg/dL 以下および尿タンパク 1.0 〜 3.5 g/日を呈する症例において，メチルプレドニゾロン 1 g の 3 日間投与を 1 クールとして，隔月で計 3 回施行します．一方，血清クレアチニン 1.5 mg/dL 以上を呈する症例での有効性に関しては明確なエビデンスはありません．IgA 腎症はステロイドを中心とした治療で寛解導入される例もあり，自覚症状がなくても血タンパク尿は早期に診断して治療を開始する必要があります．

❸扁桃摘出術（扁摘）＋ステロイドパルス療法

扁桃摘出＋ステロイドパルス療法が臨床的寛解を多くするという意見もありますが，前向き研究では否定的な結果も出ており，今後のさらなる検討が待たれます．

❹降圧薬

高血圧または正常高値血圧を呈する症例を対象とし，130/80 mmHg 未満（ただし，尿タンパクが 1 g/日以上の場合は 125/75 mmHg 未満）を降圧目

標とします．アンジオテンシン変換酵素阻害薬（ACEI）やアンジオテンシンⅡ受容体拮抗薬（ARB）が第一選択薬となります．腎機能低下例においても，血清クレアチニン値やK値に注意しながら少量から投与し，漸増します．降圧や抗タンパク尿効果が不十分であれば，少量の降圧利尿薬またはCa拮抗薬を併用，さらに不十分であれば，ほかの降圧薬を併用します．正常血圧の症例においても，両薬物は抗タンパク尿効果を発揮しますが，わが国では保険適応はありません．

❺免疫抑制薬

血清クレアチニン1.5 mg/dL以上，中等度〜高度の組織障害を有する進行性IgA腎症に対して，シクロホスファミドやアザチオプリンが副腎皮質ステロイドとの併用において腎機能保持に有効であるとする成績があります．

❻抗血小板薬

ジピリダモールやジラゼプ塩酸塩はタンパク尿減少効果を有しますが，腎機能障害の進展抑制に関する有効性は明らかではありません．

❼抗凝固薬

腎生検で半月体形成，糸球体硬化，糸球体係蹄のボウマン嚢との癒着などが目立つ場合はワルファリンを用いますが，入院患者ではヘパリンを用いることもあります．

本症例では，生活習慣の是正，食事療法を行ったうえで，レニン・アンジオテンシン系阻害薬（ACEI，ARBなど）を中心とした降圧療法（130/80 mmHg未満を目標）を行います．

POINT

IgA腎症は組織学的重症度と臨床的重症度を加味することにより，透析導入リスク群ごとの治療を考慮すべきである．

＜参考文献＞

1) Catrran, D.C. et al.：The Oxford classification of IgA nephropathy：Pathology definitions, correlations, and reproducibility. Kidney Int., 76：534-545, 2009

2）Roberts, I.S. et al.：The Oxford classification of IgA nephropathy：Rationale, clinicopathological correlations, and classification. Kidney Int., 76：546-556, 2009
3）Pozzi, C. et al.：Corticosteroid effectiveness in IgA nephropathy：long-term results of a randomized, controlled trial. J. Am. Soc. Nephrol., 15：157-163, 2004
4）厚生労働科学研究費補助金難治性疾患克服研究事業 進行性腎障害に関する調査研究班報告 IgA腎症分科会 IgA腎症診療指針―第3版―．日本腎臓学会誌，53：123-135, 2011
5）「エビデンスに基づくCKDガイドライン2009」（日本腎臓学会／編），東京医学社, 2009
6）「CKD診療ガイド」（日本腎臓学会／編），東京医学社, 2009

<森戸直記，山縣邦弘＞

第5章 腎疾患 ❷ 糖尿病性腎症

微量アルブミン尿を認める糖尿病患者
～糖尿病性腎症の進行防止のための治療～

症例 58歳の男性．10年来の糖尿病で，5年前より内服治療を受けていた．身長170 cm，体重82 kg，血圧140/84 mmHg，脈拍78/分．眼底は福田分類で両眼ともA0．HbA1c 7.8 %．随時尿では，尿タンパク陰性，尿潜血陰性．尿中微量アルブミン150 mg/gクレアチニン．推定GFR 140 mL/分/1.73 m^2．

研修医「尿中微量アルブミンが出てきているようですが，腎機能は良好です」
指導医「腎機能は本当に良好と判断していいのかな？血糖管理が大切だけど，降圧もしなくてはならないね」

Question

Q1 腎機能は良好と考えてよいのだろうか？
Q2 この症例でまず行うべきことは何だろうか？
Q3 どのような種類の降圧薬を投与すればよいだろうか？

ヒント
- GFRが亢進した状態（過剰濾過）が続くとやがて試験紙法でも尿タンパクが陽性となり，その後腎機能は低下する
- 初期の糖尿病性腎症の進行防止に，糸球体過剰濾過を軽減する薬物が有効である

Answer

A1 糖尿病の初期にはGFR（糸球体濾過量）が亢進する．この症例は微量アルブミン尿が存在するため糖尿病性腎症の第2期（早期腎症期）に相当する．GFRが亢進した状態（糸球体過剰濾過）が続くとやがて試験紙法でも尿タンパクが陽性となり（第3期A顕性腎症前期），その後腎機能は低下して，推定GFR 60 mL/分/1.73 m^{2}未満となる（第3期B顕性腎症後期）．したがって，このような例を放置した場合の予後はよいとは言えない

A2 まず厳格な血糖コントロール（目標HbA1c 6.5％未満）を行うことと，食事療法や運動療法で適正な体重として糸球体過剰濾過を軽減させることが重要である

A3 食事療法や運動療法を行い，さらに高血圧を合併していれば，糸球体過剰濾過を軽減するACEIやARBを投与する

解　説

■糖尿病性腎症の治療

1）血糖コントロール

　　厳格な血糖コントロール（目標HbA1c 6.5％未満）は，糖尿病性腎症の発症および進行を抑制します．肥満を伴う糖尿病患者の場合，まずは適切なカロリー制限と運動により，体重のコントロールを含めた生活習慣の改善を優先します．薬物療法では，顕性腎症後期以降（CKDステージ3～5に相当）では経口糖尿病薬・インスリン治療の際に**低血糖に対する注意が必要**となり，腎不全期（ステージ4，5に相当）ではインスリン治療が原則です．

2）食事療法

　　タンパク制限食は，顕性腎症期以降（CKDステージ3～5に相当）の糖尿病性腎症の進行を抑制する可能性があります．顕性腎症期（CKDステージ3～5に相当）の場合，0.6～0.8 g/kg標準体重/日のタンパク制限を行います．CKDステージにかかわらず，高血圧を合併している症例には減塩食の指導を行います．

3）運動療法

　　正常および微量アルブミン尿期（CKDステージ1，2に相当）では，中等度以下の強度の運動を行うことがコンセンサスより推奨されます．顕性腎症

〜腎不全期（CKDステージ3〜5に相当）では，散歩などを推奨し日常生活における身体活動量の極度の低下に注意します．ただし増殖性網膜症や虚血性心疾患を合併している場合には運動制限が必要となります．

4）血圧コントロール

高血圧を合併した糖尿病患者では，ACEIやARBを中心とした降圧療法により，130/80 mmHg未満に管理します．

5）そのほかの管理

2型糖尿病では，**HMG-CoA還元酵素阻害薬（スタチン）によるアルブミン尿の減少効果**が報告されています．また，フェノフィブラートによって，**2型糖尿病患者のアルブミン尿の減少効果**がFIELD試験[1]などにて報告されました．ただし，血清クレアチニン値が，フェノフィブラートでは2.5 mg/dL以上，ベザフィブラートでは2.0 mg/dL以上で「禁忌」となっており，腎機能低下がある場合には，横紋筋融解症などの副作用に十分注意する必要があります．

6）多角的強化療法

2型糖尿病においては，チーム医療による厳格な血糖・血圧管理，ACEIあるいはARB投与，スタチン，低用量アスピリン投与，運動・禁煙指導などの多角的強化治療により早期糖尿病性腎症の進行や心血管イベント発生が抑制されることがSteno-2研究[2]にて示されました．

したがって，早期腎症（CKDステージ1，2に相当）から血糖コントロール（HbA1c 6.5％未満），血圧コントロール（ACEI，ARBを中心に130/80 mmHg未満），脂質管理（スタチン系薬），低用量アスピリン投与，生活食事指導による肥満防止などにより積極的に介入し，さらに病期の進行した糖尿病性腎症患者では，摂取タンパク質制限などの食事療法を併用することが推奨されています．

本症例では，食事療法や運動療法を行い，さらに薬物療法で厳格な血糖コントロールを行います．高血圧を合併していれば糸球体過剰濾過を軽減するレニン・アンジオテンシン系阻害薬（ACEI，ARBなど）を中心とした降圧療法を行います．

> **つまずきポイント**　糸球体過剰濾過を放置すると尿タンパクが陽性となり，その後腎機能は低下してしまう．

POINT

レニン・アンジオテンシン系阻害薬（ACEI や ARB）は糖尿病性腎症の進行を抑制する．

＜参考文献＞

1) Keech, A. et al.: Effects of long-term fenofibrate therapy on cardiovascular events in 9795 people with type 2diabetes mellitus (the FIELD study) : randomised controlled trial. Lancet, 366：1849-1861, 2005
2) Gaede, P.: Multifactorial intervention and cardiovascular disease in patients with type 2 diabetes. N. Engl. J. Med., 30：383-393, 2003
3) 「エビデンスに基づくCKD診療ガイドライン2009」（日本腎臓学会/編），東京医学社, 2009

＜森戸直記, 山縣邦弘＞

第5章 腎疾患 ❷ 糖尿病性腎症

顕性腎症期および腎不全期における糖尿病性腎症
～インスリンの体内動態に注意～

症例 65歳の男性．15年前に糖尿病を指摘された．その後も健診のたびに糖尿病を指摘されていたが放置していた．3カ月前より下肢の浮腫が目立つようになり，来院した．身長165 cm，体重82 kg，血圧160/88 mmHg，脈拍72/分．空腹時血糖88 mg/dL，HbA1c 5.8 %．両下肢の知覚，振動覚の低下を認めた．眼底所見：両眼に福田分類B1-2の増殖性網膜症を認めた．血清総タンパク4.6 g/dL，血清アルブミン2.2 g/dL，血清クレアチニン3.58 mg/dL．尿検査では，尿タンパク3＋，尿潜血陰性．尿中タンパク6.7 g/日，尿中NaCl 15.3 g/日，タンパク異化率（推定タンパク摂取量）80 g/日．

研修医「ネフローゼ症候群をきたしています．血糖は正常ですが，糖尿病性腎症なのでしょうか？」

指導医「健診は受診しているようだから，もちろん病歴は確認する必要もあるね．合併症はどうだろう．これでは，食事指導もしっかり行う必要があるね」

Question

Q1 糖尿病性腎症と診断してよいのだろうか？どうして血糖は正常化しているのであろうか？

Q2 本例の食事指導はどうすればよいだろうか？

Q3 降圧の目標値はどうすればよいだろうか？

ヒント ・顕性腎症期以降でも，ACEI，ARB投与により血圧をコントロールすることが推奨される．本例では1日尿タンパク量は1 gを超えている

Answer

A1 血尿を伴わないネフローゼ症候群をきたしており，糖尿病の罹病歴が5年以上であること，網膜症や神経症などの糖尿病の合併症が存在することなどから，糖尿病性腎症といえる．腎不全時にはインスリンの代謝や排泄が低下し，血糖コントロールが良くなることが多い

A2 顕性腎症期（CKDステージ3〜5に相当）の場合，0.6〜0.8 g/kg標準体重/日のタンパク制限を行う．本例では，標準体重が60 kgなので，36〜48 g/日となり約40 g/日前後のタンパク制限が必要である．よって過剰なタンパク摂取がされている．食塩摂取量は6 g/日未満の減塩指導が推奨される．
（参考）以下のMaroniの式を用いて単位理想体重あたりの1日尿中尿素窒素排泄量からタンパク異化率を求め，患者のタンパク摂取量を推定することができる．nPCR（タンパク異化率）(g/日) ＝ 6.25 ×［尿中尿素窒素排泄量（g/日）＋ 0.031 ×体重（kg）］

A3 顕性腎症期以降（CKDステージ3〜5に相当）でも，ACEI，ARB投与により130/80 mmHg未満にコントロールすることが推奨される．本例では尿タンパク1 g/日以上であり125/75 mmHg未満が降圧目標とされる

解説

1 糖尿病性腎症の診断

　糖尿病性腎症の診断の根拠として，持続性もしくは間歇性タンパク尿を認めることのほかに，糖尿病の罹病歴が5年以上であること，網膜症や神経症などの糖尿病の合併症が存在することなどが挙げられます．**腎不全時にはインスリンの代謝や排泄が低下し，血糖コントロールが良くなることが多いです**．また，SU薬などの経口糖尿病薬は体内に蓄積され，遷延性低血糖を起こすため，血清クレアチニン値2.0 mg/dL以上で中止し，体内動態の特徴から**腎機能障害でも使用可能なα-グルコシダーゼ阻害薬，グリニドやDPP4阻害薬などに変更します**．腎不全期（CKDステージ4，5に相当）ではインスリン治療が原則となりますが，**インスリンの半減期が長くなるため低血糖に十分な注意が必要です**．

> **つまずきポイント** 腎不全時にはインスリンの代謝・排泄が低下し，血糖が正常化することが多いので，血糖値のみに惑わされないように注意する．

2 顕性腎症期および腎不全期における糖尿病性腎症の治療上の注意点

1）降圧薬の選択

前項同様，厳格な血糖コントロール，血圧コントロール，食事療法，生活指導を行います．このステージにおいても**腎機能保持とCVD（心血管病）の発症予防のためACEI，ARB投与により血圧を130/80 mmHg未満にコントロールすることが推奨**されます．また，**尿タンパク1 g/日以上では125/75 mmHg未満が降圧目標**とされます．この目標を達成するためには複数の降圧薬の併用が必要となることが多くなります．また，ACEI/ARB投与中に高K血症（K 5.5 mEq/L以上）をきたす場合には，減量や中止を考慮します．それでも降圧目標に到達しない場合は長時間作用型Ca拮抗薬，利尿薬を併用し，尿タンパク1 g/日未満を目標としてコントロールすることが望ましいです．

糖尿病性腎症で，さらなる腎機能の低下を示すとき（第3期-B以降）は，透析の準備もふまえ腎臓専門医へ紹介します．

進行した糖尿病性腎症では，浮腫やネフローゼ症候群を呈することが多く，利尿薬で対処しますが，高度の低タンパク血症を伴った場合には利尿薬に反応しないことも多く，体外循環を用いた除水が必要になることがあります．

2）腎性貧血

また，貧血は心不全の独立した増悪因子であり，貧血の治療により生命予後の改善が期待できます．さらにCKD患者において，腎疾患，貧血，心疾患が互いに影響し合う悪循環を形成するという**心腎貧血症候群**（cardio-renal-anemia syndrome）が提唱され，貧血治療が勧められています．

2008年版日本透析医学会「慢性腎臓病患者における腎性貧血治療のガイドライン」では，透析導入前の腎不全患者に対するESA（赤血球造血刺激因子製剤）療法の目標ヘモグロビン濃度として，11 g/dL以上が推奨されています．一方，CHOIR研究において，ヘモグロビンを高めに維持した群（13.5 g/dL目標）がヘモグロビンを低めに維持した群（11.3 g/dL目標）より死亡，心筋梗塞，心不全による入院，脳卒中の発症が増加すると報告されました[1]．ただし，この保存期腎不全患者の約1/3は心筋梗塞・脳卒中の既往・冠動脈

バイパス術（coronary artery bypass graft：CABG）や経皮的冠動脈インターベンション（percutaneous coronary intervention：PCI）後・四肢切断後の患者であり，重篤な心血管系合併症を有する症例を多く含む集団のため，その結果を日本人に直接当てはめることはできませんが，ヘモグロビン濃度が13 g/dLを超えた場合にはESAの減量あるいは休薬を考慮することになっています．ただし，重篤な心・血管系疾患を合併している患者では，ヘモグロビン濃度が12 g/dLを超えた時点で減量あるいは休薬を考慮するべきであるとしています．

本症例では腎不全を呈しており，食事療法（タンパク制限，塩分制限食），生活指導を行います．高血圧に対しレニン・アンジオテンシン系阻害薬（ACEI，ARBなど）を中心とした降圧薬を投与します．その際，高K血症に注意します．腎性貧血があれば赤血球造血刺激因子製剤の投与をして，貧血を是正します．

POINT

進行した糖尿病性腎症では，腎性貧血や浮腫の管理が問題となってくる．

＜参考文献＞

1) Singh, A. K. et al.：CHOIR Investigators. Correction of anemia with epoetin alfa in chronic kidney disease. N. Engl. J. Med., 355：2085-2098, 2006
2) 「エビデンスに基づくCKD診療ガイドライン2009」（日本腎臓学会/編），東京医学社，2009
3) 「CKD診療ガイド」（日本腎臓学会/編），東京医学社，2009
4) 「慢性腎臓病患者における腎性貧血治療のガイドライン」（日本透析医学会/編），2008

＜森戸直記，山縣邦弘＞

第5章 腎疾患 ❸CKD

貧血の出現してきたCKD患者
~腎性貧血治療の開始時期とHb目標値~

症例 慢性腎炎のため通院中の55歳男性．血清クレアチニン値は徐々に上昇傾向で，2年前は2.0 mg/dL程度であったが，今年になり3.0 mg/dLとなってきた．1年前くらいから貧血傾向にあり，4カ月前にはHb値は9.0 g/dL．腎性貧血と考えてエリスロポエチン製剤の皮下投与を開始したところ，先週の外来受診時には12.5 g/dLとなっていた．

指導医「腎不全に伴う貧血にはさまざまな原因が考えられるね」
研修医「服薬数も多く消化管出血も原因と考え検査をしましたが，否定的でした．エリスロポエチンを投与してから貧血はかなり改善してきていますし，ご本人も息切れが少なくなったと言っていました．正常値までもう一息ですので，投与を続けようと思います」
指導医「確かによく反応しているようだが，改善しすぎると問題が起こることもあるので注意が必要だよ」
研修医「え，正常値まで改善させてはいけないのですか？」

Question

- Q1 CKD患者にみられる貧血にはどのような原因が考えられるか？
- Q2 腎性貧血でのエリスロポエチン投与開始時期はいつであろうか？
- Q3 腎性貧血での治療目標Hb値はどのくらいであろうか？

ヒント
- 腎臓で造血因子エリスロポエチンが産生される
- 鉄欠乏などほかの造血を妨げる因子があると，エリスロポエチンに反応しない
- 貧血は腎不全増悪因子の1つでもある
- 過度の貧血改善は有害反応をきたすことがある

Answer

A1 腎性貧血，鉄欠乏性貧血など
A2 Hb値11 g/dL未満となったとき
A3 Hb値11〜13 g/dL

解説

1 腎不全に伴う貧血の原因

　腎不全では，腎近位尿細管間質細胞からのエリスロポエチン（EPO）産生が低下します．そのため血中EPO濃度が上昇せず（健常人での正常範囲内であっても，貧血患者としては異常低値であるので注意が必要），正球性正色素性貧血となり，これを腎性貧血と呼びます．**大部分の慢性腎臓病患者では，腎機能の低下とともに腎性貧血が出現しますが，一般にはeGFR（推定GFR）値が60 mL/分/1.73 m^{2}以下（つまりCKD stage3）となると顕在化します．** ただし基礎疾患によっても出現時期は多少異なり，**糖尿病性腎症では出現が早く，多発性嚢胞腎では比較的遅い**といわれています．このように腎不全が貧血を悪化させるのですが，また**貧血も腎虚血を起こすことで腎不全を悪化**させますので，適切な治療が必要です．

　腎不全に伴う貧血として最多のものは腎性貧血ですが，このほかにも表のようにさまざまな原因による貧血を合併します．特に多いのが鉄欠乏性貧血です．CKD患者の30％以上で鉄欠乏性貧血を合併しているほか，造血亢進

表　EPO不応性貧血の主な原因

・鉄欠乏（最多）
・ビタミンB_{12}，葉酸欠乏
・感染症
・悪性腫瘍
・慢性炎症
・副甲状腺機能亢進症
・出血
・低栄養
・尿毒症

による機能的鉄欠乏はほぼ必発であるとされます．鉄欠乏性貧血などを合併していると，EPOに対する反応が弱く（EPO不応性貧血），治療に大量のEPOを要します．そのためEPO投与時には，血清鉄60μg/dL以上，血清フェリチン値100 ng/mL以上，鉄飽和度（＝血清鉄濃度/総鉄結合能）20％以上を保つように適切な鉄補充療法が必要です．また鉄欠乏性貧血の背後に悪性腫瘍が隠れていることも多く，注意を要します．

2 腎性貧血治療の実際

腎性貧血の治療は，急激な消化管出血などの場合に輸血が行われますが，そうでない場合には組換え型ヒトEPO製剤，または糖鎖を付加させ半減期を延長させたEPO製剤（両者を合わせて赤血球造血刺激因子製剤：erythropoiesis stimulating agent，ESAと総称）を投与します．前述のように貧血が腎不全を進展させること，さらにESA投与により腎不全進展が抑制されることも示されてきており[1]，**保存期（非透析）**腎不全であっても，早期からESA投与が行われるようになってきました．

一方，健常人の正常値（Hct 40％程度）まで貧血是正することの有用性は明らかになっていません．外国での研究ですが，**Hb値を13 g/dL以上にしてもさらなる有用性はなく，心血管系合併症が増えたという報告**[2,3]もあります．これらを踏まえて，現在の日本での保存期腎不全における腎性貧血治療のガイドラインでは，**ESAの投与開始基準はHb値11 g/dL未満，目標Hb値は11～13 g/dL**（重篤な心血管系合併症のある場合には11～12 g/dL）とされています．

> **つまずきポイント** 過度の貧血改善は有害反応をきたす．

ESA投与による有害反応としては，血圧上昇がみられるほか，稀ではありますが赤芽球癆の報告があります．

本症例ではEPO投与量を減らして現在のHb値を維持しています．

POINT

腎機能低下の比較的早期から腎性貧血が出現する．Hb値11 g/dL未満を基準にESA製剤を開始し，11～13 g/dLを目標にする．潜在的鉄欠乏にある場合には，適宜鉄補充療法を併用しないとESA反応性が悪い．

<参考文献>

1) Gouva, C. et al. : Treating anemia early in renal failure patients slows the decline of renal function : a randomized controlled trial. Kidney Int., 66 : 753-760, 2004
2) Drüeke, T. B. et al. : Normalization of hemoglobin level in patients with chronic kidney disease and anemia. N. Engl. J. Med., 355 : 2071-2084, 2006
3) Singh, A. K. et al. : Correction of anemia with epoetin alfa in chronic kidney disease. N. Engl. J. Med., 355 : 2085-2098, 2006
4) 「CKD診療ガイド」（日本腎臓学会/編），日腎会誌，49 : 757-870, 2007
5) 「2008年版慢性腎臓病患者における腎性貧血治療のガイドライン」，透析会誌，41 : 159-167, 2008

<鶴岡秀一>

第5章 腎疾患 ❸CKD

糖尿病性腎症患者の高カリウム血症
~カリウム吸着薬に追加する治療法~

症例 10年来の糖尿病による慢性腎障害のため通院中の50歳男性．腎機能は緩やかに悪化傾向にあり，血清K値も高めで1カ月前にはクレアチニン値は1.8 mg/dL，K濃度5.2 mEq/Lであった．1カ月ぶりの本日の外来採血では，クレアチニン2.0 mg/dL，K濃度は6.2 mEq/Lであった．検体の溶血はなく，全身状態にも大きな変化はなかった．

指導医「慢性腎不全に伴う高K血症も外来で遭遇するね」
研修医「食事によるK制限がうまくできていないのだと思います．高K血症は致死性不整脈の原因ともなりうるので，もう一度食事指導を徹底するとともに，陽イオン交換樹脂の内服を始めました」
指導医「食事指導や陽イオン交換樹脂も必要だけど，急に今回上昇した理由に食事以外の可能性もないのかな？」
研修医「そういえば高K血症にしては，意外と腎不全が軽微な気もしてきました」

Question

Q1 高K血症の原因にはどのようなことが考えられるだろうか？
Q2 高K血症の治療法にはどのようなものがあるだろうか？

ヒント
- K濃度は食事（点滴）による摂取と尿や便への排泄のバランスで決まる
- 尿へのK排泄はいくつかのホルモン，血液pHなどの制御を受ける
- 赤血球・筋など細胞内からのK放出によっても血清K値は上昇する

Answer

A1 ❶ K摂取の増加
❷ 腎からの排泄障害〔脱水，併用薬による腎障害，K保持性利尿薬，低アルドステロン症，代謝性アシドーシスの出現（特に尿細管性アシドーシス4型）など〕
❸ 細胞内からのK放出（アシドーシス，横紋筋融解など）

A2 ・不整脈出現など急性期治療が必要なとき：塩化カルシウム・一時的ペーシングなどに引き続いて炭酸水素ナトリウム・インスリン（＋グルコース）の静脈内投与，陽イオン交換樹脂注腸，血液透析
・急性期治療の不要なとき：食事指導とともに陽イオン交換樹脂，炭酸水素ナトリウム経口投与

解説

1 高カリウム血症の原因

高K血症は，血清K値5.5 mEq/L以上と定義されます．通常体内にはおよそ3,500 mEqのKが主に細胞内に貯蔵されています．一方およそ100 mEq/日のKを食事として摂取し，これに見合ったKを尿（およそ90 mEq/日）および便中（およそ10 mEq/日）へ排泄することで体液バランスを保っています（図）．

高K血症はこれらのバランスが破綻した状態で，表のように3つの原因が

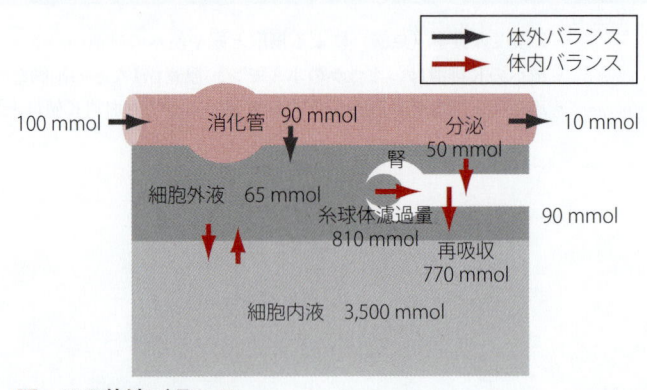

図　Kの体液バランス
文献2より引用

高K血症の原因
・K摂取の増加（特に腎不全がある場合）
・細胞内からのK放出 　　アシドーシス，低インスリン血症 　　筋疾患（横紋筋融解など）
・K尿中排泄の減少 　　腎不全の出現・悪化（特に脱水，併用薬による腎障害） 　　K排泄を減らす薬物の使用（K保持性利尿薬，β遮断薬，レニン-アンジオテンシン系抑制薬など） 　　低アルドステロン症 　　代謝性アシドーシス（特に尿細管性アシドーシス4型）

考えられます．最も頻度が高いのは腎不全の出現・悪化によるK排泄障害で，脱水や腎障害を起こしやすい薬物（例えばNSAIDs）の併用が背後にあることが多いようです．このほかにアシドーシスがあると，腎からのK排泄を低下させます．特に糖尿病性腎症では腎機能障害が軽微な時期にも低レニン性低アルドステロン症による尿細管性アシドーシス4型を併発することが多く注意が必要です．

また筋肉・血球などの細胞内には多量のKがあり，筋崩壊の際には多量のKが血液中へ放出されます．アシドーシス時には血液中の水素イオンと交換にKが血液内へ放出されることによっても高K血症となります．

> **つまずきポイント** 糖尿病性腎症では，尿細管性アシドーシス4型の併発により高K血症をきたしやすいことに注意．

2 高カリウム血症の治療

極度の高K血症は致死性不整脈をきたしうるので，心電図をとり必要に応じて塩化カルシウム投与・一時的ペーシングなど即時治療が必要で，その後に血液K濃度を下げる治療を行います．緊急性のある場合にはインスリン（＋グルコース）の静脈内投与，アシドーシス改善のために炭酸水素ナトリウムの静脈内投与や陽イオン交換樹脂（ケイキサレート®）注腸を行います．

本症例のように緊急性のない場合には，摂取量を減らすための食事制限（通常40 mEq/日）とともに陽イオン交換樹脂内服を開始します．**陽イオン交換樹脂にはNa-K交換樹脂とCa-K交換樹脂がありますが，腎不全の場合にはNa負荷をきらってCa-K交換樹脂を用いることが多いようです．** どちらも便

秘を起こすことがあり注意を要します．また**代謝性アシドーシス，特に上記の尿細管性アシドーシス4型のある場合には炭酸水素ナトリウムによる補正が重要**ですが，浮腫の悪化に注意します．

　本症例では血液ガス所見などから尿細管性アシドーシスが考えられたので陽イオン交換樹脂（ケイキサレート®）に加え，炭酸水素ナトリウム（1.5 g/日）を併用開始しました．

POINT

腎不全が軽微な時期でも，代謝性アシドーシスがあると高K血症をきたすことがある．その場合には陽イオン交換樹脂だけではなく炭酸水素ナトリウムを適切に併用すると有効である．

<参考文献>
1) Rose, D. B. : Clinical physiology of acid-base and electrolyte disorders. pp888-930, McGrawhill, 2000
2) 「パワーポイントで学ぶ腎臓のはたらき」（今井正/著），東京医学社，2004

<鶴岡秀一>

第5章 腎疾患 ❹ 血液透析

血清リン，PTH値の上昇している透析患者をみたとき考えること
～2次性副甲状腺機能亢進症の治療の目的～

症例 慢性腎炎による慢性腎不全のため血液透析歴8年の50歳男性．食事によるP摂取制限を指導しているが，血清Ca濃度9.0 mg/dL，P濃度7.0 mg/dLと高P血症が続いている．インタクトPTH濃度も上昇傾向にあり，先月には600 pg/mLを超えた．自覚症状はないものの2次性副甲状腺機能亢進症による線維性骨炎の進展が危惧される．

指導医「食事でのP制限を指導するのは難しいね」
研修医「インタクトPTH濃度もかなり上昇してきました．PTH減少効果のある活性型ビタミンD製剤投与をそろそろ開始しようと思います」
指導医「2次性副甲状腺機能亢進症治療として活性型ビタミンD製剤を使用するとPTH濃度は低下するだろうが，今のまま使用するには問題があるよ」
研修医「え，どんな問題があるんですか？」

Question

- **Q1** 2次性副甲状腺機能亢進症の機序は何であろうか？
- **Q2** 2次性副甲状腺機能亢進症に対する薬物療法とその有害反応にはどのようなものがあるだろうか？
- **Q3** 2次性副甲状腺機能亢進症治療の目的は何であろうか？

ヒント
- 2次性副甲状腺機能亢進症は腎不全に伴う高P血症が引き金となる
- 高Ca，高P血症は血管石灰化を起こす

Answer

A1 P排泄障害およびビタミンD活性化障害による低Ca血症，副甲状腺細胞のCa感知受容体機能の減少

A2 活性型ビタミンD製剤：高Ca・高P血症
Ca感知受容体作動薬：低Ca血症，吐き気

A3 線維性骨炎の改善とともに，血管石灰化を伴う動脈硬化による心血管系合併症発症を回避すること

解 説

1 2次性副甲状腺機能亢進症の発生機序とCKD–MBDの概念

慢性腎不全では尿へのP排泄障害による高P血症および腎でのビタミンD活性化障害により，低Ca血症が起こります．これが副甲状腺を刺激することで2次性副甲状腺機能亢進症が生じます．また**腎不全は副甲状腺細胞膜のCa感知受容体数を減少させることも低Ca時のPTH過剰分泌に関与します**．これらにより上昇したPTHが線維性骨炎を起こし，骨痛・骨折の原因となります（図1）．

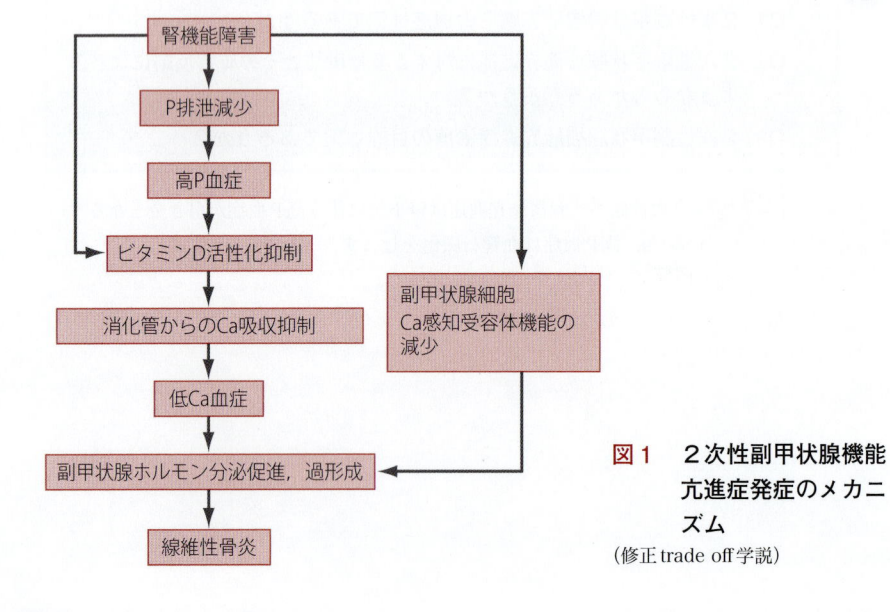

図1 2次性副甲状腺機能亢進症発症のメカニズム
（修正 trade off 学説）

上昇したPTHを直接的に抑制する方法として高用量の活性型ビタミンD投与が行われます．しかし，この有害反応として高Ca血症，高P血症が高頻度に起こります．また近年は副甲状腺細胞のCa感知受容体を直接刺激することでPTH分泌を抑制するCa感知受容体作動薬（シナカルセト）が発売されました．この薬物の有害反応としては，低Ca血症，消化器症状（吐き気など）があります．

　このように慢性腎不全に伴うCa・P代謝異常は骨病変を起こすことが問題なのですが，一方近年では**リン酸カルシウムの沈着による血管石灰化**を起こすことで動脈硬化に関与し，**心血管系イベント発生や生命予後**とも大きく関与することが判明しています．そのため慢性腎不全に伴うCa・P代謝異常による骨・血管などの疾患を総称して**CKD-MBD**（chronic kidney disease-mineral and bone disorder）と呼ぶようになっています．

2 2次性副甲状腺機能亢進症治療の目的と血清P，Ca，PTHの管理目標

　このようにCKD-MBDは心血管系イベントによる生命予後に大きく関与するのですが，その寄与度は**血清P濃度→血清Ca濃度→血清PTH濃度の順**とされています．したがってPTH低下療法よりも，まずP濃度をコントロールすることが優先されます．そして血清P，Ca値が管理目標内でPTH濃度が管理目標上限値を大きく超える場合に，PTH低下のための治療を行うことになります．横断的研究からではありますが，生命予後を最も延ばすための管理目標値は，週初めの透析前採血で血清P濃度3.5～6 mg/dL，血清補正Ca濃度〔Alb＜4 g/dLの場合は，実測Ca濃度＋（4－Alb濃度）〕8.4～10.0 mg/dL，インタクトPTH濃度は60～180 pg/mLとされます（図2）．

　血清P濃度を下げる方法としては，透析量の増加や食事によるP摂取制限とともに薬物療法（P吸着薬）を行います．吸着薬には古くから炭酸カルシウムが使用されていますが，Ca負荷になることが問題であり，近年はCa負荷のないセベラマー塩酸塩や炭酸ランタンも使用されています[2]．

　本症例ではCa負荷のない炭酸ランタンの併用を開始し，PTH濃度の変化をみました．

> **つまずきポイント** 心血管系イベントへの寄与度を考慮し，PTH低下療法よりP濃度のコントロールを優先すること．

第5章 腎疾患／4 血液透析

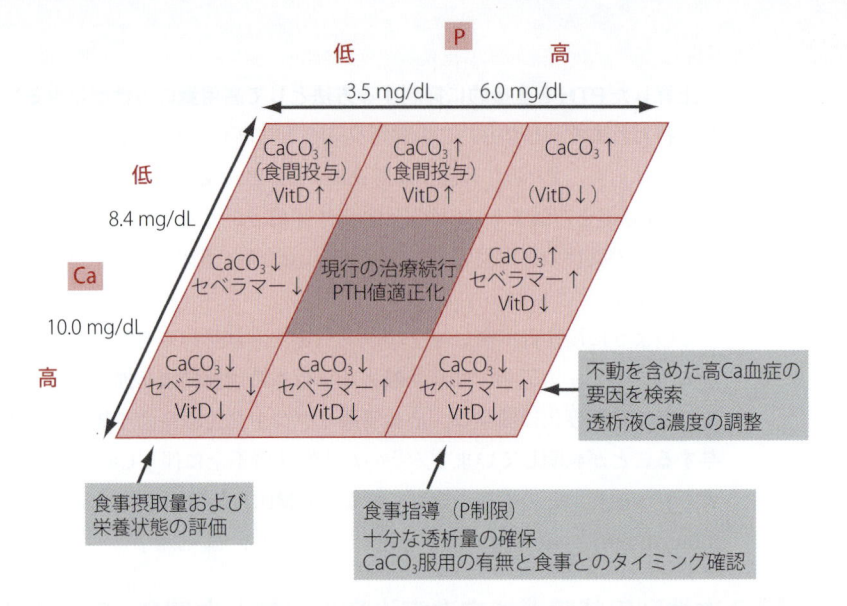

図2 透析患者におけるP, Ca治療管理法

高Ca血症ではVitDとCaCO₃減量・中止，高P血症ではVitD減量・中止とP吸着剤の増量を図る

高P血症で血清Caが管理目標値内のときのCaCO₃増量は高Ca血症の出現に留意し，3 g/dayまでの増量とする

高P血症で血清Caが管理目標値以下のときはCaCO₃でPのコントロールができないときにVitDを減量する

（文献1より転載）

VitD：活性型ビタミンD，CaCO₃：沈降炭酸カルシウム
＊炭酸ランタンはセベラマーと同じように使用できる

POINT

2次性副甲状腺機能亢進症において，心血管系イベントによる生命予後に最も寄与するのは血清P濃度である．血清P，Ca値が管理目標内でPTH濃度が管理目標上限値を大きく超える場合に，PTH濃度軽減のための治療を行う．

<参考文献>
1)「透析患者における二次性副甲状腺機能亢進症治療ガイドライン」．透析会誌，39：1435-1455，2006
2)「コメディカルのためのCKD療養指導マニュアル」（山縣邦弘/編），南江堂，2010

<鶴岡秀一>

第5章 腎疾患　❹ 血液透析

透析中に低血圧を起こす高血圧患者
~透析時低血圧の原因と対処法~

症例　糖尿病性腎症による慢性腎不全のため週3回維持透析中の58歳女性．血糖はインスリンで良好にコントロールされている．高血圧を以前から合併しており，Ca拮抗薬，RAS抑制薬，α遮断薬を併用しているが，透析前血圧は170/90 mmHgと高いままである．しかし透析後半には血圧が低下してしまい，透析を途中で中止してしまうこともある．最近は尿量も1日300 mLまで減少してきており，浮腫も出てきた．

指導医「高血圧なのに透析中に血圧が下がりすぎるようですね」
研修医「仕方がないので透析中だけ昇圧薬を併用してみようかと思います」
指導医「確かに昇圧薬も必要そうですね．ところで今飲んでいる降圧薬や透析条件は適正なのだろうか？」
研修医「え，考えてもみませんでした」

Question

Q1 この患者の透析時低血圧の主な原因は何であろうか？
Q2 対処法はどうしたらよいか？

ヒント
・血圧は血管内容量と血管抵抗で決まる
・透析患者は体液過剰以外にも，自律神経障害や心機能低下を合併していることが多い

Answer

A1 血管内容量減少に対する血管の反応性低下

A2 薬物療法：透析時昇圧薬の使用（経口薬：アメジニウムメチル硫酸塩，ミドドリン塩酸塩，ドロキシドパ，無効な場合にはノルアドレナリン，エチレフリン塩酸塩などの静脈内投与），透析中の浸透圧物質（マンニトール，グリセオール®）持続投与

非薬物療法：体液量の正常化，ドライウェイトの適正化，水分摂取制限による透析間体重増加の減少，血液ろ過透析への変更など

さらに体液過剰による高血圧に対して血管拡張薬の過剰投与があれば，体液量是正により血管拡張薬量を適正化する

解 説

1 透析時低血圧のメカニズム

透析で体液を除去（除水）する際には血管内容量が減少しますが，**血管外にある過剰な体液（例えば皮下の浮腫）が血管内に移動することで，血管内の容量を保とうとします．これをplasma refillingと呼びます．**また**血管自体も血管内容量低下による血圧低下があれば，代償性に収縮します．**さらに，心機能が正常であれば心拍出量を増やそうという代償性反応もみられます．

透析時低血圧は，透析に伴い血管内容量が減少した際に，適切な血管plasma refilling・血管収縮反応や心臓の代償性変化が起こらない場合に発生します（表）．通常でもplasma refillingの速度には限界があるので，**透析によって除水すべき体液量が多い場合には，相対的にplasma refillingが低下してしまい低血圧となります．これがplasma refillingの減少する原因として最多のものです**[1]．これ以外にも，低アルブミン血症があり，血清浸透圧が低い場合にはrefillingが低下します．さらに糖尿病や加齢や自律神経障害がある場合にも血管壁における過剰体液流入障害が起こります．

血管自体の収縮反応が減少する原因には，糖尿病，加齢，自律神経障害があります．また軽度の血圧低下に伴い臓器虚血が起こると，細胞内からATPの原料である血管拡張性物質アデノシンが細胞外に流出し，血圧低下を助長するともいわれています．さらにCa拮抗薬，α遮断薬など血管拡張型降圧薬を服用している場合（特に体液過剰に対してこれらを過剰に投与している場

表　透析（除水）に伴う低血圧の原因

血管外からの体液流入（plasma refilling）障害
・相対的な除水速度過剰……（最多） ・低アルブミン（低浸透圧）血症 ・血管壁自体の流入障害（糖尿病や加齢や自律神経障害など） ・体液枯渇（脱水）
血管自体の反応性収縮障害
・神経障害（糖尿病，加齢，自律神経障害など） ・血管拡張薬 ・臓器虚血による細胞内からのアデノシン放出
心拍出量の代償性増加不全
・心不全・心機能低下 ・β遮断薬

合）も収縮反応性が低下するので注意が必要です．

　心拍出量の代償が不十分な場合には，心不全・心機能低下がある場合やβ遮断薬を内服している場合があります．

> **⚠ つまずきポイント**　高血圧患者における透析時低血圧では，血管拡張型降圧薬の過剰投与に注意．

2 透析時低血圧の対処法

　plasma refilling低下を軽減させるためには，透析時間や透析回数増加により単位時間除水量を減らすことが有効です．しかし**除水量を増やす最大の原因は除水すべき過剰体液量が多いことですので，体液量（ドライウェイト）を適正にすること，水分・塩分制限により透析間の体重増加を少なくして除水せずにすむようにすることがとても重要です**[2]．また低浸透圧血症時などにはグリセオール®・マンニトール・高Na液など浸透圧物質を透析時投与することも有効です．

　血管収縮反応性を上昇させるためには，血管収縮薬を併用すると有効です．ただし**血管拡張薬を併用している場合には効果が相殺されるので**，可能であれば調整が必要です．

　経口の血管収縮薬としては，アメジニウムメチル硫酸塩，ミドドリン塩酸塩，ドロキシドパがあります．アメジニウムメチル硫酸塩は内因性ノルアドレナリンを介した交感神経刺激作用により血圧上昇させます．吸収は比較的

早く透析時に服用させますが，分布容積が大きく透析性が少ないため，透析終了後に反兆性血圧上昇を起こすことがあり注意を要します．ミドドリン塩酸塩はα₁刺激薬であり透析性は高いとされています．ドロキシドパはノルアドレナリン前駆物質であり体内で変換されて作用しますが，吸収が遅いので透析数時間前の内服が必要です．これらで不十分な場合にはノルアドレナリン，エチレフリンなどの静脈内持続投与が行われますが，過剰反応・不整脈などに注意が必要です．

以上のように透析間体液増加を是正することが透析低血圧治療の第一歩となるのですが，現実には血管拡張型降圧薬を中止できず，それに合わせて昇圧薬・浸透圧物質を併用する場合も多いようです．

心拍出量の代償性増加不全には，心筋梗塞のような元々ある心機能低下の原因を改善することが望ましいのですが，現実には困難なことが多いようです．またβ遮断薬が過剰である場合もあるので，可能であれば調整します．

本症例では，水分摂取制限を強化するとともにアメジニウムメチル硫酸塩を透析前に投与しました．

POINT

高血圧を伴う透析時低血圧には，摂取水分量を適正にしてplasma refilling低下を軽減することが大切である．体液過剰による高血圧に対して血管拡張型降圧薬を投与しても反応が悪く過剰投与となりがちであり，さらに透析中低血圧の原因ともなるので注意が必要である．

〈参考文献〉
1)「透析患者への投薬ガイドブック」（平田純生，他/編），薬業時報社，1999
2)「コメディカルのためのCKD療養指導マニュアル」（山縣邦弘/編），南江堂，2010

〈鶴岡秀一〉

第6章 リウマチ・膠原病 ❶ リウマチ

メトトレキサートは腎機能低下患者に使用できるか？
～腎機能障害がある関節リウマチ患者の治療方針～

症例 70歳の男性．3年前に関節リウマチ（RA）と近医で診断，治療されていたが，治療抵抗性のため当院に紹介された．現在はプレドニゾロン（PSL）10 mg/日，サラゾスルファピリジン（SASP：アザルフィジン®EN）500 mg/日で治療されている．血液検査では血算，肝機能に異常はないが，BUN 33 mg/dL，Cr 1.4 mg/dLと軽度の腎機能障害を認めた．尿所見に異常なく，腎生検は施行されていないが，30年来の高血圧があることから腎硬化症疑いとされている．HbA1c 7.3 %，CRP 5.6 mg/dL，赤沈 88 mm/時，リウマトイド因子320倍，抗環状シトルリン化ペプチド（CCP）抗体 284 U/mLと陽性．胸部X線に異常を認めない．関節X線では，手指，手関節に多数の骨びらんを認めた．圧迫骨折も胸椎に2カ所認め，背部痛が強い．RAの疾患活動性は，disease activity score（DAS28-ESR）5.3と高値に分類された．

研修医「疾患活動性が高いので，次の抗リウマチ薬はメトトレキサート（MTX：リウマトレックス®）でいいでしょうか？」
指導医「腎機能が悪いので，メトトレキサートが使えるかどうか，ギリギリぐらいだね．やめておいた方が無難だよ」

Question

- **Q1** MTXを使用してはいけない腎機能レベルは？
- **Q2** 腎機能障害に使用可能な抗リウマチ薬は？
- **Q3** この患者の治療方針は？

ヒント
・肝機能障害の副作用がある薬物でも，肝代謝とは限らない
・逆に腎機能障害の副作用がある薬物でも，腎代謝とは限らない

Answer

A1 クレアチニンクリアランス（CCr）30〜40 mL/分
または血清 Cr 2 mg/dL 以上
A2 サラゾスルファピリジン，タクロリムス
A3 生物学的製剤がベスト，副腎皮質ステロイドの関節注射を併用

解　説

1 高齢 RA 患者の治療方針

　高齢RA患者の治療は，感染症を合併しやすい，骨粗鬆症，臓器障害の合併が多いなど，治療薬の選択が難しいケースが多くみられます．だからと言って，副腎皮質ステロイドに頼ることなく，できるだけ抗リウマチ薬の適応を考えてみましょう．この症例では，PSLの副作用と思われる骨粗鬆症，圧迫骨折，糖尿病があります．RA患者にPSL 10 mg/日は維持量としては多く，これをできるだけ減量できるように努力します．

2 腎機能障害合併 RA 患者の治療方針

　日本人のestimated GFR（eGFR）計算式ですでに40 mL/分以下であり，**RA患者は筋肉量が少ないことを考慮すると，実際のCCrはもっと低いでしょう**．日本リウマチ学会作成による「関節リウマチ治療におけるメトトレキサート（MTX）診療ガイドライン2011年度版」では，**CCr 60 mL/分未満は低用量から開始し，30 mL/分未満は禁忌とされています**[1]．米国リウマチ学会でも，同様にCCr 30 mL/分未満は禁忌です[2]．MTX以外の抗リウマチ薬は禁忌とされていません（しかし推奨という意味ではありません）．このガイドラインには日本で使用頻度が高いブシラミン，タクロリムス，ミゾリビンは含まれていません．

> **つまずきポイント**　リウマチ患者は筋肉量が少なく，実際の腎機能はeGFRよりもっと悪いと考える．

　この患者さんの場合，これまでにSASPで治療されており，無効と思われるSASPを増量するよりは，別の抗リウマチ薬への変更が望ましいでしょう．経口薬にこだわらなければ，疾患活動性も高いため，生物学的製剤の使用が

ベストと考えられます．日本ではインフリキシマブ（レミケード®）はMTX併用が必須なので使えませんが，それ以外の薬物（エタネルセプト，アダリムマブ，トシリズマブ，アバタセプト）はMTXを併用しなくても使用可能です．

経口薬であれば，タクロリムス（プログラフ®）は血中濃度もモニターでき，高血圧，高K血症，腎機能悪化に注意しながら使用可能です．腎機能障害の患者さんには禁忌と考える先生もいますが，腎移植やループス腎炎に使用される薬物であることを考えれば，禁忌ではありません．添付文書上は慎重投与になっているため，少量から副作用が出ないことを確認しながら増量していきます．

レフルノミドは肝代謝のため，欧米では禁忌となっていませんが，日本では肺障害の副作用が多くみられたことから，新たに作成されたレフルノミド投与の推奨によると，**喫煙者，低体重，男性，腎機能障害，60歳以上は避けるべき**とされています[3]．

ミゾリビンは腎排泄のため，減量すれば使用可能ですが，薬物血中濃度測定は直接製薬会社に依頼しないとできないため，一般的ではありません．

大中関節が主な関節症状の場合は，副腎皮質ステロイドの関節注射の併用も有効です．経口薬を考慮する以前に適応を考えてもよいでしょう．整形外科の先生がよく使用するヒアルロン酸ナトリウム製剤（アルツ®，スベニール®）の関節注射は，RAに保険適応はありますが，ほとんど効果は期待できません．

本症例にはエタネルセプト25 mgの週1回投与を選択しました．

POINT

MTXは腎機能障害には禁忌である．

<参考文献>
1)「関節リウマチ治療におけるメトトレキサート（MTX）診療ガイドライン2011年版」（日本リウマチ学会MTX診療ガイドライン策定小委員会/編），羊土社
2) Saag, K. G. et al. : American College of Rheumatology 2008 recommendations for the use of nonbiologic and biologic disease-modifying antirheumatic drugs in rheumatoid arthritis. Arthritis Rheum., 59：762-784, 2008
3) Inokuma, S. et al. : Proposals for leflunomide use to avoid lung injury in patients with rheumatoid arthritis. Mod. Rheumatol., 18：442-446, 2008

<長嶋孝夫，簑田清次>

第6章 リウマチ・膠原病　❶ リウマチ

メトトレキサートによる肝機能障害を生じた関節リウマチ患者
～メトトレキサートは一度肝機能障害が生じたら禁忌薬か？～

症例　60歳の女性．約半年前に関節リウマチ（RA）を発症，ブシラミン（リマチル®）を3カ月間使用したが無効だったため，3カ月前からメトトレキサート（MTX，リウマトレックス®）6 mg/週に変更し，8 mg/週まで増量したところ，徐々に効果が認められてきた．しかしAST 83 U/L，ALT 156 U/Lと肝機能障害が出現し，今後の治療方針について相談を受けた．肝炎ウイルスはHBV，HCVともに陰性，抗核抗体，抗ミトコンドリア抗体陰性．腹部エコー検査でも肝胆道系に異常所見はない．

研修医　「せっかく効果も出てきているのに，肝機能障害が出てしまったので，もう使えないでしょうか？」

指導医　「そんなことないよ，減量して再度少しずつ増量すれば使えることもあるよ」

Question

- Q1　MTXの副作用には，ほかにどのようなものがあるか？
- Q2　MTXで肝機能障害が生じた場合は禁忌薬になるか？
- Q3　この症例の治療方針は？

ヒント
- MTXには用量依存性・非依存性の副作用がある
- MTXは葉酸代謝拮抗薬である

Answer

A1 骨髄抑制，間質性肺炎，口内炎など

A2 禁忌ではない

A3 減量して再開（例えば 4 mg/週）し，葉酸（フォリアミン®）を併用する

解説

1 MTXの副作用

　RA治療において，MTXはアンカードラッグ，要の薬と呼ばれています．RA治療を劇的に変えた生物学的製剤（抗TNF製剤）でさえ，単独治療よりもMTXを併用した方が，より有効性が増します．MTXをうまく使いこなすことがRA治療のコツです．例えば，抗菌薬を投与して肝機能障害が生じた場合は，皆さん通常禁忌にすることが多いでしょう．しかしMTXは違います．MTXには用量依存性の副作用と非依存性の副作用があり，**肝機能障害は用量依存性の副作用の典型**です．軽いものを含めれば，むしろ1/3くらいの症例に生じると思っていた方がよいくらいです．用量非依存性の副作用としては，間質性肺炎が有名ですが，頻度は低く1％前後です．こちらが生じた場合は通常禁忌になります．

　MTXの三大副作用として，骨髄障害，肝機能障害，間質性肺炎が挙げられますが，肝機能障害以外の頻度は低く，骨髄抑制も用量依存性の副作用であり，8 mg/週以下では，腎機能正常者にはほとんど生じません．MTXは葉酸代謝拮抗薬ですので，**葉酸を補充してあげれば用量依存性の副作用は軽減されます**．

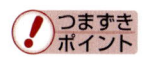

> **つまずきポイント**　MTXで肝機能障害が生じても禁忌とはならない．用量依存性の副作用は葉酸の補充で軽減される．

2 本症例の治療方針について

　まずMTXを中止ないし減量します．必ずしも次の外来まで中止しなくても大丈夫です．1週間のみ休薬し，翌週に半量くらいから再開し，葉酸（フォリアミン®）をMTX最終内服時間から24～48時間後に併用すると，次の外

来時にはほとんどの場合は改善しています．その後，4週ごとに1〜2 mgずつ，徐々に増量（1 mgずつ増量する場合はメトレート®を使用）していきます．

　葉酸をMTX開始と同時に併用するか，副作用が出てから追加するかは医師によって意見が異なり，効果減弱するからと使用しない医師もいます．どちらでもかまいませんが，個人的には8 mg/週以上の場合は，MTX最終内服48時間後にフォリアミン®5 mg/週を併用しています．日本リウマチ学会作成による「RA診療におけるMTX診療ガイドライン」でも，0.15 mg/kg/週以下の低用量では必ずしも併用しなくてよいとされています[1]．副作用リスクが高い症例（腎機能低下例，高齢者，複数NSAIDs併用）は，全例葉酸を併用します．

POINT

・MTXの肝機能障害は用量依存性の副作用であり，減量して再投与可能である
・葉酸（フォリアミン®）を併用する

〈参考文献〉

1）関節リウマチ治療におけるメトトレキサート（MTX）診療ガイドライン2011年版」（日本リウマチ学会MTX診療ガイドライン策定小委員会/編），羊土社，2011

〈長嶋孝夫，簑田清次〉

第6章 リウマチ・膠原病 ❷ 膠原病

リウマチ性多発筋痛症か，関節リウマチか診断に迷った際の治療方法
～MMP-3高値は関節リウマチと診断してよいか？～

症例 69歳の男性．比較的急性発症の全身関節痛，37℃台の発熱のため精査入院となった．特に肩甲支帯の関節痛が強いが，肩関節の腫脹は認めず，四肢関節では両手関節痛，腫脹も認められた．朝のこわばりは1日中持続するが，特に朝は強く，2時間程度認める．頭痛，血管雑音，側頭部の圧痛はない．CRP 9.8 mg/dL，ESR 110 mm/時，肝腎機能，電解質，尿所見に異常はない．リウマトイド因子，抗環状シトルリン化ペプチド（CCP）抗体，抗核抗体，MPO-ANCA，PR3-ANCAはすべて陰性，マトリックスメタロプロテアーゼ-3（MMP-3）238 ng/mL．胸部X線所見に異常を認めない．

指導医「診断に迷う症例だね」
研修医「手関節の腫脹もあるし，MMP-3も高値だし，抗CCP抗体は陰性ですが関節リウマチ（RA）ではないでしょうか？」
指導医「PMR（polymyalgia rheumatica，リウマチ性多発筋痛症）でも，関節の腫脹がみられることもあるよ．MMP-3はPMRでも上昇するしね」

Question

Q1 診断はRAでよいか？
Q2 MMP-3高値は関節リウマチといってよいか？
Q3 副腎皮質ステロイドが著効すれば，PMRといってよいか？
Q4 この患者の治療方針は？

ヒント
・MMP-3の疾患特異性は低い
・PMRでも関節腫脹がみられることがある

Answer

- **A1** どちらかは現時点では診断が困難
- **A2** MMP-3 高値だけでは RA とはいえない
- **A3** RA でも PSL 10〜20 mg/日も使用すれば著効したようにみえる
- **A4** プレドニゾロン（PSL）10 mg/日を投与

解説

1 リウマチ性多発筋痛症（PMR）

高齢者に多い疾患で，不明熱の鑑別に挙げられます．比較的急性発症しますが，RA と同様に朝のこわばりも強く，膝，手関節に関節炎が生じることもあります．60 歳以上に多い疾患ですが，60 歳未満の発症も1割ほどあり，典型的な急性発症ではなかったり，上肢帯の症状に乏しく，不定愁訴的に体が痛いと訴えることがあり，診断に迷うことがあります．高齢発症 RA はリウマトイド因子，抗 CCP 抗体陰性が多く，専門家でも診断に迷うことがあります．PSL が著効すれば PMR と診断できる，と海外の診断基準に含まれるものもありますが，PSL で 10〜20 mg も使用すれば RA でも著効したようにみえます．少量 PSL が効果不十分な場合は側頭動脈炎の合併を考える，とよく記載されていますが，逆に効果十分だからといって PMR とは限りません．

2 MMP-3 の有用性について

MMP-3 は RA の滑膜炎から分泌されることになっていますが，PMR でも滑液包炎が起こり，MMP-3 は上昇します[1]．また，理由はわかっていませんが，副腎皮質ステロイドが使用されている患者さんでも陽性になります[2]．そのため，PSL で治療開始してから遅れて MMP-3 を測定した場合は，すべて上昇します．MMP-3 は疾患標識マーカーではなく，大げさに言えば，関節炎がない疾患でも CRP が異常高値になる膠原病（PMR，血管炎，成人 Still 病など）では陽性になる，と考えておいた方がよいマーカーです．逆に，PMR が疑われ，身体所見で明らかな関節炎がないにもかかわらず MMP-3 高値の場合は，PMR の診断に有用な所見の1つとなります．

> **つまずきポイント** MMP-3は関節炎（RA）の疾患マーカーではない．

3 本症例の治療方針について

　まずは患者さんに，RAとPMRの鑑別が難しいことがあることをよく説明します．PMRに準じて，PSL 10 mg/日から開始し，治療反応性をみます．抗リウマチ薬は使用しません．PSLが著効してもPMRの診断は保留しておいて，PMRに準じてPSLを1 mgずつ徐々に減量してきます．PSLが5 mg程度になってもCRPが持続陰性，症状も全くなければPMRの可能性がより高く，減量中にCRPが陽性化したり，膝，手，肘などの関節腫脹が明らかになれば，RAと診断を変更し，抗リウマチ薬を追加します．

POINT
- PMRとRAの鑑別に迷う症例は意外と多い
- まずはPSL 10 mg/日投与してみる

＜参考文献＞
1) 青木葉子，他：当科におけるリウマチ性多発筋痛症の臨床的特徴．日本臨床免疫会誌，32：274-278, 2009
2) Nagashima, T. et al.：Comment on：Usefulness of anti-cyclic citrullinated peptide antibody and rheumatoid factor to detect rheumatoid arthritis in patients with systemic sclerosis. Rheumatology (Oxford)，50：994-996, 2011

＜長嶋孝夫，簑田清次＞

第6章 リウマチ・膠原病 ❸ その他

リウマトイド因子陽性，手指関節痛を訴える患者の治療方針
~本当に関節リウマチ（RA）でいいの？~

> **症例** 60歳の女性．数年前から手指のこわばりを自覚していたが，最近手指の関節痛が気になり受診した．朝のこわばりを30分程度認める．診察では，両手遠位指節間（DIP）関節，近位指節間（PIP）関節に腫脹を認めた．血液検査は血算，肝腎機能，電解質を含め異常はない．CRP 0.01 mg/dL，リウマトイド因子（RAPA）80倍，抗環状シトルリン化ペプチド（CCP）抗体＜4.5 U/mL以下．手関節X線写真を示す（図）．

指導医「どうもリウマチらしくないね」
研修医「どうしてですか？抗CCP抗体は陰性ですけど，リウマトイド因子は陽性だし，手指も腫れているみたいだし，手のX線では関節破壊も進んでますよ」
指導医「でも手指の腫脹は固い腫脹じゃない？関節破壊はあるけど，DIP関節の破壊も強いよ」

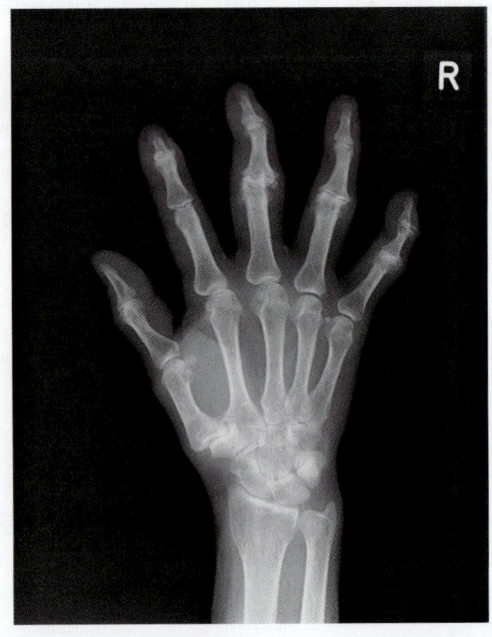

図 手関節X線写真

Question

Q1 RAで手指関節炎の生じやすい関節は？
Q2 リウマトイド因子陽性をどう考えるか？
Q3 関節X線でRAとほかの疾患が鑑別可能か？
Q4 この患者の治療方針は？

ヒント ・朝のこわばりの持続時間が関節リウマチにしては短い
・本症例の関節X線ではPIP関節のみならず，DIP関節変化も目立つ

Answer

A1 PIP関節，中手指節（MCP）関節，手関節
A2 健常人でも高齢になるとリウマトイド因子陽性率が増加する
A3 関節破壊部位，関節破壊の特徴により鑑別できることが多い
A4 何も処方しない（非ステロイド性抗炎症薬：NSAID）

解　　　説

1 変形性関節症（osteoarthritis：OA）

　OA患者は高頻度にリウマチ膠原病外来を訪れます．学生時代に習った，DIP関節に生じるHeberden結節が有名ですが，PIP関節にも腫脹をきたし，Bouchard結節と呼ばれます．朝のこわばりは，RAと比べ持続時間が短く，「布団の中で手を何度かグーパーするととれる」「朝食の準備をしているうちに気にならなくなる」という訴え方をします．RAの場合は，午前中いっぱい，1日中こわばるなど持続時間が長いのが特徴です．CRPが陰性だからRAは否定的，とは言えず，手指の小関節腫脹だけの場合は陰性のこともよくありますので，CRPに頼りすぎてはいけません．同様に，抗CCP抗体陰性だからRAではない，という除外診断もいけません．身体所見，触診が大切で，**OAの場合はRAと比べ固い腫脹（骨性腫脹）に感じられます**．RAも変形が進み，関節破壊が進行した場合は骨性腫脹のように感じることもあります．**OAの関節X線所見の特徴は，①骨棘形成，②軟骨下骨硬化，③軟骨下骨嚢**

胞，④関節裂隙狭小化です．この症例では，右3-5 PIP関節に著明な骨棘形成がみられます．

> ⚠️ **つまずきポイント** RAと間違えて，不要な抗リウマチ薬を使用しない．

2 リウマトイド因子

　リウマトイド因子は加齢により陽性率が高くなり，60歳以上では5％，70歳以上では10〜25％と報告されています[1]．この症例の場合，年齢は60歳ですが，力価も80倍と低く，RAを疑っていない場合の低力価陽性は，特別有意とは言えません．**抗CCP抗体の方がRAにより特異性が高い**ため，こちらを測定してみましょう．

3 本症例の治療方針について

　手のOAの治療はよい治療法はなく，NSAIDくらいしかありません．しかし長期間服用する必要もあまりなく，症状が強い時期のみ短期間使用します（例：セレコックス® 100 mg錠 1回1錠 1日2回）．次第に関節痛も軽くなり，気にならなくなりますのでそれほど心配しないでください，と患者さんには説明します．もちろん抗リウマチ薬は必要ありません．

POINT

・RAとOAでは，手指腫脹の固さが異なる
・関節X線写真を撮る

<参考文献>
1) Rheumatology Secrets 2nd edition（Sterling West），Hanley & Belfus, 2002

<長嶋孝夫，簑田清次>

第6章 リウマチ・膠原病 ❸ その他

シクロスポリンを使用中の患者の脂質異常症治療
～どのスタチンでも同じ？～

症例 53歳の女性．発熱，白血球減少，尿タンパク陽性のため精査入院となった．抗核抗体640倍，補体低下，抗dsDNA抗体陽性から全身性エリテマトーデスと診断した．アルブミン1.8 g/dL，クレアチニン0.6 mg/dL，尿沈渣はタンパク（3＋），血尿（−），蓄尿で尿タンパク8 g/日とネフローゼ症候群の状態だった．腎生検の結果，ISN/RPS分類でループス腎炎Ⅴ型と診断された．プレドニゾロン（PSL）1 mg/kgが開始されたが，尿タンパクが減少しないため，シクロスポリン（CyA：ネオーラル®）100 mg/日が追加された．PSL開始前からコレステロールは高値であったが，PSL開始後はさらに上昇し，総コレステロール394 mg/dL，LDL-コレステロール254 mg/dLと上昇した．

研修医「ネフローゼのせいもあると思いますけど，PSLを開始してからコレステロールが高くなってしまいましたね．スタチンを追加しようと思いますが，かなり高いのでストロングスタチンのピタバスタチン（リバロ®）にしようと思います」

指導医「使いたい気持ちはわかるけど，リバロ®はCyAを使っている患者さんには禁忌なんです」

研修医「えっ，本当ですか？」

Question

- **Q1** スタチンの代表的な副作用は？
- **Q2** シクロスポリンと併用が禁忌のスタチンは？
- **Q3** 使用可能なスタチンは？
- **Q4** この症例の治療方針は？

ヒント
- スタチンには水溶性スタチンと脂溶性スタチンの2種類がある
- 特に腎機能障害の患者や，フィブラート系薬剤との併用に要注意

Answer

A1 クレアチンキナーゼ上昇，横紋筋融解症，肝障害
A2 ピタバスタチン，ロスバスタチン
A3 プラバスタチン，シンバスタチン，アトルバスタチン，フルバスタチン
A4 フルバスタチン（ローコール®），またはアトルバスタチン（リピトール®）のいずれか

解説

1 HMG-CoA 還元酵素阻害薬（スタチン）について

CyAはスタチン全般が併用注意薬になっています．うっかり処方してしまいやすいですが，**ピタバスタチン，ロスバスタチンの2剤は併用禁忌**となっています．スタチンの横紋筋融解症の頻度は決して高くはありませんが，腎機能障害患者や，フィブラート製剤との併用でその頻度は上昇します．

スタチンは水溶性と脂溶性に分類され，水溶性スタチンにはプラバスタチン，ロスバスタチン，それ以外は脂溶性スタチンに分類されます．脂溶性スタチンは肝臓のシトクロムP450（CYP）で代謝され，多くは主にCYP3A4で代謝されますが，フルバスタチンは少し異なり，主にCYP2C9で代謝されます．ピタバスタチンは脂溶性ですが，CYPによりほとんど代謝されません．CyAが同じCYP3A4で代謝されることから，併用すると両者の血中濃度が上昇し，副作用が現れやすくなります．CYPの影響を受けないスタチンは併用しても問題ないように思えますが，実際はどのスタチンでも，併用するとその血中濃度が上昇します．肝細胞にある薬物トランスポーター（OATP：organic anion transporter polypeptide）をCyAが阻害するためにスタチンの血中濃度が上昇すると想定されています[1]．

> **つまずきポイント**
> シクロスポリンとスタチンは併用注意．ピタバスタチンとロスバスタチンは併用禁忌．

2 本症例の治療方針について

CyAが中止できない場合が多いでしょうから，禁忌薬以外のスタチンを用います．これまでの使用経験からは，代謝酵素がやや異なるフルバスタチン

（ローコール®）が最も安全です[2)3)]．フルバスタチンは，ほかのスタチンと代謝酵素が異なり，CyA併用時でも重篤な横紋筋融解症の報告がほとんどありません．ただし，そのコレステロール低下作用はそれほど強くありません．アトルバスタチン（リピトール®）は併用によりその血中濃度（AUC）は6倍に上昇しますが[4)]，これまでにCyAと併用した際の横紋筋融解症の報告がほとんどなく，副作用の発生率が用量依存的ではありません[5)]．そのため，選択肢としてはフルバスタチン，アトルバスタチンのいずれかが勧められます．そのほかのシンバスタチン，プラバスタチンは併用注意薬ですが，あえて使用することはないでしょう．コレスチミド（コレバイン®）は相互作用が少ない薬物ですので使いやすいでしょう．小腸コレステロールトランスポーター阻害薬のエゼチミブ（ゼチーア®）もCyAとの相互作用があり，まだ多数例での結論が出ていません．CyAとスタチン併用についてのデータは，多くが臓器移植の患者から得られたデータなので，ネフローゼに用いるCyAの投与量とは大きく異なります．CyAが使用されている患者の脂質異常症の治療は難しいですが，原疾患の治療が第一ですので，定期検査を行いながら副作用に注意して用い，まずは原疾患の治療を優先しましょう．

POINT

- CyAと併用可能なスタチンと不可能なスタチンがある
- フルバスタチンは過去の報告から副作用が最も少ない

＜参考文献＞

1) 設楽悦久：OATP阻害によって生じる薬物間相互作用．薬局，61：2845-2850, 2010
2) Staffa, J. A. et al.：Cerivastatin and reports of rhabdomyolysis. N. Eng. J. Med., 346：539-540, 2002
3) Holdaas, H. et al.：Long-term cardiac outcomes in renal transplant recipients receiving fluvastatin：the ALERT extension study. Am. J. Transplant., 5：2929-2936, 2005
4) 三浦崇則, 他：今，スタチンの安全性を見つめ直す．Pharma Medica, 24：229-235, 2006
5) Newman, C. et al.：Comparative safety of atorvastatin 80 mg versus 10 mg derived from analysis of 49 completed trials in 14,236 patients. Am. J. Cardiol., 97：61-67, 2006

＜長嶋孝夫，簑田清次＞

第7章 神経疾患　❶ 脳血管障害

突然発症の右片麻痺・意識障害患者
~脳梗塞超急性期（acute ischemic stroke）~

症例 高血圧，脂質異常症，糖尿病にて外来通院中の70歳代男性．テレビのニュースを見ているとき（午前7時5分）突然右へ倒れこみ，意識がもうろうとなった．午前7時40分に救急搬送された．来院時，血圧170/80 mmHg，脈拍72/分 不整，呼吸数12/分，心肺音清音，腹部柔かつ平坦，頸部に血管雑音聴取せず．意識障害があり，呼びかけでなんとか開眼するも眼球の左への共同偏視を認め，左上下肢はバタバタさせているが，右上下肢はあまり動かない．発語なく簡単な従命も不可能．経過中けいれんはない．

研修医「呼吸循環は安定していますので，左前腕の静脈を生理食塩液で確保しました．採血と頭部CTもしました．血糖値は112 mg/dLです．CTでは脳には異常はありません．心電図モニターでは心房細動です」
指導医「病歴と診察所見から，何だと思う？」
研修医「CT（図）では病変がないので脳卒中は否定的ですね」
指導医「ばかもの！画像所見に引っ張られるな！脳梗塞超急性期として，アルテプラーゼによる血栓溶解療法のプロトコールに準じて進めるぞ」

Question

Q1 病歴と診察所見からみて，今回の脳卒中の病変がどこで，病型分類は何か？
Q2 頭部CT検査の目的は何であろうか？
Q3 早期治療は何を考慮するべきか？

ヒント
- 発症3時間以内の意識障害，錐体路，言語中枢が障害された症例である．頭部CTで低吸収域を認めなかったからといって脳梗塞を否定できない．突然発症，症状は短時間で完成している
- 閉塞血管を再灌流させる治療を発症3時間以内に施行できる対応をとる．健側静脈の血管確保にとどめる．**動脈採血や尿バルーン，中心静脈ルート**などは出血のリスクが血栓溶解療法後に増加しないように行わない

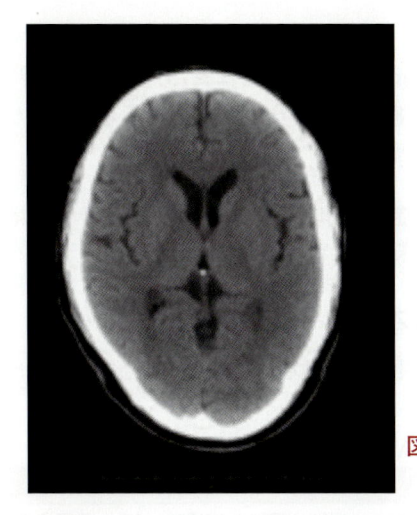

図 超急性期脳梗塞提示症例の頭部単純CT

Answer

A1 意識障害Japan Coma Scale 20，右上下肢弛緩性片麻痺，左への共同偏視，発語なく言語理解も困難な点から左前頭葉皮質や基底核を含んだ広範囲の急性虚血性脳卒中を疑う．中大脳動脈が責任血管である．突然発症症状完成型から心房細動による心原性脳塞栓症を疑う

A2 頭蓋内血腫や早期虚血サイン〔early CT sign（後述）〕がないことを確認する

A3 安静，補液，呼吸循環が安定していることの確認，アルテプラーゼによる閉塞血管の再灌流療法である

解　説

1 脳梗塞の初期診断について

　「いつからどのような症状が出現し，次第に軽快それとも悪化しているか」を問診することが大切です．初期治療が脳卒中の後遺症すなわち機能的転帰を決します．問診と神経学的診察を呼吸循環確保した後すぐ行います．神経兆候により責任病巣を予測し，その病巣の灌流している血管を予測します．そして，発症3時間以内に治療可能かつearly CT signを認めない脳梗塞には血栓溶解療法を考慮します．意識障害をきたし神経兆候をきたす急性疾患で，

低血糖や高血糖性昏睡，てんかん後のTodd麻痺は治療上鑑別します．脳梗塞超急性期では頭部CTでは低吸収域は出現しません．発症3〜6時間以降から検出できます．なおMRI拡散強調像・MRAは，CTで検出できない早期から病変や閉塞血管を検出できます．

> **⚠️ つまずきポイント** 脳梗塞超急性期（発症3時間以内）には，CTでは低吸収域は出現しないことに注意！ 臨床症状と病歴が優先！

2 脳梗塞には病型分類がある

脳梗塞は大きく3つの病態生理に分けられます．脳穿通枝動脈のリポヒア

表 超急性期再灌流療法としてのtPA静脈投与療法

適応
症状が出てから（発見ではない）3時間以内に投薬開始可能な脳梗塞，CTで早期虚血サイン early CT sign（レンズ核の不鮮明化，島皮質の低吸収域化，皮髄境界の不鮮明化）陰性であり，軽症（失調，感覚障害，構音障害，軽度の麻痺のみを呈する）または症状が急速に改善したもの．1項目でも禁忌に該当すれば実施してはいけない．また，1項目以上の慎重投与に該当すれば，適応の可否を慎重に検討し，リスクとベネフィットを考慮する．

禁忌項目	
① 頭蓋内出血既往	⑩ 拡張期血圧110 mmHg以上
② 3カ月以内の脳梗塞，重篤な頭部脊髄の外傷あるいは手術	⑪ 血糖異常（50 mg/dL以下，400 mg/dL以上）
③ 21日以内の消化管あるいは尿路出血	⑫ 血小板10万/mm^{3}以下
④ 14日以内の大手術あるいは頭部以外の重篤な外傷	⑬ ワーファリン内服中（PT-INR>1.7）
⑤ 痙攣	⑭ ヘパリン投与中（APTTの延長）
⑥ くも膜下出血	⑮ 重篤な肝障害
⑦ 出血の合併（頭蓋内，消化管など）	⑯ 急性膵炎
⑧ 頭蓋内腫瘍，脳動脈瘤，脳血管奇形	⑰ CTで広範な早期虚血性変化
⑨ 収縮期血圧185 mmHg以上	⑱ CT/MRI上の圧排所見
	⑲ 大動脈解離・脳血管解離

慎重投与項目	
① 10日以内の生検・外傷	⑨ 活動性結核
② 10日以内の分娩・流早産	⑩ 糖尿病性出血性網膜症・出血性眼症
③ 3カ月以上経過した脳梗塞	⑪ 血栓溶解薬，抗血栓薬投与中
④ タンパク製剤アレルギー	⑫ 月経期間中
⑤ 年齢75歳以上	⑬ 重篤な腎障害
⑥ NIHSSスコア23以上	⑭ コントロール不良の糖尿病
⑦ JCS100以上	⑮ 感染性心内膜炎
⑧ 消化管潰瘍・憩室炎，大腸炎	

リン変性とフィブリノイド壊死による**ラクナ梗塞**，脳主幹動脈の動脈硬化性粥腫を基盤として血栓が生じ脳血管を閉塞する病態による脳梗塞を**アテローム血栓性脳梗塞**と分類します．本例では心房細動があり，突然発症で症状固定していることから**心原性脳塞栓症**が予想されます．急激な血管閉塞による重度の脳虚血が発生して，重篤な神経兆候を呈しています．意識障害と高次脳機能（発語や言語理解）障害から優位半球の皮質を含んだ虚血が想定されます．発症早期に再灌流が得られないと転帰は不良となり，重度の後遺症や死亡に至ります．

3 アルテプラーゼ（組織プラスミノーゲン・アクチベーター：t-PA）治療

発症3時間以内の脳梗塞の場合，2で述べた病型分類にかかわらず，再灌流療法アルテプラーゼ治療の適応があるかどうかを検討します（表）．問診，発症時間を確定，除外項目の確認，神経学的所見，頭部単純CTを行います．治療開始は発症3時間以内でないといけません．**アルテプラーゼは0.6 mg/kg体重で10％をボーラス静脈投与，残り90％を1時間で持続投与**とします．投与後は，血圧と神経学的所見を15〜60分間隔で発症後経過時間により評価し，降圧薬の適応や症状悪化時における頭部CT検査を考慮します．血圧が高度に上昇したときには降圧薬が開始されます．

POINT

急性発症の病歴，神経学的巣症候から頭蓋内の責任病巣を考え，頭部CTを行う．責任病巣と血管を想定して脳梗塞超急性期の診断を下し，アルテプラーゼによる再灌流療法を行う．発症3時間以内に治療開始しなければならない．時間との闘い（time lost is brain function lost）である．

<参考文献>
1) 大槻俊輔：脳血管疾患のプライマリケアと急性期治療の実際．Medical Practice, 22：1482-1506, 2005
2) 大槻俊輔，松本昌泰：脳血栓症．「内科学第9版」（矢崎義雄，小俣政男，水野美邦/編），朝倉書店，pp1765-1771, 2007

<大槻俊輔，松本昌泰>

第7章 神経疾患　❶ 脳血管障害

右片麻痺・意識障害進行患者
～高血圧性脳内出血超急性期（acute hemorrhagic stroke）～

症例　高血圧，心房細動にて外来通院中の70歳代男性．テレビで野球を見ているとき（午後9時過ぎ）右へ倒れこみ，次第に意識がもうろうとなり，だんだん右手足が動かなくなった．午後9時40分に救急搬送された．来院時，血圧220/110 mmHg，脈拍72/分 不整，呼吸数12/分，心肺音清音，腹部柔かつ平坦，頸部に血管雑音聴取せず．意識障害があり，呼びかけですぐ開眼するも眼球の右への共同偏視を認め，右上下肢痙性完全麻痺，発語なく簡単な従命も不可能．経過中頭痛と嘔気を訴えたがけいれんはない．

研修医「呼吸循環は安定していますので，左前腕の静脈を生理食塩液で確保しました．採血と頭部CTもしました．心電図モニターでは心房細動です」

指導医「何だと思う？」

研修医「心房細動による心原性脳塞栓症ですね．しかし，ワルファリン服用中なのに」

指導医「そうだね．しかし，常に最悪に備えなければ！ワルファリン服用中の脳内出血だ．脳梗塞を除外するべく頭部CTへ進もう」

研修医「えっ．高齢者で意識障害の片麻痺といえば，心房細動からの心原性脳塞栓症では？」

指導医「さあ，できたての画像（図）を見てみよう！左被殻に直径4 cm，高さが4 cm，球形の高吸収域を認める」

Question

Q1 病歴と診察所見からみて，今回の脳卒中の病変がどこで，病型分類は何か？

Q2 血液検査の目的は何であろうか？

Q3 早期治療は何を考慮するべきか？

ヒント
- 心房細動患者における脳卒中は，心原性脳塞栓と抗凝固療法中の脳内出血がある
- もし抗凝固療法中の脳出血だと，出血が止まりにくいので重症化する

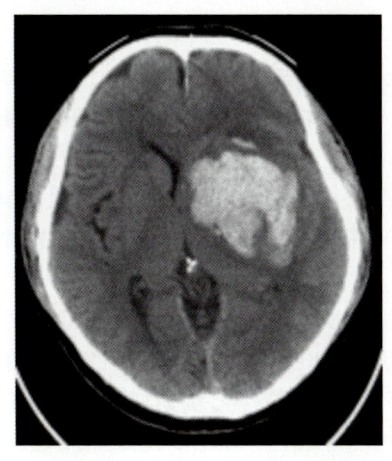

図 超急性期脳出血症例の頭部単純CT

Answer

A1 短時間で進行性の意識障害 Japan Coma Scale 30，右痙性片麻痺，右への共同偏視から左被殻出血を疑うが，左前頭葉皮質を含んだ広範囲の虚血性脳卒中もありうる．つまり，抗凝固療法中の高血圧性脳内出血や心房細動による心原性脳塞栓症を疑う

A2 ワルファリンの有効度（PT-INR値）を確認した

A3 迅速かつ適切な降圧療法と抗凝固療法中の止血治療である

解 説

1 診 断

　頭痛や嘔気・嘔吐を呈し，血圧上昇を示し，意識障害や片麻痺を発症し，症状が短時間で進行している場合，**脳内出血**を疑います．頭部CTを施行し，血腫の部位，血腫量（本例では $4×4×4÷2 = 32$ cc），脳室穿破や水頭症，脳ヘルニアの有無を確認します．なお40歳未満の若年者であり高血圧既往がなく，皮質下出血，くも膜下出血や脳室内出血を伴うとき，脳動静脈奇形や動脈瘤，海綿状血管腫からの出血を考え，脳血管造影やMRI/MRAによる評価が必要となります．後期高齢者の非高血圧性の皮質下出血では，アミロイドアンギオパチーが原因と考えられます．

2 内科治療

　転帰に最も影響する血腫拡大の防止を第一とします．次に脳浮腫の抑止，適宜外科的治療の適応を判断することです．まず，呼吸・循環の管理が基本です．食後の場合，嘔吐による誤嚥を予防すべく麻痺側を上にした昏睡体位をとり，意識障害が進行し半昏睡となった時点で挿管・呼吸管理を考慮します．補液は1日あたり1,500 mL前後になるようにリンゲル液が初期投与されます．

　収縮期血圧が180 mmHg以上，拡張期血圧105 mmHg以上，平均血圧130 mmHg以上のいずれかの状態が20分以上続いたら降圧薬を開始すべきです．降圧薬は，**脳血管を拡張する可能性がある薬物は脳浮腫・脳圧亢進を引き起こすため慎重に投与します**．静脈注射では，ジルチアゼム塩酸塩（ヘルベッサー®）1γから開始し1〜10γで維持，またはニカルジピン（ペルジピン®）1γから開始し2〜10γで維持，またはニトログリセリン（ミリスロール®）0.1γから開始し5γ以下で維持します．血腫拡大の危険が高い発症24時間は，収縮期血圧160〜179 mmHgを初期目標とし，急激な症状進行がなければ，さらに140 mmHg以下を維持すべく降圧薬の投与量を増減します．迅速な降圧が必要なため静脈内持続投与が基本ですが，発症1〜3日以降に経口降圧薬へ切り替えます．

　上部消化管出血は発症直後より合併しやすいので，抗潰瘍薬H_2受容体拮抗薬の予防投与が必須です．また，発症2週間以内に発生する**早発性てんかん**（early seizure）に対して，ジアゼパムによる停止が必要です．CT上，**血腫周囲の脳浮腫**による頭蓋内圧亢進・意識障害が著明なときに10％グリセリンが投与され，200 mLを時間あたり100 mLの速度で1日2〜4回静脈内投与します．

　本例では心房細動に対してワルファリンが投与されていましたが，PT-INRが2.0を超えている場合，血液製剤第IX因子複合体とビタミンK併用による迅速かつ確実な中和療法の適応があると考え，すぐ投与．その後降圧療法による厳格な血圧コントロールにより血腫拡大を防ぎました．

> ⚠️ **つまずきポイント**　高血圧性脳内出血症例では，脳血管を拡張する薬物は慎重に投与する．

3 外科的治療法

　外科的な治療は血腫を摘出または減量させ，頭蓋内圧を低下，血腫周囲の正常脳への圧負荷を軽減することにより，脳ヘルニアによる急性期死亡を防ぎ，頭蓋内圧亢進による意識障害の期間が短縮しリハビリテーション導入が早くなる利点があります．

　直達手術療法は，開頭血腫除去術・内視鏡的または定位的血腫吸引術があり，①被殻出血で推定血腫量 30 mL かつ意識障害 JCS 30 以上，血腫による圧迫所見が高度なとき，血腫除去・吸引術，②皮質下出血では，60 歳未満で血腫量 50 mL 以上，意識障害 JCS 30 以上（超高齢者でアミロイドアンギオパチーを疑うものは除外）のとき，内視鏡的または定位手術による血腫吸引術，③小脳出血では，頻回の神経学的診察と適宜 CT 検査により，血腫の直径 3 cm 以上，神経学的兆候の増悪，脳幹を圧迫して水頭症が生じている場合，すみやかに血腫除去・減圧術となります．内視鏡的血腫吸引術も好成績が示されています．

　手術非適応群は，①血腫量 10 cm^3 以下の小出血例，神経学的脱落症状が軽度，②Glasgow Coma Scale 4 以下の深昏睡例（脳幹圧迫を伴う小脳出血は除外），③脳幹，視床出血です．

POINT

高血圧性脳内出血に対して，気道確保，すみやかに適切な降圧療法の導入，胃潰瘍予防，脳浮腫治療，そして外科的治療の適応を臨機応変に考慮して治療する．

＜参考文献＞

1) 大槻俊輔，松本昌泰：脳出血．「循環器疾患最新の治療 2008-2009」（堀正二，永井良三／編），pp445-447，南江堂，2008
2) 大槻俊輔，松本昌泰：脳血管障害．「循環器病学　基礎と臨床」（川名正敏，他／編），pp1370-1412，西村書店，2010

＜大槻俊輔，松本昌泰＞

第7章 神経疾患　❶ 脳血管障害

お酒を飲むと右片麻痺が出現する患者
～アテローム血栓性脳梗塞（hemodynamic infarction）～

症例　高血圧，脂質異常症，糖尿病にて外来通院中の70歳代男性．1カ月前から日本酒を2合以上飲むと必ず右手足の力が入りにくくなる発作が5回あった．右手で箸で酒のつまみやおちょこが持てなくなり，歩くと右足を引きずり，かくかくと震えるときがあり，横になると数分でこの脱力がなくなるという．本日も午後7時より晩酌，8時から同様の症状が出現しているが，横になっても脱力がとれないので，午後10時半過ぎに家族に付き添われ救急外来を受診した．来院時，血圧170/80 mmHg，脈拍72/分 整，呼吸数12/分，ほろよい状態．心肺音清音，腹部柔かつ平坦，頸部に血管雑音聴取せず．意識清明，右上肢Barré試験で回内くぼみ手，10秒で5 cm下垂し，Mingazzini試験では右下肢は下垂しないが動揺する．夕方の血圧の薬は服用している．

研修医「呼吸循環は安定していますので，左前腕の静脈を生理食塩液で確保しました．採血と頭部CTもしました．血糖値は182 mg/dLです．CTでは脳には異常はありません．心電図では洞調律です．内服はCa拮抗薬を朝夕，ビグアナイドとスタチンを朝服用されています」
指導医「よろしい．よく問診がとれているな！何だと思う？」
研修医「脳卒中ですね．アルコールが契機ですね」
指導医「その通り．脳梗塞亜急性期として再発予防を考えて診断を進めるぞ．」
研修医「アルコールや降圧薬により脳灌流圧が低下しているかもしれませんね！」

Question

Q1 病歴と診察所見からみて，今回の脳卒中の病変がどこで，病型分類は何か？
Q2 画像検査の目的は何であろうか？
Q3 早期治療は何を考慮するべきか？

ヒント
・アルコールや降圧薬により血圧が低下し，横になり脳への灌流圧が上がると麻痺がなくなる脳梗塞もある
・脳血管主幹部の閉塞や高度狭窄があるはず
・脳への灌流圧を維持して麻痺を消失させることが第一である

Answer

A1 右片麻痺が，飲酒時や降圧薬服用後の血圧低下時に再現性よくあるので，脳主幹動脈閉塞や高度狭窄による血行力学的TIA（transient ischemic attack，一過性脳虚血発作）や脳梗塞を疑う

A2 中大脳動脈や内頸動脈の高度の動脈硬化性病変が想定されるので，頸動脈超音波や頭蓋内MRAを行い，さらに頭部CTやMRI拡散強調像による急性梗塞巣を確認する

A3 安静，頭部挙上の禁止と十分な補液，抗血栓薬の開始である

解　説

1 発症3時間以上経過した脳梗塞，すなわちアルテプラーゼ投与非適応の場合

　脳梗塞の病型分類の診断を行い，安静度や再発予防の方策を立て，できるだけ早く急性期再発予防の抗血栓薬を開始します．本例は左中大脳動脈閉塞がMRAで確認され（図），拡散強調像では同血管の灌流領域に点状の虚血巣が散在しているのを認めました．造影剤を用いた灌流MRIでは，造影効果の遅延・低灌流領域を確認し，同部位の安静時局所脳血流の低下が予想されました．発症3時間を超えた脳梗塞に対しても，すみやかに再発予防として抗血栓療法が導入されます．非心原性脳塞栓症には抗血小板薬**アスピリン**100〜200 mgを初期投与し，さらに静脈投与薬として，アテローム血栓性脳梗塞にはトロンビン阻害薬**アルガトロバン**（60 mg/日 持続静脈投与）や，ラクナ梗塞にはトロンボキサンA_2の産生を阻害する**オザグレル**（80 mg点滴1日2回）の追加が選択されます．

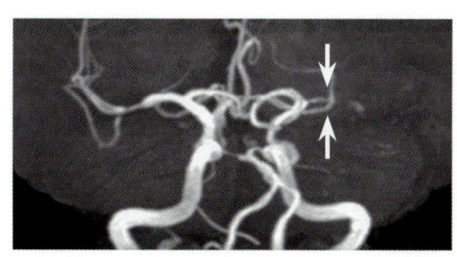

図　血行力学的脳梗塞症例のMRA
左中大脳動脈水平部の閉塞が認められる

2 血行力学的脳梗塞・TIA

　　　脳血管が閉塞や高度狭窄し，その末梢側の頭蓋内血管が代償するべく最大拡張しているので，脳灌流圧の変化に対する局所脳血流の自動調節能はもはや失われています．そのため，本例のように降圧薬や血管拡張作用や利尿による脱水を起こす飲酒により脳灌流圧が低下すると，脳血流も直線的に低下し，閾値を超え，脳虚血症状が生じたと考えられます．こういうときは頭部挙上を避け，ベッド上安静，十分な補液を1日あたり1,500～2,400 mL行うことが必要です．高度の貧血があれば出血源を探索しつつ輸血を考慮することもあります．脱水や高ヘマトクリット状態であれば，**低分子デキストラン**が血液粘稠度を低下させ血漿容量を増加させることができるので，数日間に限定して500 mLを静脈内投与することが考慮されます．

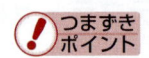

> ⚠️ **つまずきポイント** 脳梗塞TIAの症状を説明する責任病巣とその責任血管を評価するまではベッド上安静．頭を挙上させてはならない！

3 急性期から回復期における危険因子への対応

　　　また病型分類ごとに，高血圧，糖尿病，脂質異常症などの危険因子の重症度を捕捉，各危険因子の再発予防における重みづけを考慮し，優先順位を立てて治療にあたることが重要です．これにより，急性期から回復期・維持期での再発予防を最大限に得られ，急性期から**シームレス**な**機能回復リハビリテーション**が可能となります．生体防御系が発動して脳灌流圧を維持するべく，脳梗塞急性期には高血圧が誘導されていると考えられているので，降圧は原則しません．しかし，回復期から維持期には高血圧が存在すれば降圧療法が最も重要です．しかしながら，血行力学的脳梗塞では，**発症3～8週間以降から緩徐な降圧**を開始することを念頭にいれるべきです．慢性期にはクラス特有の利点や副作用を考慮して，日中のみならず夜間・早朝までの**24時間にわたる厳格な降圧療法**が行われます．

　　　動脈硬化性脳梗塞症例では，脂質異常症に対するスタチン療法を発症直後から開始，また投与例では継続が好ましいでしょう．LDLコレステロール値を正常範囲まで低下させると同時に，LDL/HDL比1.5以下を目標にします．合併高血圧に対して降圧療法を確実に併用してはじめて脂質低下療法が有効であることが示唆されています．

　　　また，糖尿病に関しては，食前血糖値が200～250 mg/dLを超えている場

合，シックデイコントロールルールに従い，速効型インスリン皮下投与の適応を考慮します．高度の高血糖による浸透圧利尿からの脱水は避けるべきです．慢性期には，再発予防のため，インスリン抵抗性があればピオグリタゾンを選択薬に加えることを考慮して，130/80 mmHg以下の厳格な降圧療法と併用することが推奨されています．

本症例では，アスピリンを抗血小板薬とし，スタンダード・スタチン内服と毎食前の速効型インスリンと眠前の長時間作用インスリンを併用しました．

POINT

脳梗塞の病型分類を行うべく，すみやかにMRAやCT血管造影，頸動脈超音波による責任血管の評価，また塞栓源を検出するべく心臓・不整脈などの検索が必要である．脳血管のアテローム血栓症による血行力学的TIAに対して抗血栓療法，脳灌流不全に対して不用意な降圧を避け，糖脂質代謝異常への治療を優先させた後，回復期以降に緩徐に，しかし24時間にわたる厳格な降圧が必要となる．

<参考文献>

1) 大槻俊輔，松本昌泰：脳血管障害―脳梗塞．「循環器疾患最新の治療2010-2011」（堀正二，永井良三/編），pp433-437，南江堂，2010
2) 大槻俊輔，松本昌泰：脳梗塞―総論．「臨床研修医のための画像医学教室―脳神経領域」（川原信隆，青木茂樹/編），pp108-118，医療科学社，2008

<大槻俊輔，松本昌泰>

第7章 神経疾患 ❷ パーキンソン病

L-dopaが効かなくなってきたらどうする？
～運動合併症に対する薬物の調整～

症例 10年前に右手の静止時振戦で発症した49歳の男性．最初はL-dopa製剤が著効して1日3回服用すればほとんど不自由なく生活できた．しかし，2〜3年前からL-dopa製剤を服用後30分くらいするとくねくねと体が動いてしまうとの訴えがあった．朝方には足のつっぱりがある．L-dopa製剤のほかに，ドパミン受容体作動薬，MAO-B阻害薬を併用している．

研修医「パーキンソン病自体の進行による新たな症状なのですか？」
指導医「これは，病気自体の進行とともにL-dopa製剤の薬効持続時間が短くなるために起こる現象です．くねくねと体が動いてしまう症状が出る時期より前に効き目が短くなった，という訴えはありましたか？」
研修医「ありました．それで，L-dopa製剤を増量して様子をみていたのですが…」
指導医「そうですか．症状に合わせて，処方を組み立てる必要がありますね」

Question

- Q1 この症例はどのような状況なのか？
- Q2 この状況はどのような患者に起こりやすいのか？
- Q3 どのような対策があるか？

ヒント・L-dopa製剤の使用と関連している

Answer

A1 病気自体の進行とともにL-dopa製剤の薬効持続時間が短くなり（wearing off），そのwearing offに対してL-dopa製剤を増量したことによりジスキネジアという過剰な動きが出現している状況である

A2 L-dopa製剤の開始年齢が若いほど，ジスキネジア発現までの期間が短いとされる．また，L-dopa製剤の1回あたりの投与量が多いほどジスキネジアの発現リスクは高くなる

A3 L-dopa製剤の1回用量を減らして服用回数を増やす，ドパミン受容体作動薬〔プラミペキソール水和物（ビ・シフロール®），ロピニロール（レキップ®）など〕によりオフをかさ上げする，MAO-B阻害薬（セレギリン）や末梢性COMT阻害薬（エンタカポン）を併用してL-dopa製剤の作用時間を延長するなどの薬物療法のほか，視床下核もしくは淡蒼球の脳深部刺激（DBS）の手術療法を行う．また，遺伝子治療も将来有望視されている

解　説

1 L-dopa製剤の効果減弱の機序と進行期パーキンソン病の病態

　パーキンソン病では，線条体（被殻と尾状核）へ突起（軸索）を伸ばしている中脳黒質の神経細胞が脱落します．ドパミンは，この軸索の末端で合成されて小胞の中に貯蔵されます．その際，まず食事中に含まれるアミノ酸の1つのチロシンがチロシン水酸化酵素（tyrosine hydroxylase：TH）の働きでL-dopaに変換され，さらに芳香族アミノ酸脱炭酸酵素（aromatic L-amino acid decarboxylase：AADC）が働いてドパミンになります．

　病初期には，AADCの活性とドパミンの貯蔵能がまだ保たれているので，L-dopa製剤1錠を服用するだけで線条体のドパミン濃度が一定に維持され，長時間症状が軽快します．しかし，軸索の脱落が進むとドパミンの産生が低下し貯蔵も不十分となります．L-dopa製剤を内服後の血液中の半減期は60〜90分と短く，3〜4時間で服薬前と同じ程度まで減少します．脳内でのL-dopaの濃度もそれに対応して変化し，症状の変動が激しくなります．

2 進行期パーキンソン病の運動合併症

　L-dopa製剤の効果が低下してきたときに最初にみられる現象として多いの

が，wearing offと称される効果の持続時間の短縮です．病初期には1日3回の服薬でも日常生活に困らない程度に症状が改善していたのが，服薬後1～2時間で動けなくなってしまいます．朝起床時に動けないことも問題になります．また，wearing offの場合は効果が切れる時間を予測できますが，**あたかも電灯のスイッチを切るように突然効果がなくなってしまう現象**もよくみられます（**on-off**）．L-dopa製剤の量や服薬法は変えていないのに，効果発現までに時間がかかり，症状の改善の程度が少なくなることもあります．

　L-dopa製剤の服薬後に出現する不随意運動（ジスキネジア）も大きな問題です．これには，L-dopa製剤の内服後，本来なら最も効果のある時間帯に体が勝手に動いてしまう**ピークドーズ・ジスキネジア（peak-dose dyskinesia）**のほか，血中濃度の急激な上昇や下降に伴って出現する**二相性ジスキネジア（diphasic あるいは biphasic dyskinesia）**，効果の出始めと切れかかってきた時期や朝起床時に体や足に力が入って硬くなる**ジストニア**があります．本症例の朝のつっぱり感は，ジストニアの症状と推察されます．ジスキネジアの原因は諸説あり[1]，完全には解明されていません．

　通常のパーキンソン病では，薬物療法を開始してもいきなりジスキネジアが出現することはありません．まず，wearing off現象が起こり，offを治療するためにL-dopa製剤を増量するとジスキネジアが出現します．

3 運動合併症への対策と方法

　wearing off現象が出現したばかりの軽症例では，**off時に合わせて，L-dopa製剤を少量追加**します．on時にジスキネジアを伴わない場合，L-dopa製剤と一緒に服用するように**COMT阻害薬**〔エンタカポン（コムタン®）；末梢でのL-dopa製剤代謝抑制〕を追加投与してみるのもよい方法です．高齢でない患者には，**ドパミン受容体作動薬を十分量まで追加・増量・変更**し，off時の状態の改善（かさ上げ）を試みます．L-dopa製剤の最大薬効が減弱してきた場合，**MAO-B阻害薬**〔セレギリン（エフピー®）；中枢でのドパミン代謝阻害〕の併用を試み，脳内のドパミンの作用増強効果とそれによる作用時間延長を図る方法もとられています[2]．

　以上の薬物を追加・増量する際には，QOLを低下させるような激しいジスキネジアが出現しないように注意して行います．場合によっては，L-dopa製剤の1回服薬量を減量しなければなりません．**ジスキネジアはひとたび出現**

すると治療が困難なので，**予防が大切**ですが，ジスキネジアが起きてしまったら，wearing off現象に対する対策と同様に血中ドパミン濃度を一定に保たせる方法をとります．

薬物の調整で運動合併症の治療が困難になった場合，副作用のため内服継続が困難になった場合には，手術療法を考慮します．これには**視床下核**，もしくは**淡蒼球の脳深部刺激**（deep brain stimulation：DBS）と後腹側淡蒼球凝固術があります．

> **つまずきポイント** ジスキネジアは予防が重要．血中ドパミン濃度を一定にするよう薬物を調整する．

POINT

進行期パーキンソン病における運動合併症には，wearing off現象とジスキネジアがあり，wearing off現象の段階で薬物の調節を図り，治療困難なジスキネジアを予防するよう努めることが重要である．

<参考文献>
1) 「パーキンソン病Q&A」（服部信孝/編），日本医事新報社，2009
2) Paola, C. et al.：Levodopa-induced dyskinesia in patients with parkinson's disease：filling the bench-to-bedside gap. Lancet Neurol., 9：1106-1117, 2010

<奈良優子，村松慎一>

第7章 神経疾患　❷パーキンソン病

突然眠気が生じるパーキンソン病患者
～突発性睡眠を中心に～

症例　4年前からパーキンソン病で通院中の65歳の男性．ドパミン受容体作動薬〔ロピニロール（レキップ®）〕から治療を開始し，L-dopa製剤を少量追加したところ，当初の振戦や無動の症状は改善されてきていた．最近，突然会話が途切れたり，目がうつろになることがたびたびあると家人より訴えあり．本人は自覚がないようである．

研修医「てんかんの症状に似ていたので脳波検査をしましたが異常はありませんでした」
指導医「そうですか．では，ほかに何が原因として考えられますか？」
研修医「えーと…．やはり薬物に関連しているのでしょうか？」
指導医「その可能性が大きいですね」

Question

Q1 この症例はどのような状況なのか？
Q2 対策は？
Q3 パーキンソン病に関連した睡眠障害はほかにもあるか？

ヒント
・脳波には異常がなかった
・突然に起こる症状である

> **Answer**
>
> **A1** 突然,眠気の予兆もなく眠ってしまう突発性睡眠と思われる
>
> **A2** 突発性睡眠はドパミンアゴニストの副作用として注目された.ほかのドパミンアゴニストへの変更または中止などにより改善される.しかし,突発性睡眠はドパミンアゴニストに特異的というわけではなく,薬物治療中のパーキンソン病の患者全体に注意を喚起する必要がある
>
> **A3** パーキンソン病の睡眠障害には,頻度の多い順に,夜間頻尿,夜間覚醒,不眠,体位を変えるのが困難,硬直,悪夢,疼痛,レストレスレッグ(むずむず足)症候群が挙げられる

解　説

1 パーキンソン病における睡眠障害

　パーキンソン病では,一般に睡眠潜時が延長し,総睡眠時間,深睡眠時間,REM睡眠時間が減少,睡眠が断片化し,睡眠効率が低下しています.中枢アセチルコリン系,セロトニン系,ノルアドレナリン系ニューロンの変性,脱落などによる睡眠覚醒機構の障害に加え,ほかの症状に伴う二次的睡眠障害,薬物による睡眠障害も生じます.夜間の睡眠障害は翌日の運動症状悪化,日中過眠の一因ともなります.

　頻度別にみると,夜間頻尿(70.4%),夜間覚醒(49%),不眠(39.5%),体位変換が困難(38.5%),硬直(36.2%),悪夢(32.8%),疼痛(26.1%),レストレスレッグ(むずむず足)症候群(14%)となっています[1].パーキンソン病で治療中の40%近くの患者さんが,日中の眠気を自覚していると言われています.

2 突発性睡眠とは

　突発性睡眠とは,突然眠気が生じ,予兆なく寝入り,2〜5分で目覚める状態です.危険因子としてパーキンソン病の罹病期間が長い,ドパミンアゴニスト服用,日中過眠が挙げられています[2].何をしていても眠ってしまうので,自動車の運転,高所作業,機械の操作など危険を伴う作業には従事させないよう喚起する必要があります.

　対処方法として,夜間の睡眠障害を是正し,鎮静作用をもつ薬物を見直し,

ドパミンアゴニストの減量，中止，変更を考慮します．催眠鎮静薬，抗うつ薬，抗不安薬などは，夜間の睡眠や睡眠・覚醒機構を改善し日中過眠を改善する一方，過鎮静による逆効果もありうるので注意が必要です．離床，活動促進に向けた家人による働きかけ，デイサービスの利用やリハビリテーションは日中の覚醒度を高めることが期待されます．カフェインは日中の覚醒度を上げますが，夜間不眠を招く問題点があり，高齢者では薦められません．

> ⚠️ **つまずきポイント** 突発性睡眠については，患者自体が周知していないと，診察時に訴えのないまま経過してしまうことも多々あるので注意する．

3 レム睡眠行動異常症とレストレスレッグ症候群について

パーキンソン病でみられるそのほかの睡眠障害について紹介します．

1) レム睡眠行動異常症（REM sleep behavior disorder：RBD）

レム睡眠中に筋弛緩を生じず，夢のまま叫んだり，荒々しい怪我をするような体動を生じます．同室の家族に怪我をさせてしまうこともありますが，本人は覚えていません．診断に際しては**終夜睡眠ポリグラフ検査**（polysomnography：PSG）で筋活動低下を伴わない睡眠（REM sleep without atonia）を証明することが必要です．パーキンソン病患者の15〜50％に合併します．多く（約90％）はクロナゼパム（リボトリール®，ランドセン®）（0.5〜1.5 mg）が有効です．

2) レストレスレッグ（むずむず足）症候群（RLS）

RLS（restress leg syndrome）は，夕方から夜間にかけての安静時に下肢の不快で耐え難い異常感覚と，下肢を動かしたいという強い衝動を自覚し，実際に動かすと不快感や衝動が軽減することを特徴とします．治療の対象となるのは**入眠困難など不眠に苦しんでいる場合**に限られます．パーキンソン病にはRLSが合併する頻度が高く，**欧米では約20％，日本では12％**と報告されています．一次性RLS治療にはクロナゼパム（1 mg），ガバペンチン（ガバペン®），カルバマゼピン（テグレトール®，レキシン®，テレスミン®），バルプロ酸（デパケン®，セレニカ®）などの抗痙攣薬，L-dopa，ドパミンアゴニストが有効です．ドパミンアゴニストでは，ペルゴリド（ペルマックス®など，0.05〜0.75 mg；睡眠2時間前1回投与），プラミペキソール（ビ・シフロール®，0.375〜0.75 mg；睡眠1時間前），ロピニロール（レキップ®，0.25〜4.0 mg；睡眠1〜3時間前），カベルゴリン（カバサール®

など，0.5～4 mg；夕方投与）が有効です．

本症例においては，プラミペキソール（ビ・シフロール®）0.75 mg眠前内服にて劇的に症状が消失し，投薬を続けています．

POINT

パーキンソン病による不眠，過眠はさまざまな要因が相互に関係している．そのため，薬物の調整，頻尿の治療，夜間の運動障害への対応などを総括して行う必要がある．

<参考文献>
1) Kumar, S. et al.：Sleep disorders in Parkinson's disease. Mov. Disord., 17：775-781, 2002
2) Paus, S. et al.：Sleep attacks, daytime sleepiness, and dopamine agonists in Parkinson's disease. Mov. Disord.,18：659-667, 2003

<奈良優子，村松慎一>

第7章 神経疾患　❷ パーキンソン病

疑わないと見つけにくい行動異常
～過剰処方に注意～

> **症例**　4年前に振戦で発症したパーキンソン病の56歳男性．薬の効果が切れて動けなくなることを嫌い，自己判断でL-dopa製剤とドパミン受容体作動薬〔プラミペキソール（ビ・シフロール®）〕を頻回に服用している．パチンコに毎日行き，数万円使ってしまうこともある．通信販売で同じような商品を大量に注文してしまう．
>
> **指導医**「もともとの性格はどんな方なのですか？」
> **研修医**「喜怒哀楽が激しい方だった，と奥様はおっしゃっていました．それから，パチンコも多少されていたようですが，数万円もつぎ込むことはなかったようです．診察室での態度は何の問題もなく，奥様から話していただくまで気が付きませんでした」
> **指導医**「L-dopa製剤に依存性がないか，食行動や性行動に異常がないか，奥様に聞いておいた方がよいでしょう」

Question

Q1　どのような状態か？
Q2　ほかにどのような症状がみられるか？
Q3　治療は？

ヒント
- もともとこの状況に近い傾向の性格があった
- 配偶者などのごく近親者の話が発見の手がかりである

Answer

A1 ドパミン調節障害といわれる，社会生活に支障をきたすような行動障害や情動障害を呈する状態である

A2 症例にみられる病的賭博，L-dopa製剤渇望/依存/乱用，買いあさりのほかに性欲亢進，過食，常同行動などがみられる

A3 抗パーキンソン病薬の見直し，抗うつ薬投与，カウンセリング，家族による監視・制止も有効．薬物調整後も改善がみられない場合，視床下核脳深部刺激療法も考慮する

解説

1 パーキンソン病でみられる行動障害

パーキンソン病では，さまざまな行動異常がみられますが，治療薬の過量投与との関係が注目されています．パーキンソン病でみられる行動障害には，**多幸症または軽躁症状，攻撃性の亢進，食行動の変容（過食），買いあさり，性行動の亢進，病的賭博，薬物の渇望（L-dopa製剤依存），反復・常同行動**[1]があります．

これらの行動障害は，治療のためのドパミン補充療法によって，神経伝達物質としての本来的な作用（特に報酬系の機能）が損なわれたためではないかと推定されています．

本症例でみられた行動異常は，病的賭博，L-dopa製剤渇望/依存/乱用，買いあさりです．賭博はパチンコが多く，**もともと賭け事が好きな人がなりやすい**と言われています．歯止めがきかなくなり，深刻な経済的損失が生じることもあるので注意が必要です．

行動異常がみられた場合には，単なる偶然や例外的なものと片付けてしまわないで，家族や介護者によく話を聞き，薬物の飲み方に問題がないか，過剰処方になっていないか，検討する必要があります．

> **つまずきポイント**
> パーキンソン病治療薬の過量投与により行動障害を生じることがある．意識しないと見逃してしまうので近親者の話によく耳を傾けること．

2 ドパミン調節異常症候群について

　　ドパミン補充療法薬への必要量を超えた渇望を主徴とし，社会生活に支障を生じるような前述の行動障害や情動障害を呈する症状はドパミン調節障害（dopamine dysregulation syndrome：DDS）と呼ばれます[2]．これら行動障害の発現頻度は6.1％，ドパミンアゴニスト服用者では13.8％です．

3 対処方法

　　行動障害の治療は容易ではありません．基本的には，**過剰なドパミン作用の軽減**をめざします．

　　行動障害を起こしやすいタイプとして，**年齢が若い，服用量が多い，もともと喜怒哀楽が激しい，もともとギャンブル好き，男性**，が挙げられますので，この場合には特に注意が必要です．**早期発見が重要**ですので，家族や介護者との良好なコンタクトをとり，また行動障害が出現する可能性があることを患者と家族に前もって知らせておくことも必要となります．

　　本症例においては，抗パーキンソン薬の自己判断での過量内服を禁止し，家族にも協力していただき，行動の監視および助言をしていただいています．

POINT

パーキンソン病の行動障害は治療が困難であるので，患者や家族への情報提供と早期発見が大切である．

<参考文献>
1) Voon, V. et al.：Medication-related impulse control and repetitive behaviors in Parkinson disease. Curr. Opin. Neurol., 20：484-492, 2007
2) Voon, V. et al.：Prevalence of repetitive and reward-seeking behaviors in Parkinson disease. Neurology, 67：1254-1257, 2006

<奈良優子，村松慎一>

第7章 神経疾患 ❸ てんかん

てんかん患者フォローの基本
：急患室でしばしば遭遇する症例
～抗てんかん薬は副作用との戦い～

症例 約1分間の痙攣発作のため救急搬送された19歳の男性．作業中に突然気持ちが悪くなり，その後の記憶がない．高校2年と3年のときにも同様の痙攣発作があったが放置していた．脳波検査で右前頭葉にスパイクを認め，カルバマゼピン（テグレトール®）を開始した．1週間後，39℃の発熱を認め緊急受診．白血球数1,800/μL（好中球10％未満）．服薬を中止した．1カ月後に白血球数が4,900/μLまで回復したのを確認してフェニトイン（アレビアチン®）を開始した．3カ月後，再び痙攣発作を起こして救急搬送された．

指導医「この症例の初診時の発作は，病歴上3回目と考えられたので，服薬を開始しました．もし初回発作だったら抗てんかん薬を開始しますか？」
研修医「てんかんの定義は反復性に発作をくり返すことなので，初回発作ではてんかんとは言えず，治療開始しないと思います」
指導医「カルバマゼピンで治療開始されていますが，妥当ですか？」
研修医「脳波で右前頭葉にスパイクを認めているので，部分発作の二次性全般化と診断してよいと思います．部分発作の第一選択薬はカルバマゼピンです」
指導医「しかし，残念ながらカルバマゼピンは血球減少症で使えなかった．回復を待ってフェニトインを使ったが，発作を再発．再搬送時はすでに痙攣は止まり意識清明だった．さて，君ならどうします？」
研修医「治療薬を変更します」
指導医「本当にそれでいいかな？ フェニトインの使用上の注意を見てみましょう」

Question

Q1 部分発作の第一選択薬は？
Q2 カルバマゼピンの副作用は？
Q3 治療薬服薬中の患者が発作を起こしたときに必要な検査は？
Q4 フェニトイン使用上の注意は？

ヒント
- 抗てんかん薬は，部分発作の予防薬と全般発作の予防薬に分けて覚える
- 副作用には用量依存的に誰にでも発現する副作用と，特定の患者だけに出現するアレルギー性の副作用がある．また，抗てんかん薬は長期にわたり服薬するので，長期服薬で問題になる副作用にも注意が必要
- 多くの抗てんかん薬は血中濃度が測れる．発作のコントロールが難しいときは，有効血中濃度の上限を目標に服薬量を調整する
- 抗てんかん薬はなるべく1剤にする．1剤でどうしても発作がコントロールできないときに，2剤目を追加する

Answer

A1 部分発作の第一選択薬はカルバマゼピンである

A2 アレルギーとして薬疹，肝障害，汎血球減少症が，用量依存的な副作用として眠気，ふらつき，低Na血症が知られている

A3 薬が足りないのか，薬が無効なのかを鑑別するために，薬物血中濃度を測定する

A4 フェニトインは服薬量と血中濃度が非線形関係にあるので，治療域が狭くコントロールが難しい薬物である（図）．血中濃度が上昇して中毒域に達すると，最初に眼振が出るので眼振に注目する

解　説

1 てんかんの診断と薬物療法の開始

　てんかんとは慢性の脳の病気で，神経細胞が過剰に興奮するために脳の症状（発作）が反復性（2回以上）に起こります．発作は突然起こり，普段とは異なる身体症状や意識，運動および感覚の変化が生じます．明らかな痙攣を認めればてんかんの可能性が高くなります．てんかんの診断では，発作を直接見るのが一番ですが，来院時は止まっていることがほとんどです．そんなときは病歴が重要です．発作を目撃した人からそのときの状況を詳細に訊いてください．

　初回発作では原則として抗てんかん薬は開始しませんが，脳波異常が明らかな症例や家族歴が陽性の症例では再発率が高いため，薬物療法を考慮することもあります（このような症例は専門医に相談しましょう）．初回発作後5年以内の発作発現率は35％，2回目の発作発現後1年以内の発作発現率は73％なので，2回目の発作であれば抗てんかん薬を開始して再発作を予防するのが一般的です．

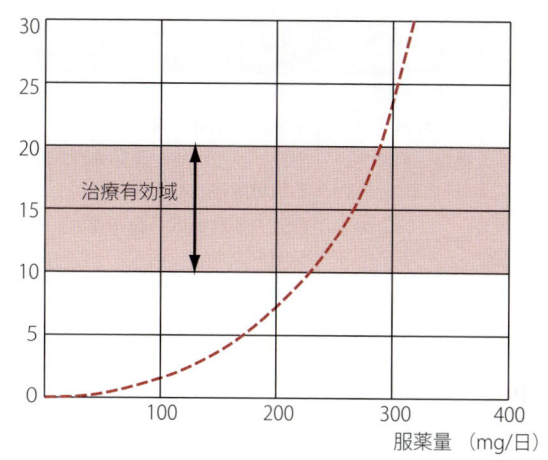

図 フェニトインの服薬量と血中濃度

2 てんかんの分類　〜部分発作と全般発作〜

　てんかんの発作型には国際分類がありますが，特殊な発作型まで網羅しているため，日常臨床で使うには複雑すぎます．日常診療でしばしば遭遇する発作型として，**部分発作**と**全般発作**を理解しましょう．

　局在関連てんかんにおける部分発作は，脳の一部分に神経細胞の過剰興奮が起きている状態です．過剰興奮の部位により運動症状，感覚症状，精神症状，自律神経症状などさまざまな症状が出現します．頭部外傷，脳血管障害，脳腫瘍などによる「脳の傷」が原因のときは，通常この発作型になります．最初は部分発作で始まり，それが脳全体に広がるのが二次性全般化です．

　これに対して，いきなり全般発作で始まるのが全般てんかんです．全般てんかんは若年者に多く，25歳以上での発症は比較的稀です．脳波検査で脳の一部分だけにスパイクなどの異常波を認めれば，局在関連てんかん（部分発作）と診断できます．

3 部分発作の治療選択薬

　新規発症の部分てんかんには，カルバマゼピン（テグレトール®）が第一選択薬です．第二選択薬はフェニトイン（アレビアチン®），ゾニサミド（エクセグラン®）で，バルプロ酸（デパケン®，セレニカ®）も候補になりま

表　よく使われる抗てんかん薬の副作用

薬物名	アレルギーによる副作用	用量に依存する副作用	長期投与時の副作用
カルバマゼピン	薬疹，肝障害，汎血球減少症	眠気，ふらつき，asterixis，低Na，心不全，心伝導障害	骨粗鬆症
フェニトイン	薬疹，肝障害，(汎血球減少症)	眠気，ふらつき，運動失調，asterixis，心伝導障害，心不全	多毛，歯肉増殖，小脳萎縮
ゾニサミド	少ない	眠気，食欲低下，発汗減少，代謝性アシドーシス	尿管結石
バルプロ酸	肝障害，膵炎	高アンモニア血症，振戦，パーキンソニズム，認知症	体重増加，脱毛，骨粗鬆症
フェノバルビタール	薬疹，肝障害，(汎血球減少症)	眠気，ふらつき，認知機能低下	骨粗鬆症
ラモトリギン	薬疹，肝障害，汎血球減少症	眠気，ふらつき	
レベチラセタム	少ない	眠気，異常行動	
トピラマート	少ない	眠気，食欲低下，発汗減少，代謝性アシドーシス	尿管結石，体重減少

す．新規抗てんかん薬のなかでは，ラモトリギン（ラミクタール®），次いでレベチラセタム（イーケプラ®），次いでトピラマート（トピナ®）が推奨されていますが，比較的高価であり，わが国ではこれらの新規抗てんかん薬を単独で処方することは保険上認められていません．従来の抗てんかん薬で発作が十分抑制できないときに，上乗せして使う薬として認可されています．

4 抗てんかん薬の副作用

　抗てんかん薬は比較的副作用の多い薬です．長期にわたり服薬するので，なるべく副作用の少ない薬物を選択しましょう．よく使われる抗てんかん薬とその副作用を表にまとめたので参考にしてください．副作用で薬が使えなくなったときは，まず，副作用が回復するまで次の薬の服薬を控えること．未回復のまま次の薬を開始すると，どちらの薬の副作用か判断できなくなる危険があります．

> **つまずきポイント**
> 患者は一度副作用を経験すると，その薬を嫌がることが多い．こうならないために，漸増法で服薬を開始して，用量依存性の副作用を回避しよう．

5 本症例で行った治療とその後の経過

　来院時のフェニトインの血中濃度は6.0 μg/mLで，有効域（10〜20 μg/mL）に達していませんでした．そこで服薬量を200 mg/日 分2から300 mg/日 分2に変更しました．その後眼振とふらつきが出現．血中濃度は27.4 μg/mLに上昇していました．結局用量を250 mg/日 分2として血中濃度は16.8 μg/mLとなり，副作用を認めず，発作再発もありません．

POINT

- 発作を反復するとき薬物療法を考える
- 部分発作と全般発作で選択薬が異なる
- 成人発症は部分発作が多い
- 発作予防はなるべく1剤で行う
- 血中濃度を有効域の最大値まで上げて効果を判定する
- 一般的な抗てんかん薬（カルバマゼピンやフェニトイン）の特性や副作用をマスターする

＜参考文献＞
1) 「てんかん治療ガイドライン2010」（日本神経学会 てんかん治療ガイドライン作成委員会/編），医学書院，2010
2) From the Commission of Classification and Terminology of the International League Against Epilepsy：Proposal for revised clinical and electroencephalographic classification of epileptic seizures. Epilepsia, 22：489-501, 1981
3) Rosenbloom, D. et al.：Drug treatment of epilepsy：a review. Can. Med. Assoc. J., 128：261-270, 1983

＜藤本健一＞

第7章 神経疾患 ❸ てんかん

てんかん≠痙攣．どこかで聴いたはずなのに判らない真実
～急性腹症や認知症と誤診しないために～

症例 半年前に車にはねられ脳挫傷，外傷性くも膜下出血，右側頭骨骨折で入院．その後自宅療養中だった52歳の女性．勤務を再開したところ，突発する発汗や手足のしびれ，発作的なめまい，頭痛，動悸，腹痛と嘔吐が出現し，連日のように急患室を受診するようになった．前庭機能検査，心電図，上下部消化管内視鏡検査，腹部エコーなどすべて異常なし．事故の補償交渉が進展していないこともあり，心身症と診断された．急患室で対応した30余名の医師が安定剤や抗うつ薬を処方したが，症状は改善しなかった．ある医師が，患者が昨日急患室を受診した事実をすっかり忘れていることに気がついた．

指導医「ミステリアスな病歴ですね．今日は夫が付き添っています．何か尋ねることは？」
研修医「このような症状は，以前はなかったのですか？」
夫「ええ，ありません．事故の半年後から急に体調が悪くなりました」
研修医「奥さんは昨日のことを覚えていませんが，こんなことはよくあるのですか？」
夫「はい，普段の記憶はよい方ですが，ときどき記憶がすっぽり抜け落ちます」
指導医「突発する記憶障害に遭遇したら，何を疑いますか？」
研修医「一過性全健忘でしょうか？」
指導医「一過性全健忘は，通常反復しません」

Question

- **Q1** 病歴のどこから「てんかん」を疑うのか？
- **Q2** 家族（身近な人）には何を尋ねるべきか？
- **Q3** まず行うべき検査は？
- **Q4** 治療薬は何を選ぶ？

ヒント
- てんかん≠痙攣です．痙攣を伴わないてんかんもあることを思い出そう
- 来院時は発作間歇期のことがほとんどである．目撃証言の収集が大切で

ある．具体例を挙げて症状を確認することが有効である
- てんかん診断の基本検査である
- これは部分発作か？それとも全般発作か？

Answer

A1 突発的に，普段とは異なる身体症状や意識，運動あるいは感覚の変化を生じるときは，鑑別診断にてんかんを入れるのを忘れない

A2 ボーッとしていて反応がないときがないか？急に怒り出したりしないか？突然人が変わるようなことはないか？

A3 診断で重要なのは，脳波で発作波を見つけることである．発作間歇期の脳波は異常とは限らないので，軽睡眠などを負荷して異常波を誘発する

A4 側頭葉てんかんも局在関連てんかんの1つなので，カルバマゼピン（テグレトール®）が第一選択薬である

解説

1 側頭葉てんかん

1981年のてんかん発作型国際分類では，部分発作を**意識の減損を伴わない単純部分発作**と，**意識の減損を伴う複雑部分発作**に分けています．複雑部分発作の大部分は**側頭葉てんかん**で，意識の変容とともにしばしば自動症を伴うことから，以前は「精神運動発作」と呼ばれました．自動症は同じパターンの複雑な運動で，常同性運動とも呼ばれます．舌なめずり，舌打ち，チャックの上げ下ろしなどの単純な動作です．

側頭葉てんかんは痙攣を伴わないため，多くの一般人は「てんかん」と認識していません．身近な家族も，ときどきぼんやりと物思いにふける様子で，話しかけても「心ここにあらず」といった感じで生半可な返事しか返さないのに気づいていても，まさかそれが「てんかん発作」であるとは思っていないのが普通です．患者さんは発作中の記憶が欠如しているので，物忘れと誤認されて認知症専門外来を受診することもあります．発作中の記憶だけがすっぽりと抜け落ちるので，運転中に発作を起こしてふっと我に返り「何で自分はこんなところを走っているのだろう」と不思議に思ったとか，テレビのサスペンスを見ていて，突然犯人が捕まっているのでおかしいと思ったとか，

まるでタイムスリップしたような不思議な体験として自覚されることもあります．

　神経細胞の過剰興奮が視床下部に及ぶと，自律神経発作となります．急に顔色が青ざめたり，玉のような汗をかいたり，めまいがしたり，動悸がしたり，腹痛や嘔吐が起きたりします．急性腹症と間違えられて開腹手術をされた症例もあるので注意しましょう．

2 頭部外傷後の抗てんかん薬の予防投与

　この症例は頭部外傷の後，抗てんかん薬の予防投与を行っていませんでした．これは妥当な判断だったのでしょうか？　過去の研究のメタアナリシスをもとに，2003年に米国神経学会から重症頭部外傷後の抗てんかん薬投与に関する診療指針が発表されています[1]．頭部外傷後のてんかんにはいわゆる**早期発作**（early seizure）と**晩期発作**（late seizure）があります．脳血管障害後のてんかんも同様です．受傷後1週間以内の早期発作に対して，フェニトインは明らかに発作予防効果を示しました．これに対して受傷後7日以降の晩期発作に対して発作予防効果が明らかな薬はありませんでした．晩期発作は受傷後半年～1年で発症することが多いとされています．この患者さんも典型的な晩期発作ですが，抗てんかん薬の予防投与をしていなかったことは妥当ということになります．

　脳外科手術や脳血管障害の後，一度もてんかん発作を経験したことのない患者さんに，抗てんかん薬が予防投与されているのを見かけることがあります．なぜかその多くがバルプロ酸です．カルバマゼピンやフェニトインに比べると薬価が高いので，メーカーが宣伝するためかもしれません．術後あるいは脳血管イベント後7日以内の早期発作に対してバルプロ酸を使用するならまだ理解できますが，1年以上にわたり継続投与されていることもしばしばです．寝たきり状態で療養病棟に移ってきた患者さんのバルプロ酸を止めたら，急に元気になって歩き出したという話があります[2]．バルプロ酸ではパーキンソニズムや認知症が起こることが知られています．**手術や脳血管障害の後遺症とこれらの副作用との区別がつきにくいので，注意が必要**です．根拠のないバルプロ酸の予防投与で，患者さんを寝たきりにしてはいけません．

> **つまずきポイント** 早期発作を含むてんかん発作の既往のない患者に対して，頭部外傷，脳血管障害，脳外科手術後7日以降は，抗てんかん薬の予防投与は原則として必要ない．

3 この症例の教訓

　この症例のその後の経過です．前日に受診したことを患者が覚えていないのを不審に思った医師が夫から詳細な病歴を聴取すると，交通事故の半年後から突発的な記憶障害が出現したことが明らかとなりました．脳波検査をすると，右側頭葉に焦点をもつスパイクが確認されました．カルバマゼピン（テグレトール®）の服薬を開始したところ，ときどきボーッとして記憶が飛ぶことも，さまざまな症状で救急室を受診することもなくなり，すっかり元気になりました．

　てんかん＝痙攣ではありません．受傷半年後の晩期発作好発時期に，突発する発汗，手足のしびれ，めまい，頭痛，動悸，腹痛や嘔吐が出現したのですから，もっと早く「てんかん」を疑って脳波検査をするべきでした．**突発的に普段とは異なる身体症状や意識，運動および感覚の変化が出現したときは，常に「てんかん」を鑑別に挙げて脳波検査を行うこと**．これがこの症例の教訓です．

POINT

てんかん＝痙攣とは限らない．突発的に普段とは異なる身体症状や意識，運動および感覚の変化が出現したときは，常に「てんかん」を鑑別に挙げる．頭部外傷，脳外科手術，脳血管障害後7日経過したら，抗てんかん薬の予防投与は不要．

＜参考文献＞
1) Chang, B. S. et al.：Practice parameter：Antiepileptic drug prophylaxis in severe traumatic brain injury. Report of the quality standards subcommittee of the American academy of neurology. Neurology, 60：10-16, 2003
2) 藤本健一，他：バルプロ酸単独投与により可逆性の無動状態を呈した1例．神経内科，52：101-106, 2000

＜藤本健一＞

第7章 神経疾患 ❸ てんかん

発作が止まらない!!!
~どこまでやる？　どこで送る？~

症例　中2と高1のときに全般発作があり，脳波で右前頭葉にスパイクを認め，カルバマゼピンを開始した20歳の女性．普段は酒を飲まない．パーティーで飲酒した翌朝，気分不快を自覚しトイレに駆け込んだ．バタンという物音で母親が駆けつけると，患者はトイレの横に倒れ，手足をつっぱり，口から泡を吹いていた．呼び掛けに反応がないため救急要請．救急隊到着時に痙攣は止まっていたが，意識消失．痛み刺激にも反応しなかった．搬送中も手足を突っ張り，その後上肢を間代性に動かす経過1～2分間の発作を3回認めた．病院到着時も意識障害が続き，1～2分間の全身痙攣をくり返した．

指導医「意識未回復で痙攣発作をくり返す状態を何と言いますか？」
研修医「てんかん重積状態です」
指導医「未治療で放置すると，どうなりますか？」
研修医「神経細胞の過剰興奮が続くとエネルギークライシスが起こり，神経細胞が破壊される可能性があります」

Question

- **Q1** てんかん重積状態の第一選択薬は？
- **Q2** 痙攣が持続していて，血管確保が難しいときはどうする？
- **Q3** 血液検査で確認した方がよい項目は？
- **Q4** 難治性のてんかん重積状態と判断すべきときは？

ヒント
- 目の前で起きている痙攣発作を止めるのが第一選択薬である．発作が止まっている場合，再発作の抑制をめざして服薬させるのは第二選択薬になる
- 手近にある薬を使うことを考える
- てんかん重積状態を誘発する因子を思い出してみよう
- 難治性のてんかん重積状態と判断したら，専門施設に送った方がよい

Answer

A1 ベンゾジアゼピンのジアゼパム（セルシン®, ホリゾン®）の静注である

A2 ジアゼパムの注射薬の注腸が有効とされている．ジアゼパムの坐薬（ダイアップ®坐薬）は即効性がない

A3 抗てんかん薬の血中濃度，血算，Na, K, Cl, Ca, Mg, 血糖，肝腎酵素，CK，血液ガスなどを測定し，原因検索と対策を練ろう

A4 第一選択薬のジアゼパムや第二選択薬のフェニトインで，てんかん重積状態から離脱できないときである

解説

1 てんかん重積状態の定義

　てんかん重積状態とは，発作がある程度の長さ以上に続くか，または短い発作でも反復し，その間の意識の回復がないものを指します．持続時間については30分とすることが多いですが，近年は発作が5〜10分以上続けば，てんかん重積状態と診断して治療を始めるように推奨されています．

2 てんかん重積状態の治療法（図）

　本例のようにアルコール中毒や低血糖の可能性がない場合はよいのですが，病歴が全くわからないケースでは，ビタミンB_1欠乏や低血糖による痙攣の可能性も考慮して，静脈ルートを確保したら最初にビタミンB_1（チアミン塩化物塩酸塩，チアミンジスルフィドなど100 mg）を静注，引き続いて50％ブドウ糖液20 mLを静注しましょう．**ビタミンB_1欠乏によるWernicke脳症や低血糖による脳障害は，治療開始のわずかな遅れにより非可逆的となる可能性がある**からです．なお，ビタミンB_1欠乏状態ではブドウ糖の投与により痙攣が増強されることがあるので，**ビタミンB_1製剤を先に投与してください**．

　てんかん重積状態の第一選択薬はジアゼパム（セルシン®，ホリゾン®）です．10 mg（1アンプル）を2分間かけてゆっくり静注しましょう．ジアゼパムは生理食塩液やブドウ糖液に混ぜると混濁するので，希釈せずに使用します．10 mgで痙攣が止まらなければ5〜10分後に10 mgを追加します．呼吸抑制が起こることがあるので，アンビューを用意しておきましょう．ジア

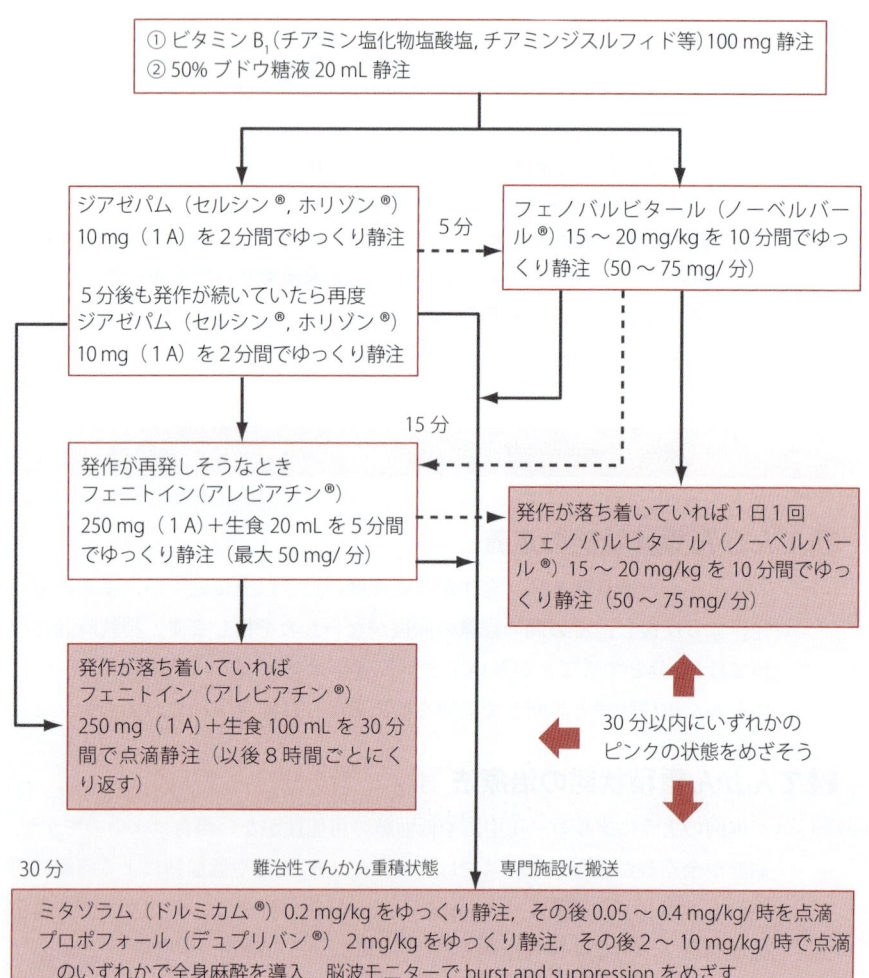

```
┌─────────────────────────────────────────┐
│ ① ビタミン B₁（チアミン塩化物塩酸塩，チアミンジスルフィド等）100 mg 静注 │
│ ② 50% ブドウ糖液 20 mL 静注              │
└─────────────────────────────────────────┘
```

┌──────────────────────────────┐   ┌──────────────────────────────┐
│ ジアゼパム（セルシン®，ホリゾン®） │ 5分   │ フェノバルビタール（ノーベルバー │
│ 10 mg（1 A）を 2 分間でゆっくり静注 │------>│ ル®）15 〜 20 mg/kg を 10 分間でゆっ │
│   │   │ くり静注（50 〜 75 mg/ 分）   │
│ 5 分後も発作が続いていたら再度 │   └──────────────────────────────┘
│ ジアゼパム（セルシン®，ホリゾン®） │
│ 10 mg（1 A）を 2 分間でゆっくり静注 │
└──────────────────────────────┘

                       15 分
┌──────────────────────────────┐   ┌──────────────────────────────┐
│ 発作が再発しそうなとき   │<--------│ 発作が落ち着いていれば 1 日 1 回 │
│ フェニトイン（アレビアチン®）   │   │ フェノバルビタール（ノーベルバー │
│ 250 mg（1 A）＋生食 20 mL を 5 分間 │   │ ル®）15 〜 20 mg/kg を 10 分間でゆっ │
│ でゆっくり静注（最大 50 mg/ 分） │   │ くり静注（50 〜 75 mg/ 分）   │
└──────────────────────────────┘   └──────────────────────────────┘
                                                    ▲
┌──────────────────────────────┐   │
│ 発作が落ち着いていれば   │   30 分以内にいずれかの
│ フェニトイン（アレビアチン®）   │ <---   ピンクの状態をめざそう
│ 250 mg（1 A）＋生食 100 mL を 30 分 │   │
│ 間で点滴静注（以後 8 時間ごとにく │   ▼
│ り返す）   │
└──────────────────────────────┘

30 分   難治性てんかん重積状態   専門施設に搬送

┌───┐
│ ミダゾラム（ドルミカム®）0.2 mg/kg をゆっくり静注，その後 0.05 〜 0.4 mg/kg/ 時を点滴 │
│ プロポフォール（デュプリバン®）2 mg/kg をゆっくり静注，その後 2 〜 10 mg/kg/ 時で点滴 │
│ のいずれかで全身麻酔を導入　脳波モニターで burst and suppression をめざす │
└───┘

図　成人のてんかん重積状態の治療フローチャート

　ゼパム静注による痙攣抑制効果は 20 分程度なので，痙攣が止まったら直ちに作用時間の長いフェニトインの静注を開始します．

　安定せず，痙攣が再発しそうなときは，フェニトイン（アレビアチン®）250 mg（1 アンプル）＋生理食塩液 20 mL を 5 分間で静注します．ブドウ糖と混じると混濁するので，生理食塩液で輸液管をフラッシュしてから静注してください．呼吸抑制や意識障害は起こしにくいのですが，不整脈や低血

圧による心不全を起こすことがあるので，心電図や血圧をモニターします．落ち着いていれば，フェニトイン 250 mg＋生理食塩液 100 mL を 30 分かけてゆっくり点滴してください．フェニトインによる再発予防のためには，以後 8 時間ごとにフェニトイン 250 mg＋生理食塩液 100 mL の点滴をくり返します．

なお，ジアゼパムとフェニトインを併用する治療法のほか，最初から 2008 年末に発売されたフェノバルビタールの静注製剤（ノーベルバール®静注用 250 mg）を使用する方法もあります．てんかん重積発作には 15～20 mg/kg を 1 日 1 回 10 分以上かけて静注します．**投与速度が 100 mg/分より速くならないように注意してください**．ジアゼパムの静注に引き続いてフェノバルビタールを静注すると，**呼吸抑制の頻度が高くなるので注意が必要**です．

> ⚠️ **つまずきポイント**
> 痙攣重積では，筋弛緩薬で見かけ上痙攣を止めても意味がない．見かけ上痙攣が止まっていても重積状態のこと（非痙攣性発作重積状態）もあるので，意識回復が遅いときは脳波で確認しよう．

3 専門施設に送るとき

ジアゼパムとフェニトイン，あるいはフェノバルビタールの静脈内投与によりてんかん重積状態が解消されないときは，難治性てんかん重積状態と判断して専門施設へ搬送することを考慮しましょう．**てんかん重積状態の 3～4 割が難治性になる**と言われています．てんかん重積状態が 30 分以上持続すると脳に不可逆的な変化が起こるので，**30 分以内に全身麻酔を行う**のが理想です．専門施設では脳波を持続モニターしながら全身麻酔を施します．具体的にはミダゾラム（ドルミカム®）0.2 mg/kg をゆっくり静注，その後 0.05～0.4 mg/kg/時を点滴するか，あるいはプロポフォール（デュプリバン®）2 mg/kg をゆっくり静注，その後 2～10 mg/kg/時で点滴します．脳波モニターで burst and suppression（群発・抑制交代）が維持されるよう点滴速度を調整します．

4 本症例で行った治療とその後の経過

ジアゼパム 10 mg を 2 分かけてゆっくり静注したところ，全身痙攣が止まりました．引き続きフェニトイン 250 mg＋生理食塩液 100 mL を点滴開始したところ，徐々に意識が回復しました．カルバマゼピンの血中濃度は 0.8

μg/mLで，有効域（4〜10μg/mL）に達していませんでした．のみ忘れが発作の原因と考えられたので，指示通り服薬するよう指導しました．

POINT

発作が続く，あるいは意識回復する前に次々に発作が起こるのがてんかん重積状態．ジアゼパムで発作を止め，フェニトインで再発を予防する．フェノバルビタールの静注製剤を使う方法もある．30分以内に止められなければ，全身麻酔を導入する

<参考文献>
1) 「てんかん治療ガイドライン2010」（日本神経学会 てんかん治療ガイドライン作成委員会/編），医学書院，2010
2) Working Group on Status Epilepticus：Recommendations of the Epilepsy Foundation of America's working group on status epilepticus. JAMA, 270：854-859, 1993
3) Lowenstein, D. H.：The management of refractory status epilepticus：an update. Epilepsia, 47（Suppl 1）：35-40, 2006

<藤本健一>

第8章 血液疾患 ❶貧血

知っているようで知らない鉄補充療法
~いつまで治療を続ければよいのか~

症例 1カ月前に，易疲労感を主訴に外来受診をした34歳女性．身体所見では，結膜に貧血を認めた．血液検査にてRBC 450万／μL，Hb 9.8 g/dL，Hct 44%と小球性貧血が認められた．血清鉄，フェリチンの低下も確認されている．鉄剤を処方し，本日が再診日である．

指導医「今日の血液検査はどうかな」
研修医「Hbは11.5 g/dLと正常範囲まで改善しています．症状も大分軽快しているようです．もう鉄剤は休止としてもよいでしょうか？」
指導医「大分改善しているね．特に，副作用もなく服用できているようだね．フェリチン値はどうだい？」
研修医「えーっと，まだ結果が出ていないようです」

Question

Q1 臨床症状やHb値が改善すれば，鉄欠乏性貧血の治療は終了としてよいのであろうか？

Q2 フェリチン値の測定にはどのような意義があるのだろうか？

Q3 鉄剤服用に伴う副作用にはどのようなものがあるか？

ヒント
- 鉄の補充により，Hbは比較的早期に改善するが，貯蔵鉄の回復にはさらに時間を要する
- 副作用の出現は，鉄剤のコンプライアンスを低下させ，結果的に治療の失敗を招く

Answer

A1 鉄欠乏性貧血の治療にあたっては，貯蔵鉄の回復までを目標とする
A2 フェリチン値は貯蔵鉄の指標となる
A3 鉄剤の副作用としては，悪心，嘔吐，腹痛などの消化器症状の頻度が高い．特に女性でみられることが多い

解　説

1 鉄欠乏性貧血の診断

鉄欠乏性貧血は，日常診療で遭遇する機会が最も多い血液疾患です．MCV（平均赤血球容積）の低下，および貯蔵鉄欠乏の指標であるフェリチン値の低下，および総鉄結合能（TIBC）の上昇を確認できれば，確定診断となります．小球性貧血には，鉄欠乏性貧血のほかに，慢性炎症性貧血や稀な疾患としてサラセミアがありますが，前者とはフェリチン値が上昇していることや基礎疾患の存在により鑑別を行います．鉄欠乏性貧血と診断した後には，さらにその要因となる疾患の存在を考える必要があり，むしろこちらの方が重要な場合があります．思春期であれば，不規則な食生活，成長に伴う急激な鉄需要の増加などを考えます．月経のある女性の場合には，婦人科的疾患の有無を調べる必要があります．中高年男性や閉経している女性に鉄欠乏性貧血を認めた場合には，上部および下部消化管の検索が欠かせません．

2 鉄欠乏性貧血の治療

鉄欠乏性貧血治療の原則は経口鉄剤です．一般的にはその治療反応は良好であり，鉄剤開始後，網状赤血球の増加は数日で上昇がはじまり，7日ほどでピークとなります．これに続いてHbが上昇し始め，鉄剤服用から6〜8週程度で正常化します．この時期には，易疲労感や息切れなどの自覚症状も改善します．しかしながら，ここに注意しなければならないピットフォールがあります．すなわち，貯蔵鉄を回復させるにはさらに3〜4カ月の鉄剤の服用が必要であり，**貯蔵鉄の回復を確認しないまま早期に鉄剤の補充を中止すると，鉄欠乏性貧血は容易に再燃してしまいます**．貯蔵鉄量の目安としては，フェリチン値を用いることが一般的です．フェリチン値が25 ng/mL以

上となることが鉄剤中止の基準と考えられています．ただし，フェリチン値は炎症や悪性腫瘍が存在する場合には上昇するため[1]，これらの基礎疾患がないかも確認する必要があります．

> **つまずきポイント** 経口鉄剤は，貯蔵鉄（フェリチン値）の回復までを目標とする．

3 経口鉄剤への反応が不良な場合に何を考えるか

鉄剤を処方しても貧血の改善がない場合には，まず持続的な消化管出血や婦人科出血により，鉄剤による補給を上回る消失が続いていないかを検討する必要があります．次いで，消化器症状により鉄剤の服用が十分に行われていない可能性を考えます．経口鉄剤は比較的高頻度に腹痛，悪心，嘔吐などの消化器症状を引き起こします．特に，女性ではこのような症状が出現しやすいとされています．その対策としては，鉄剤の減量や鉄の含有量の少ない製剤への変更などを行います．

上記の可能性が否定される場合には，*Helicobacter pylori* 感染による鉄吸収不良の可能性を検討します．*Helicobacter pylori* 感染によりなぜ鉄の吸収障害が生じるかについてのメカニズムは明確にはなっていませんが，除菌療法により鉄剤の効果が増強したとする報告がいくつかあります[2]．このため，鉄剤をしっかり服用しているのに鉄欠乏性貧血の改善がみられない場合には，*Helicobacter pylori* 感染の有無を検索し，陽性であった場合には除菌療法を行うことも検討すべきと考えます．これらの対応によっても改善しない場合には，静注剤への変更を考えます．

まず，下記の式により必要総鉄量を計算します．1日あたり40〜120 mgを補充し，必要総鉄量に達したらそれ以上に漫然と投与を続けないことが大切です．

必要総鉄量(mg) ＝ {2.2〔16 － 治療前Hb値（g/dL）〕＋ 10} ×体重（kg）

本症例では，当日のフェリチン値は，7.9 ng/mLであったため，経口鉄剤を継続．さらに4週経過した時点では，Hb 12.3 g/dL，フェリチン32 ng/mLまで改善していたので，治療終了としました．

POINT

鉄欠乏性貧血の治療の原則は経口鉄剤である．治療終了の目安は臨床症状やHb値の改善ではなく，フェリチン値に基づいた貯蔵鉄の回復をみて判断する．治療反応性が不良なときには，消化管症状によるコンプライアンスの低下がないかを確認する．

＜参考文献＞
1）岡田定：鉄欠乏性貧血の治療指針．日内会誌，99：1220-1225，2010
2）島田忠人：鉄欠乏性貧血とHelicobacter pylori感染症．日内会誌，99：1207-1212，2010

＜桐戸敬太＞

第8章 血液疾患 ❶貧血

胃切除の既往歴のある場合の貧血：何を考えるのか？
～大球性貧血の鑑別と治療～

症例 全身倦怠感と息切れを認める65歳の女性．舌のひりひりする感じも訴えている．血算では，WBC 2,940/μL，RBC 133万/μL，Hb値 5.4 g/dL，Hct 16.2%，血小板数 19.7万/μLであった．血液生化学検査では，LDH 543 IU/Lと上昇を認めた．

指導医「赤血球恒数を計算してみましょう．どのようなタイプの貧血ですか？」
研修医「MCVは122です．大球性貧血です」
指導医「どのような可能性を考えますか？」
研修医「ビタミンB_{12}か葉酸の欠乏です」
指導医「そうですね．では，問診では何かありましたか？」
研修医「はい．10年前にA病院で胃がんのために胃を全部とっているそうです」
指導医「手術後は定期的な診察を受けていたのかな？」
研修医「いいえ．ここ5，6年は受診していなかったようです」

Question

- **Q1** 大球性貧血の鑑別のために，問診で確認すべき事項は？
- **Q2** 胃切除後にはどのような貧血をきたすことがあるか？
- **Q3** ビタミンB_{12}の補充療法を行う場合に一般的な方法は？

ヒント
- 大球性貧血は主にビタミンB_{12}あるいは葉酸欠乏が原因であるが，その欠乏をきたす要因は多彩である
- ビタミンB_{12}の投与には経口と非経口の方法がある

Answer

A1 胃切除の既往の有無，飲酒歴，プロトンポンプ阻害薬やH₂ブロッカーの使用歴などを確認する

A2 鉄の吸収障害による鉄欠乏性貧血，およびビタミンB₁₂の吸収障害による巨赤芽球性貧血をきたしうる

A3 一般的には筋注で行う

解説

1 大球性貧血の鑑別と原因疾患について

貧血でかつMCV（平均赤血球容積）が100を超えた状態の場合，大球性貧血と診断されます．骨髄異形成症候群でも軽度の大球性貧血をきたしますが，MCVが110以上の場合にはビタミンB₁₂もしくは葉酸欠乏を考えます．

ビタミンB₁₂欠乏を起こす要因としては，自己免疫性機序によるもの（悪性貧血），胃切除後などが多いとされています．一方，**プロトンポンプ阻害薬やH₂ブロッカーの長期使用も要因となる**ことに注意すべきです．

葉酸欠乏は，妊娠時や発育，悪性腫瘍などによる需要の増大が原因となることが多いです．また，アルコール多飲者では，摂取量の低下から葉酸欠乏をきたす場合があります．

このようにビタミンB₁₂および葉酸欠乏には多彩な要因が関与していますが，問診が決め手となる場合も多く，既往歴や薬物の服用歴の聴取がきわめて重要と言えます．

2 胃切除後に発症する貧血の鑑別

胃は，赤血球造血に必要な鉄およびビタミンB₁₂の効率的な吸収のために重要な働きを担っています．すなわち，胃酸は十二指腸からの鉄吸収を促進させます．また，胃の壁細胞からは内因子が分泌され，これがビタミンB₁₂の吸収には不可欠です．このため，適切な補充療法が行われていない場合には，鉄およびビタミンB₁₂の双方の不足をきたし，**鉄欠乏性貧血**と**巨赤芽球性貧血**の双方をきたす可能性があります．ただし，その発現時期はやや異なっており，**鉄欠乏は胃切除後比較的早期に出現してくるのに対して，ビタミンB₁₂**

欠乏が顕在化するには5，6年かかるとされています．なお，最近では胃切除後に抗がん剤の投与が行われることもあり，この場合には抗がん剤による**二次性の骨髄異形成症候群**の発症も可能性として考える必要があります．

> ⚠️ **つまずきポイント** 胃切除後には，鉄欠乏とビタミンB_{12}欠乏の両方を起こし得る．

3 大球性貧血の治療

欠乏しているビタミンB_{12}あるいは葉酸を補充することが治療の原則です．ビタミンB_{12}の補充に関しては，補充開始時には500〜1,000 μgを週3回，6週間投与し，その後維持療法として2〜3カ月に一度500 μgを補充する方法が推奨されています．一方，初期治療としても，週に一度500〜1,000 μgの補充を4週間行う程度でもよいとする考えも提唱されています．補充経路については，筋注で行うことが推奨されています．また，高用量（1,500〜2,000 μg）のビタミンB_{12}を用いれば，経口投与でも治療可能とする意見も出されています．葉酸欠乏については，経口での補充を行うことが一般的です．なお，**悪性貧血患者に対して葉酸を投与すると，神経症状を増悪させる**[1]こともも知られており，注意する必要があります．

本症例では，ビタミンB_{12}の測定を行ったところ，108 pg/mL（正常範囲233〜914 pg/mL）と低下していることを確認しました．その後，メコバラミン（メチコバール®）500 μgを，週3回筋注を行いました．6週間継続し，Hbは12.1 g/dLまで改善しました．白血球数も3,800/μLまで回復しています．その後も2カ月に一度，メコバラミン500 μgの補充療法を継続しています．

POINT

大球性貧血の診断は，ビタミンB_{12}と葉酸の測定で終わるのではない．前医ですでに意図せずに補充が行われている場合もあり，思わぬところで足をすくわれることもある．丁寧な問診がまず重要である．

<参考文献>
1) Peynolds, E. : VitaminB_{12}, folic acid, and the nervous system. Lancet Neurol., 5 ; 949-960, 2006

<桐戸敬太>

第8章 血液疾患 ❷ その他

抗がん剤化学療法治療中の白血球減少．G-CSFを使用する？使用しない？
〜好中球数のみにとらわれるな〜

症例 悪性リンパ腫のために，外来で通院化学療法を受けている55歳の男性．3コース目のR-CHOP療法を受け，14日目の外来受診である．治療終了時に一時的に食欲低下があったが，すでに改善している．末梢血検査では，白血球数1,800/μL，好中球数450/μL，Hb 13.5 g/dL，網状赤血球数3.5万/μL，血小板数13.5万/μLであった．生化学検査には異常所見を認めていない．

研修医「好中球数が随分下がっていますが，G-CSFが必要でしょうか？」
指導医「体温はどうですか？また何か局所感染の所見はありますか？」
研修医「体温は36.6℃です．咽頭痛なく，胸部聴診でも異常は認めません」
指導医「好中球は減少していますが，発熱性好中球減少症ではないので，今日のところはG-CSFは必要ないでしょう」

Question

- **Q1** 発熱性好中球減少症とは？
- **Q2** がん化学療法時のG-CSFの使い方にはどのような方法があるのか？
- **Q3** 今回の症例では，なぜG-CSFを用いなかったのであろうか？

ヒント
- G-CSFの使用方法には，好中球減少が出現する前から用いる方法と好中球減少がみられてから用いる方法とがある
- 抗がん剤レジメンにより，好中球減少の程度や感染症の併発率は異なる

Answer

A1 ＜発熱性好中球減少症（febrile neutropenia：FN）の定義＞
高度の好中球減少時には，しばしば高熱を伴う．この際には，明らかな起因菌の同定がなされなくても経験的に抗菌薬の使用が有用であることが知られていた．このような病態を発熱性好中球減少症と呼ぶことが提唱された．日本においては，好中球減少時（500/μL未満，もしくは1,000/μL未満でかつ500/μL未満となることが予想される）に腋窩で37.5℃以上の発熱がみられる場合と定義付けられている

A2 ＜G-CSFの投与方法＞
予防的投与（一次予防，二次予防）と治療的投与がある

A3 発熱や感染を伴わない好中球減少時にはG-CSFは原則的に用いない

解　説

1 がん化学療法時におけるG-CSFの使用について

　　最近の抗がん剤治療の進歩と適応の広がりにより，血液腫瘍のみならず固形がんの治療時にも好中球減少を合併する例が増加しています．G-CSFは抗がん剤治療時の好中球減少に対して非常に有効な薬物であり，抗がん剤治療をプロトコール通りに完遂させるという観点からも有用です．一方，実際の臨床では安易な使用例が多くみられることも事実です．がん化学療法時のG-CSFの適正な使用方法については，ASCO（American Society of Clinical Oncology，米国臨床腫瘍学会）やESMO（European Society for Medical Oncology，欧州臨床腫瘍学会），さらには日本の癌治療学会からガイドラインが発表されており，がん化学療法に携わる医師は熟読しておく必要があります．以下に主にASCOガイドライン[1]をもとに重要なポイントを示します．

2 G-CSFの投与についてのガイドライン

　　化学療法施行時のG-CSFの投与は，予防的投与と治療的投与に大別されます．予防的投与はさらに一次予防と二次予防とに分かれます．
　①**一次予防**：初回化学療法施行時に，好中球減少が出現する前よりG-CSFを投与する方法
　②**二次予防**：前サイクルの化学療法施行時にFNをきたした場合，次の化学

療法施行時に好中球減少前から G-CSF を用いる方法
　③**治療的投与**：化学療法を施行後に好中球減少が出現した場合に，治療として G-CSF を使用する方法

1）一次予防
一次予防は以下のような場合に推奨されています．
　①FN の合併率が 20％以上と予想される抗がん剤レジメンを用いる場合．このようなレジメンを使用する場合には，G-CSF の一次予防投与により，FN のリスクを有意に低下させることが報告されています
　②65 歳以上，全身状態不良，FN の既往歴あり，腫瘍の骨髄浸潤，栄養状態不良，開放創や活動性感染の存在，などの状況にある場合
　③CHOP やそれに準ずる化学療法を受ける，65 歳以上の悪性リンパ腫症例

2）二次予防
二次予防としての G-CSF の使用に関しては，化学療法により治癒が期待できる場合以外には，むしろ抗がん剤の減量を検討するべきとの考えが示されています．

3）治療的投与
治療的な G-CSF の使用にあたっては，以下のように記載されています．
　①発熱のない好中球減少症例にルーチンに G-CSF の治療的投与を行うべきでない
　②発熱と好中球減少を認める症例であっても一律に G-CSF を用いるべきではない
　③以下のような状態では G-CSF の投与が推奨される
　　A. 好中球減少が 10 日以上持続もしくは好中球数が $100/\mu L$ と高度に減少することが予測される場合
　　B. 65 歳以上
　　C. 原疾患がコントロールされていない場合
　　D. 肺炎，低血圧，多臓器不全，侵襲性真菌感染などの合併
　　E. 入院中の発熱

　本症例では，すでに好中球減少をきたした状態にあるので，治療的投与を行うか否かの判断になりますが，発熱や局所感染の所見はみられておらず，また 55 歳と比較的若年であり，PS（performance status）低下や栄養状態の低下も認めていないため，G-CSF の投与は必要ないと判断されます．

られています．海外のガイドラインでは，制吐薬の予防投与を行わない状態で，24時間以内の悪心・嘔吐の出現率をもとに，以下の4群に分類しています．日本の癌治療学会のガイドラインにおいても，おおむねこの分類が用いられています．

　①高度リスク：急性・遅発性の両者とも90％以上
　②中等度リスク：急性が30～90％で出現．遅発性も問題となる
　③軽度リスク：急性が10～30％
　④最小度リスク：急性が10％以下

　個々の抗がん剤がどの分類に相当するかの詳細については，日本癌治療学会の出しているガイドラインを参照してください．

4 抗がん剤治療時の制吐薬の使い方

　抗がん剤治療時の悪心・嘔吐に対しては，制吐薬の予防的投与を行うことが原則です．現在用いられている制吐薬は，$5HT_3$受容体拮抗薬，NK1受容体拮抗薬，およびコルチコステロイドです．**NK1受容体拮抗薬は遅発性嘔吐にかかわる伝達物質サブスタンスPと拮抗することから，遅発性悪心・嘔吐に有効と考えられています．また$5HT_3$受容体拮抗薬のなかでもパロノセトロン（アロキシ®）は急性のみならず遅発性悪心・嘔吐への有効性が確認されています．**

　これらの制吐薬の使用方法については，用いる抗がん剤の催吐性リスクに従って，以下のような方法が推奨されています．
①高度リスク薬を含む治療
　NK1受容体拮抗薬と$5HT_3$受容体拮抗薬＋デキサメタゾン
　（NK1受容体拮抗薬とデキサメタゾンはともにCYP3A4により代謝されるため，NK1受容体拮抗薬使用時にはデキサメタゾンを減量する必要がある）
②中等度リスク薬を含む治療
　$5HT_3$受容体拮抗薬とデキサメタゾン
③軽度リスク薬を含む治療
　デキサメタゾン単剤あるいは$5HT_3$受容体拮抗薬
④最小度リスク薬を含む治療
　一般的には予防投与は不要
　なお，予測性悪心・嘔吐にはロラゼパム（ワイパックス®）やアルプラゾ

Answer

A1 抗がん剤治療後の悪心・嘔吐は，発症時期により，急性，遅発性および予測性の3つに分類される

A2 国内や海外の制吐薬ガイドラインでは，抗がん剤の催吐性リスク分類を高度，中等度，軽度および最小度の4段階に分類する[1]

A3 現在広く用いられている制吐薬は，5HT$_3$受容体拮抗薬，NK1受容体拮抗薬，およびステロイドである

解説

1 抗がん剤による悪心・嘔吐の発症メカニズム

抗がん剤による悪心・嘔吐は，延髄の嘔吐中枢が刺激されることにより発生すると考えられています．この嘔吐中枢を刺激する経路としては，第4脳室に存在するchemoreceptor trigger zone（CZT）を介するものと，消化管粘膜に存在する5HT$_3$受容体を介するものとが存在します．これらの経路からの刺激伝達には，主にセロトニンとサブスタンスPといった神経伝達物質が関与しており，それぞれ5HT$_3$受容体とNK1受容体に結合することにより作用します．これに加えて，精神的な要因により大脳皮質を介しても嘔吐中枢が刺激を受けます．

2 抗がん剤治療後の悪心・嘔吐の分類

抗がん剤治療後に生じる悪心・嘔吐は，その出現時期により以下のように分類されます．

① **急性悪心・嘔吐**：抗がん剤投与後数時間～24時間以内に出現するもの
② **遅発性悪心・嘔吐**：投与終了後24時間以後から出現し，数日続くもの
③ **予測性悪心・嘔吐**：抗がん剤投与前から出現するもの

急性悪心・嘔吐には主にセロトニンが関与し，一方遅発性悪心・嘔吐の主役はサブスタンスPと考えられています．また，予測性悪心・嘔吐は前回の治療時にコントロールが不良であった場合に出現しやすいとされています．

3 抗がん剤の催吐性リスク分類

抗がん剤による悪心・嘔吐の出現率は，薬物ごとに大きく異なることが知

第8章 血液疾患 ❷ その他

がん化学療法時の嘔気・嘔吐のコントロール
~抗がん剤使用時の制吐薬の適切な使用方法~

症例 ホジキンリンパ腫で外来化学療法センターに通院中の34歳女性．ABVD（アドリアマイシン，ブレオマイシン，ビンブラスチンおよびダカルバジン）療法を受けており，来週月曜日より2コース目の治療が予定されている．血液検査では，WBC 4,500/μL，Hb 12.1 g/dL，Plt 15.7万/μLと骨髄機能の回復は良好である．

指導医「血球回復は良好だね．予定通り治療できそうだね」
研修医「はい．でも前回はかなり吐き気が出て辛かったようなので，何とかしたいのですが」
指導医「化学療法後のどの時期が辛かったか聞いてみましたか？」
研修医「はい．治療当日はそれほどでもなかったそうなのですが，その翌日と翌々日がひどかったそうです．数回吐いてしまったそうです」
指導医「遅発性の悪心・嘔吐だね．制吐薬には何を使いましたか？」
研修医「セロトニン拮抗薬を使ったのですが…」

Question

Q1 抗がん剤使用時の悪心・嘔吐はどのように分類されるか？
Q2 抗がん剤の催吐性リスク分類とは何か？
Q3 代表的な制吐薬にはどのようなものがあるか？

ヒント
・抗がん剤による悪心・嘔吐は複合的な要因がかかわっており，それぞれ発生時期が異なる
・また，それぞれのメカニズムをコントロールするための制吐薬がある

> ⚠️ **つまずきポイント**　好中球減少をきたしていても，G-CSFの安易な投与は行わない．年齢，発熱，感染などを考慮し，ガイドラインを参考に投与の必要性を判断する．

POINT

抗がん剤化学療法では高頻度で好中球減少症を伴うが，やみくもにG-CSFを用いるのではなく，種々のガイドラインを参考にし，適正な使用を行うことが重要である．

＜参考文献＞

1) Smith, T. J. et al. : 2006 Update of Recommendations for the Use of White Blood Cell Growth Factors : An Evidence-Based Clinical Practice Guideline. Journal of Clinical Oncology, 24 : 3187-3205, 2006

＜桐戸敬太＞

ラム（ソラナックス®，コンスタン®）が使用されます．

> **つまずきポイント** 制吐薬は，悪心・嘔吐の出現時期や抗がん剤の催吐性リスクに応じて選択しなければならない．

5 本症例の場合

　本症例ではABVDが施行されていますが，このレジメンに含まれているダカルバジンは高度リスク薬に分類されます．このため，予防的制吐薬としては，5HT$_3$受容体拮抗薬のみでは不十分であり，NK1受容体拮抗薬やデキサメタゾンとの併用が望ましいと考えられます．

　本症例では，2コース目の治療時には，NK1受容体拮抗薬 アプレピタント（イメンド®）を化学療法1日目に125 mg，2日目，3日目に80 mgを服用することにより，嘔気はほぼ消失しました．

POINT

使用するレジメンに含まれる抗がん剤の催吐性リスクを確認し，適切な制吐薬を選択する．

＜参考文献＞
1）「制吐薬適正使用ガイドライン」（日本癌治療学会／編），金原出版，2010

＜桐戸敬太＞

第9章 感染症　❶ 呼吸器感染症

市中肺炎のマネジメント
～外来か？ 入院か？ 抗菌薬の使い方～

> **症例**　特に基礎疾患のない61歳女性．1週間前より咳嗽，喀痰があり様子をみていたが，昨日より発熱を伴い外来受診．意識清明，体温38.5℃，血圧125/82 mmHg，脈拍83/分，呼吸数18回/分，SpO_2 96％（大気下），右上肺野の呼吸音が減弱し湿性ラ音聴取．白血球11,500/μL（好中球90％），CRP18.2 mg/dL．胸部X線上右上肺野に浸潤影あり．
>
> **指導医**「診断と今後の追加検査・治療方針はどうする？」
> **研修医**「肺炎ですね．肺炎だから入院して抗菌薬の点滴ですかね」
> **指導医**「肺炎だから全員が入院を必要とするわけではないよ」
> **研修医**「では，炎症反応が高いし，レスピラトリーキノロンとマクロライドを処方して外来でみます」

Question

- **Q1** 市中肺炎を入院させるか外来で治療するかはどのように決めるか？
- **Q2** 肺炎の原因微生物の評価はどのようにして行うか？
- **Q3** 市中肺炎を外来で治療する抗菌薬の第一選択はレスピラトリーキノロン？

> **ヒント**
> ・いくつかの市中肺炎重症度分類がある
> ・市中肺炎の治療は，原因微生物の種類や重症度により抗菌薬を選択する

Answer

A1 肺炎には，PSI（Pneumonia Severity Index, PORT study），CURB-65（英国胸部学会基準），A-DROP（日本呼吸器学会基準）などの重症度分類がある．これらを参考に，患者の希望や社会背景などを考慮して入院・外来治療の選択を行う

A2 喀痰培養検査およびグラム染色を行う．また，肺炎球菌やレジオネラの尿中抗原検査も考慮する

A3 レスピラトリーキノロンは緑膿菌までカバーする広域スペクトルの抗菌薬だが，外来診療を行う肺炎においては大部分の症例で必要性はない．キノロン耐性化の考慮や結核が原因でないことを確認せずに使用すべきではなく，安易に第一選択薬として使用すべきではない

解説

1 肺炎の重症度分類

PSIは，カナダの市中肺炎において外来診療か入院診療かの判定のために前向き研究[1]で使用された重症度分類で10数種類のパラメータよりなります．CURB-65は，英国胸部学会の基準で5項目のパラメータよりなりますが，これを参考に日本呼吸器学会が，身体所見，年齢による肺炎の重症度分類（A-DROPシステム）を作成しています（図）．これら3つの重症度分類は，すべて，**白血球やCRPを重症度評価の項目に用いていません**．これらの数値の高い低いは必ずしも重症度を反映しないためです．

2 原因微生物の同定

原因微生物を同定するために，**喀痰培養検査およびグラム染色**を行ってください．採取した喀痰はGeckler分類やMiller分類などにより質の評価を行うことも重要です．肺炎球菌やレジオネラの尿中抗原検査も考慮してください．外来で治療できる市中肺炎については必ずしも血液培養は必要でないと報告されていますが[2]が，可能であれば考慮してください．

3 抗菌薬の選択

患者の状態や背景，グラム染色や尿中抗原検査より推定される原因微生物

```
男性70歳以上，女性75歳以上
BUN 21 mg/dL以上または脱水あり
SpO₂ 90%以下（PaO₂ 60 Torr以下）
意識障害あり
血圧（収縮期）90 mmHg以下
```

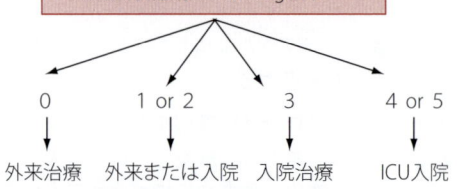

```
    0         1 or 2       3        4 or 5
  外来治療  外来または入院  入院治療  ICU入院
```

図　重症度分類と治療の場の関係
文献3「ポケット版」より転載

を対象として抗菌薬を選択してください．喀痰検査やグラム染色ができない，または喀痰の質が悪い場合にはエンピリックセラピーを行います．日本呼吸器学会の成人市中肺炎診療ガイドライン[3]にも抗菌薬の選択が記されています．

特に処方の判断が難しいと思われる，経口抗菌薬の選択について記します（表1）．エンピリックセラピーを行う場合は，セフジトレンピボキシル（メイアクト®）などの第3世代セフェムまたはアモキシシリン・クラブラン酸カリウム（オーグメンチン®）が適応となり，異型肺炎を考慮する場合はこれにアジスロマイシン（ジスロマック®）などを追加して下さい．グラム染色や尿中抗原にて肺炎球菌が原因微生物と推定される場合は，アモキシシリン（サワシリン®）を使用します．ただし，軽症例を除いては入院治療を考慮して下さい．

グラム染色にてインフルエンザ桿菌や肺炎桿菌が原因微生物と推定される場合は，メイアクト®などの第3世代セフェム，オーグメンチン®を使用しますが，肺炎桿菌も重症例が多く入院を考慮して下さい．

グラム染色にてモラキセラ・カタラーリスが原因微生物と推定される場合は，オーグメンチン®，ジスロマック®，ドキシサイクリン（ビブラマイシン®）などが適応となります．

臨床的にマイコプラズマやクラミドフィラ感染を疑われれば，ジスロマック®，ビブラマイシン®などが適応となります．

MRSA肺炎，レジオネラ肺炎，緑膿菌肺炎などが疑われれば入院を考慮してください．治療期間は7日間あるいは無熱3日間程度を目安とします．

表1　経口抗菌薬の処方例

市中肺炎における原因微生物が突き止められない場合のエンピリックセラピーの処方例		
メイアクト®	1回200 mg	1日3回
±ジスロマック®SR	2 g 単回投与	
オーグメンチン®	1回375 mg（1錠）	1日3回
＋サワシリン®	1回250 mg	
±ジスロマック®SR	2 g 単回投与	
肺炎球菌が原因と推定される場合の処方例		
サワシリン®	1回500 mg	1日3〜4回
インフルエンザ桿菌が原因と推定される場合の処方例		
メイアクト®	1回200 mg	1日3回
オーグメンチン®	1回375 mg（1錠）	1日3回
＋サワシリン®	1回250 mg	
ジスロマック®SR	2 g 単回投与	
またはジスロマック®	1回500 mg	1日1回　3日間
ビブラマイシン®	1回100 mg	1日2回
モラキセラ・カタラーリスが原因と推定される場合の処方例		
オーグメンチン®	1回375 mg（1錠）	1日3回
＋サワシリン®	1回250 mg	
ジスロマック®SR	2 g 単回投与	
またはジスロマック®	1回500 mg	1日1回　3日間
ビブラマイシン®	1回100 mg	1日2回
マイコプラズマやクラミドフィラ感染が原因と推定される場合の処方例		
ジスロマック®SR	2 g 単回投与	
またはジスロマック®	1回500 mg	1日1回　3日間
ビブラマイシン®	1回100 mg	1日2回

＊アジスロマイシン（ジスロマック®，ジスロマック®SR）を除き，治療期間はいずれも7日間あるいは無熱3日間程度を目安として適宜状態をみて決める
＊オーグメンチン® 1回375 mg（1錠）＋サワシリン® 1回250 mgが，海外でのアモキシシリン・クラブラン酸の組成と同一になる

> **つまずきポイント**　多くの原因微生物において，レスピラトリーキノロンを第一選択薬として使用する必然性はない．

4 本症例の治療と経過

本症例では，喀痰検査のグラム染色にて，莢膜をもったグラム陽性の双球

表2　SIRSの診断基準

a) 体温＜36℃ or ＞38℃
b) 心拍数＞90回/分
c) 呼吸数＞20回/分 または $PaCO_2$＜32 Torr
d) 白血球数＞12,000/μL または＜4,000/μL または幼若顆粒球＞10%
　上記4項目中2つ以上を満たす場合SIRSと診断

文献4より引用

菌を認め，尿中肺炎球菌抗原が陽性でした．これら結果より肺炎球菌による肺炎と診断しました．全身性炎症反応症候群（systemic inflammatory response syndrome：SIRS）の診断基準[4] 4項目中（表2）1項目を満たすのみで，A-DROP 0点，全身状態も良好であったため，サワシリン® 1回500mg 1日3回を処方し，外来治療としました．喀痰検査より肺炎球菌が培養され，感受性が良好であったため，サワシリン®を1週間継続し治癒しました．

POINT

肺炎診療においては，まず重症度の評価を行い，患者の希望や社会背景なども考慮したうえで，入院・外来治療の選択を行う．次に喀痰培養検査およびグラム染色，尿中抗原検査などで原因微生物の推定に努め，それに応じた抗菌薬の選択を行う．多くの場合，レスピラトリーキノロンを第一選択薬として使用する必然性はなく，安易な使用は控えるべきである．

＜参考文献＞

1) Fine, M. J. et al.：A prediction rule to identify low-risk patients with community-acquired pneumonia. N. Engl. J. Med., 336：242-250, 1997
2) Mandell, L. A. et al.：Update of practice guidelines for Guidelines the management of community-acquired pneumonia in immunocompetent adults. Clin. Infect. Dis., 37：1405-1433, 2003
3) 「成人市中肺炎診療ガイドライン」（日本呼吸器学会 呼吸器感染症に関するガイドライン作成委員会/編），日本呼吸器学会，2007
4) American College of Chest Physicians/Society of Critical Care Medicine Consensus Conference：Definitions for sepsis and organ failure and guidelines for the use of innovative therapies in sepsis. Crit. care Med., 20：864-874, 1992

＜見坂恒明＞

第9章 感染症 ❶ 呼吸器感染症

誤嚥性肺炎のマネジメント
～口腔内嫌気性菌をカバーした抗菌薬の選択～

症例　脳梗塞後遺症があり施設入所中の73歳男性．時折，食事時のむせびがあり，嚥下障害が疑われていた．半日前より咳嗽，喀痰があり様子をみていたが，発熱を伴い頻呼吸がみられるため受診．意識清明，体温38.5℃，血圧148/82 mmHg，脈拍96/分，呼吸数25回/分，SpO_2 87％（大気下）→96％（酸素2L/分投与下），右下肺野の呼吸音が減弱し湿性ラ音聴取．白血球11,500/μL（好中球93％），CRP 13.2 mg/dL．胸部CT上右S^6，S^{10}領域に浸潤影あり．気管吸引にて特に食物残渣は吸引されない．

研修医「誤嚥性肺炎ですね」
指導医「抗菌薬はどうしよう？」
研修医「誤嚥があるので嫌気性菌カバーは必要です．また，施設入所中のため緑膿菌カバーは外せませんよね」
指導医「食事はどうしようか？」
研修医「肺炎治療が終了するまでは絶食にしましょう」

Question

- **Q1** 誤嚥性肺炎に特徴的な胸部画像所見はあるか？
- **Q2** 施設から入院した肺炎患者全員に緑膿菌をカバーした抗菌薬治療が必要か？
- **Q3** 誤嚥性肺炎患者は肺炎治療が終了するまでは絶食にする必要があるか？

ヒント
- 誤嚥性肺炎は生理的に好発部位がある
- 高齢者施設肺炎における緑膿菌の頻度についてのエビデンスは不足している

Answer

A1 背側の区域に肺炎を起こしやすく，特に右S^2, S^6, S^{10}領域は好発部位である

A2 全員に緑膿菌をカバーした治療をする必要はない．喀痰検査や肺炎の重症度，ローカルファクターなどに基づいて判断する

A3 全身状態が悪いときに無理に経口摂取を行う必要はないが，状態が落ち着けば嚥下機能評価を行い，経口摂取可能な状態であればなるべく早期より開始する

解　説

1 誤嚥性肺炎の好発部位

　　背側の区域に肺炎を起こしやすく，特に右S^2, S^6, S^{10}領域は好発部位です．この部位に浸潤影を呈している場合には，誤嚥性肺炎と考えて治療を行います．ただ，胸部X線での評価[1]では，低いADLの患者では下肺に浸潤影を示すものが多い一方で，高いADLを保持している患者では上肺・中肺野異常影を示すものが多く確認されており，単純に部位だけでは診断できません．経過で**誤嚥を考慮する症状**（表1）があれば，誤嚥性肺炎を考慮します．

2 誤嚥性肺炎での抗菌薬投与（表2）

　　グラム染色などで原因微生物を推定できない際や，良質の検体のグラム染色像で複数の微生物が存在するときは，① *Peptostreptococcus spp.*，② *Prevotella melaninogenica*，③ *Fusobacterium spp.*，の3つのグループの口腔内嫌気性菌をカバーする必要があり[3]，クリンダマイシン（ダラシン®）やアンピシリン・スルバクタム（ユナシン®S）を選択します．また，院内肺炎で緑膿菌を含めたカバーをするときは，タゾバクタム・ピペラシリン（ゾシン®）やセフェピム（マキシピーム®）＋クリンダマイシン（ダラシン®）などを考慮します．高齢者施設肺炎における緑膿菌の頻度についてのエビデンスは不足しています[4]．軽症患者では常にカバーする必要はありませんが，重症肺炎ではカバーする必要があります．最終的には喀痰のグラム染色やローカルファクターなどに基づいて判断します．

表1 誤嚥を考慮すべき症状

・口からよだれや食べ物が出ている	・口腔内に貯めこんでいる
・嚥下に時間がかかる	・ゆっくり，または早く食べ物を口に入れる
・嚥下の前後，嚥下中に咳嗽や息を詰まらせる	・口腔相が長い
・嚥下後に湿性のゴボゴボとした声を出す	・食事に時間がかかる
・喉頭挙上の低下	・嚥下中の頭部・頸部の位置がおかしい
・ひと口に対したくさんの嚥下をする	・嚥下時に痛みを伴う
・鼻から食べ物や液体が漏れる	・口腔，咽頭の感覚が低下する

文献2より引用

表2 エンピリックセラピーの処方例

誤嚥性肺炎におけるエンピリックセラピーの処方例（緑膿菌は考慮しないとき）			
・ダラシン®	600 mg	静脈注射	8時間ごと（1日総量1,800 mg）
・ユナシン®S	1.5～3.0 g	静脈注射	6時間ごと（1日総量6～12 g）
誤嚥性肺炎におけるエンピリックセラピーの処方例（緑膿菌を考慮するとき）			
・ゾシン®	4.5 g	静脈注射	6～8時間ごと（1日総量13.5～18 g）
・マキシピーム®	1 g	静脈注射	12時間ごと（1日総量2 g）
＋ダラシン®	600 mg	静脈注射	8時間ごと（1日総量1,800 mg）

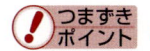

> **つまずきポイント** 緑膿菌カバーは必ずしも全員に必要ではない．

3 誤嚥性肺炎患者の経口摂取

　誤嚥性肺炎を疑った患者には嚥下機能評価を行います．嚥下機能に問題なければ早期より経口摂取を開始します．嚥下に問題があるようであれば，不顕性誤嚥対策として，頭位の挙上，口腔内清拭・口腔ケア・口腔マッサージ・歯科治療などの口腔内細菌叢の改善，ACE阻害薬やシロスタゾールなどの嚥下反射改善薬の投与，脱水や栄養の改善などを行います．また顕性誤嚥があれば，摂食嚥下リハビリテーション，食事介助，食事内容物の検討，嚥下訓練，嚥下筋群の強化，咽頭の持続吸引，徹底した口腔ケアなどを行います．場合により胃瘻や経鼻胃管などの栄養ルートの変更を考慮します[5]．**感染が重症であるほど，早期の栄養介入が推奨され，腸管が安全に使用できる状態であれば腸管を使用することが望ましいですが，嚥下機能の低下している患者に評価なしに経口摂取を開始することは肺炎の再燃の危険性があります．**

誤嚥性肺炎の患者に，具体的にいつから経口摂取を開始すればよいのかのエビデンスは不足していますが，経口摂取が十分可能な状態であればできる限り早期より開始し，難しいようであれば急性期のみ経鼻胃管などの栄養ルートでの栄養介入を行うことも許容されます．そして肺炎が落ち着いた状態で，嚥下訓練を行っていきます．

4 本症例の治療と経過

喀痰グラム染色で有意な菌の検出ができませんでした．患者に抗菌薬の投与歴はなく，入所している高齢者施設の感染症サーベイランスで緑膿菌感染の検出はありませんでした．このため緑膿菌感染の可能性は低く，エンピリックセラピーとしてユナシン®S 3g静脈注射 6時間ごとの投与を行いました．喀痰培養検査でインフルエンザ桿菌が培養され，抗菌薬感受性も考慮し，そのままユナシン®Sを継続投与しました．嚥下機能に関しては，治療2日目には酸素投与不要となり，嚥下機能評価を行いました．改定水飲みテスト3点，フードテスト3点の嚥下障害を認めました．口腔ケア，嚥下筋群の強化，摂食嚥下リハビリテーションにて嚥下機能は改善し，経口摂取可能な状態で退院となりました．

POINT

誤嚥を疑う症状がある患者が肺炎を起こしたときは，誤嚥性肺炎としての診療を考慮する．その際，口腔内の嫌気性菌をカバーした抗菌薬を選択する．治療のみならず予防にも努める．

＜参考文献＞
1) 井上登太，他：繰り返す誤嚥性肺炎症例における胸部レントゲン像とその要因．日本呼吸ケア・リハビリテーション学会誌，17：45-49, 2007
2) Marik, P. E. et al.：Aspiration pneumonia and dysphagia in elderly. Chest, 124：328-336, 2003
3) 名倉功二：誤嚥性肺炎診療での誤解．medicina, 45：1830-1833, 2008
4) 「臨床に直結する感染症診療のエビデンス」（青木眞/監）．pp93-94, 文光堂, 2008
5) 「成人院内肺炎診療ガイドライン」（日本呼吸器学会 呼吸器感染症に関するガイドライン作成委員会/編），日本呼吸器学会，2008

＜見坂恒明＞

第9章 感染症　❶ 呼吸器感染症

急性咽頭炎のマネジメント
~咽頭炎にはマクロライド？~

症例 特に基礎疾患のない13歳男性．昨日からの39℃の発熱，咽頭痛にて受診．咽頭痛および前頸部のリンパ節腫脹あり，扁桃の発赤・腫脹を認める．咳嗽・鼻汁は認めない．

指導医「急性咽頭炎だね」
研修医「とりあえず，含嗽剤とマクロライド系抗菌薬を処方しますね」
指導医「どうしてマクロライド系抗菌薬を使用するのかな？ 原因微生物として何が考えられるだろう？」

Question

- **Q1** 急性咽頭炎の患者すべてに抗菌薬は必要か？
- **Q2** A群β溶連菌性咽頭炎の特徴は？
- **Q3** 細菌性咽頭炎に対してはマクロライド系抗菌薬が第一選択か？

ヒント
- 急性咽頭炎の原因微生物の多くはウイルス性である
- 治療が必要な細菌性咽頭炎の原因微生物はA群β溶連菌である

Answer

A1 急性咽頭炎の大多数はウイルス性で成人では細菌性の可能性は低く，特に高齢者では細菌性は稀であり，抗菌薬は不要なことがほとんどである

A2 38度以上の発熱，鼻汁や咳嗽の症状に乏しい，前頸部リンパ節腫脹，扁桃が腫脹・発赤，若年者に多いなどの特徴を有する

A3 細菌性扁桃炎で抗菌薬が必要な原因微生物はA群β溶連菌であり，ペニシリン系抗菌薬が第一選択となる

解　説

1 急性咽頭炎の原因微生物

ウイルス性咽頭炎ではライノウイルス，コロナウイルス，アデノウイルス，パラインフルエンザウイルス，インフルエンザウイルス，コクサッキーウイルス，RSウイルス，EBウイルスなどが原因[1]となります．この場合，抗菌薬は不要です．急性咽頭炎で抗菌薬投与が必要であるA群β溶連菌が原因となる頻度は，小児では15％程度[1]，成人では5〜10％です．マクロライド系抗菌薬が有効なマイコプラズマやクラミジアが原因微生物となることは稀です．

2 A群β溶連菌性咽頭炎と伝染性単核球症

1）A群β溶連菌性咽頭炎

A群β溶連菌性咽頭炎の診断には，Centor Strep Score[1]（表1）が有用です．38度以上の発熱，圧痛を伴う前頸部リンパ節の腫脹，扁桃腫大と白苔や浸出液，咳嗽を欠く，の4項目と年齢よりスコア化します．ただし，**すべてそろってもA群β溶連菌性咽頭炎の可能性は60％程度で，臨床所見だけで診断を確定するのは難しいです．**一方，発熱を欠けばA群β溶連菌性咽頭炎は否定的です．A群β溶連菌診断のための微生物学的検査では，**迅速抗原検査と咽頭培養検査**があります．迅速検査の感度は80〜90％，特異度は95％以上，培養検査の感度は90〜95％です．迅速検査はすみやかに結果がわかる利点がありますが，感度の点で，陰性であってもA群β溶連菌性咽頭炎を否定できません．この場合，抗菌薬なしで数日様子をみて，改善に乏しいときや咽頭培養陽性時に抗菌薬投与を行うといった方法が考えられます．

表1　McIsaac Modification of the Centor Strep Score

基　　準	ポイント
38度以上発熱	1
咳がない	1
前頸部リンパ節腫脹	1
扁桃腫大あるいは浸出物がある	1
年齢が3〜14歳	1
年齢が15〜44歳	0
年齢が45歳以上	−1

合計ポイント	A群β溶連菌性感染の可能性	推奨方針
0	2〜3％	咽頭培養も抗菌薬も不要
1	4〜6％	
2	10〜12％	咽頭培養を施行し，陽性なら抗菌薬を使用
3	27〜28％	
4または5	38〜63％	咽頭培養を施行．抗菌薬を使用

文献2より引用

表2　A群β溶連菌性急性咽頭炎における処方例

バイシリン®G	1回40万単位	1日4回	10日間
サワシリン®	1回500 mg	1日3回	10日間
ペニシリンアレルギーがある場合や細菌性を考えるがEBウイルス感染が否定できないとき			
ダラシン®	1回300 mg	1日3回	10日間
クラリス®	1回200 mg	1日2回	10日間
バナン®	1回200 mg	1日2回	5日間

＊リウマチ熱の予防のためには症状が改善しても内服期間を順守する

2）EBウイルスによる伝染性単核球症

　一方，EBウイルス感染による伝染性単核球症の咽頭炎は，咽頭所見のみではA群β溶連菌性咽頭炎との区別が困難な場合があります．A群β溶連菌性咽頭炎では前頸部リンパ節腫脹が特徴的であるのに対して，EBウイルス感染では後頸部から始まり全身にリンパ節腫脹を認めるのが特徴です．また，A群β溶連菌性咽頭炎に比し，発熱の程度が低く，眼瞼浮腫や口腔内点状出血などが特徴です．脾腫がみられることがあるのも鑑別の参考となります．血液検査でリンパ球増多，異型リンパ球の出現，VCA IgM陽性，VCA IgGおよびEA/Dが陽性あるいは陰性，EBNA陰性などが典型的です．

> **つまずきポイント**　EBウイルス感染時にアモキシシリンを投与すると，皮疹をきたすことがあるため，EBウイルス感染が否定できないときはアモキシシリンは避ける．

3 A群β溶連菌性咽頭炎に対する抗菌薬投与（表2）

　A群β溶連菌による急性咽頭炎で抗菌薬投与が必要である理由は，リウマチ熱の予防，扁桃周囲膿瘍や化膿性頸部リンパ節炎の予防，臨床症状改善や発熱期間の短縮，周囲への伝播防止などです．ベンジルペニシリン（バイシリン®G）やアモキシシリン（サワシリン®）などが適応となります．ペニシリンアレルギーがある場合は，クリンダマイシン（ダラシン®）やクラリスロマイシン（クラリス®），セフポドキシム（バナン®）などを選択します．ただし，**日本では相当数のA群β溶連菌がマクロライド系抗菌薬に耐性**となっているため，注意が必要です．

4 本症例の治療と経過

　Centor strep score 5点で溶連菌迅速抗原検査陽性であり，サワシリン®1回500 mg　1日3回を開始しました．受診時に提出した咽頭培養検査からA群β溶連菌が検出され，10日間サワシリン®投与を行いました．

POINT

急性咽頭炎の大多数はウイルス性であり，抗菌薬投与は不要である．迅速抗原検査や咽頭培養検査でA群β溶連菌性咽頭炎と診断されれば，ペニシリン系抗菌薬を第一選択とする．

＜参考文献＞
1) Tanz, R. R. et al.：Sore Throat. Practical Strategies in Pediatric Diagnosis and Therapy 2nd ed. pp3-15, Saunders, 2004
2) Mclsaac, W. J. et al.：A clinical score to reduce unnecessary antibiotic use in patients with sore throat. Can. Med. Assoc. J., 158：75-83, 1998
3) Vincenza, S. et al.：Principles of appropriate antibiotic use for acute sinusitis in adults. Ann. Intern. Med., 134：495-497, 2001
4) 「感染症外来の帰還」（岩田健太郎，豊浦麻記子／著）pp93-118, 医学書院, 2010

＜見坂恒明＞

第9章 感染症 ❷ 尿路感染症

尿路感染症のマネジメント
~検査の意義と必要性~

症例 糖尿病にて内服加療中の63歳女性．一昨日からの38.7℃の発熱，頻尿，残尿感にて受診．経口摂取低下と全身倦怠感を伴っている．右costovertebral angle（CVA）叩打痛を認めた．血液検査にてHbA1c 6.6％，血糖値180 mg/dL，アシドーシスはなし．尿検査にてケトン＋，亜硝酸塩＋，白血球2＋，沈渣でWBC 30～50個/HPF，細菌2＋．

指導医「腎盂腎炎が考えられるね．追加で必要な検査は何だろう？」
研修医「尿培養を行います．念のため腹部CT検査をしましょうか？」
指導医「できれば血液培養2セットもとっておこう」
研修医「血液培養は必要ですか？ニューキノロンを処方して外来通院でもいいと思うのですが…」
指導医「経口摂取が低下し尿ケトン陽性なので，入院治療にしよう」

Question

- Q1 膿尿を認めれば尿路感染症か？
- Q2 尿路感染症に血液培養は必要か？
- Q3 腎盂腎炎に腹部CTは必須か？
- Q4 腎盂腎炎に対してはニューキノロン系抗菌薬が第一選択か？

ヒント
- 尿中白血球が，非遠沈尿の計算盤法で10個/μL以上，遠沈尿を用いた尿沈渣法で5個/HPF以上認めるものが膿尿と定義される
- 通常，単純性腎盂腎炎では画像検査は必要ないことが多い

Answer

A1 膿尿を認めなければ尿路感染症の可能性は非常に低いが，膿尿を認めるからといって尿路感染症とは言えない

A2 少なくとも入院が必要な全身状態の腎盂腎炎では血液培養を行う

A3 腎盂腎炎における CT 検査は，尿路結石や解剖学的な問題が示唆されるときに施行する

A4 腎盂腎炎に対してニューキノロン系抗菌薬は有用ではあるが，耐性菌出現防止の観点からも原因微生物の抗菌薬感受性がわかっていれば極力使用しない方がよい

解　説

1 膿尿の定義と原因

　　尿中白血球が，非遠沈尿の計算盤法で 10 個/μL 以上，遠沈尿を用いた尿沈渣法で 5 個/HPF 以上認めるものが膿尿と定義されます．尿路への物理的・化学的な刺激がある状況で出現します．したがって，尿路感染症のほかに，膀胱・尿管に接して形成された膿瘍などでも膿尿となりますし，尿路に結石や腫瘍などが存在するときにも出現します．

2 尿路感染症における血液培養

　　尿路感染症は，入院中の菌血症の原因として 2 番目に多いことが知られており，腎盂腎炎の 10 ～ 30 ％が血液培養陽性になるといわれています．欧米の教科書では，外来治療が可能なものは血液培養が不要としているものもありますが，少なくとも**入院が必要な全身状態の腎盂腎炎では必須**です．可能であれば，外来治療する腎盂腎炎においても血液培養を採取してください．

　　また，**腎盂腎炎において尿培養検査は必須**です．単純性膀胱炎では尿培養は不要との意見もありますが，キノロン耐性の大腸菌が増加しており，原則的には膀胱炎でも尿培養は行った方がよいと考えられます．**グラム染色は原因微生物の推定に有用であり，エンピリックに治療を開始するときに有益な情報が得られますので，施行することが望ましいです．**

> **つまずきポイント** 腎盂腎炎の血液培養：入院が必要な全身状態では必須，外来可能でもできる限り行う．

3 腎盂腎炎におけるCT検査

　急性腎盂腎炎の**特徴的なCT画像としては，腎が腫大し腎周囲腔の脂肪織濃度が上昇，造影CTにて腎実質に楔状の造影不良が多発する**などがあります．ただ，こういった画像がみられないこともあり，診断のためのCT検査は必須ではありません．むしろ尿所見やCVA叩打痛，頻尿，排尿時痛といった身体症状の方が診断に有用です．特徴的な身体症状は必ず認められるわけではありませんが，存在するときは臓器特異的なパラメータとして治療効果の判定に重要です．

　腎疝痛や肉眼的血尿など尿路結石が疑われる場合，再発をくり返す例，緑膿菌などの稀な原因微生物の例，適切な抗菌薬治療を行っているにもかかわらず72時間以内に解熱がみられない例などでは，尿路の狭窄・閉塞，膿瘍形成の有無などを判別するためにエコーやCT検査を行います．CT検査は可能であれば造影剤を用いることが推奨されます．また，男性の尿路感染症は基本的に複雑性尿路感染症と考えますので，尿路奇形や前立腺肥大，前立腺炎，尿路結石等や免疫不全がないかを疑って直腸診や画像検査を行って下さい．

4 腎盂腎炎に対する抗菌薬治療と治療経過

1）外来か，入院か？

　腎盂腎炎を外来治療するか入院治療するかは，患者の全身状態や既往歴，投薬，通院可能かどうかなどの要素を総合的に判断して決めます．腎盂腎炎は敗血症性ショックの原因となるので，外来治療時は細やかな通院が必要です．

2）治療効果の判定

　腎盂腎炎では解熱までに72時間程度かかるのが一般的です．CVA叩打痛，頻尿，排尿時痛といった**臓器特異的なパラメータの推移**や，**尿所見**，特に**グラム染色でみられる菌量が治療効果判定には有用です**．これらが改善していれば，すぐに解熱しなくても抗菌薬が効いているので慌てて抗菌薬をより広域なものに変更する必要はありません．培養結果が出た時点で，原因微生物の感受性にあったより狭域な抗菌薬に変更し，また，経過をみながら静注薬から内服薬への変更も考慮します．腎盂腎炎に対する抗菌薬治療期間はトータルで14日間が推奨されています．

表　各抗菌薬の処方例

経口薬		
・サワシリン®	1回500 mg	1日3〜4回
・オーグメンチン® ＋サワシリン®	1回375 mg（1錠） 1回250 mg	1日3回
・ケフレックス®	1回500 mg	1日3回
・パンスポリン®T	1回200 mg	1日3回
・メイアクト®	1回200 mg	1日3回
・シプロキサン®	1回300 mg	1日2回
・クラビット®	1回500 mg	1日1回

＊ニューキノロン薬は漫然と使用せず，原因微生物が判明し次第，より狭域の最適抗菌薬への変更を考慮する

静注薬			
・ビクシリン®	2 g	静脈注射	6時間ごと（1日総量8 g）
±ゲンタシン®	1回1 mg/kg または1回5 mg/kg	静脈注射	8時間ごと 24時間ごと
・セファメジン®α	1 g	静脈注射	8時間ごと（1日総量3 g）
・ロセフィン®	1〜2 g	静脈注射	24時間ごと（1日総量1〜2 g）
・マキシピーム®	1 g	静脈注射	12時間ごと（1日総量2 g）
・塩酸バンコマイシン®	1 g	静脈注射	12時間ごと（1日総量2 g）

＊バンコマイシンはトラフ値10〜15 μg/mLを目標に投与量を調整

3）原因微生物と治療（表）

　　　腎盂腎炎の原因微生物としては，大腸菌や*Staphylococcus saprophyticus*，腸球菌のほかに，*Klebsiella pneumoniae*，*Proteus vulgaris*，*Enterobacter*などがあります[1]．グラム染色にて腸球菌が疑われれば，経口薬ではアモキシシリン（サワシリン®）やアモキシシリン・クラブラン酸カリウム（オーグメンチン®），静注薬ではアンピシリン（ビクシリン®）などを投与し，重症時にはゲンタマイシン（ゲンタシン®）の併用も考慮します．ブドウ球菌（*Staphylococcus saprophyticus*）を思わせるグラム染色では，経口薬ではセファレキシン（ケフレックス®），静注薬ではセファゾリン（セファメジン®α）などを投与します．ただし，黄色ブドウ球菌による菌血症を疑わせるような重篤な病態では，バンコマイシンを投与した方が安全です．グラム陰性桿菌については，各施設や地域の感受性に基づいて最も確実性のある抗菌薬を選択します．静注薬ではセファゾリン（セファメジン®α），セ

フトリアキソン（ロセフィン®），特に緑膿菌考慮時はセフェピム（マキシピーム®）など，経口薬ではセフォチアム（パンスポリン®T）やセフジトレンピボキシル（メイアクト®）などが選択肢に挙がりますが，各施設や地域で異なってきます．グラム染色ができない状況では，入院加療ではセフトリアキソン（ロセフィン®），セフェピム（マキシピーム®）など，外来治療では経口薬のシプロフロキサシン（シプロキサン®）やレボフロキサシン（クラビット®）なども適応となります．ニューキノロンの乱用により耐性菌が出現しており，できる限りグラム染色を行うか，施設や地域の感受性パターンに基づいて最も確実性のある抗菌薬を選択することが望ましいです．

5 本症例の治療と経過

経口摂取の低下とそれに伴うと考えられる尿ケトン陽性所見があり，入院での治療としました．尿グラム染色にて原因微生物として大腸菌が疑われ，血液培養を2セット採取し，セファメジン®α1g静脈注射8時間ごとの投与を行いました．入院3日目より解熱し，尿検査所見や経口摂取も改善しました．血液培養2セットおよび尿培養検査より大腸菌が検出されました．抗菌薬の感受性結果をもとに，静脈注射からケフレックス®1回500 mg 1日3回内服へ変更し，合計14日間の抗菌薬治療を行いました．

POINT

尿路感染症は，病歴，症状，身体所見，検査所見を総合して診断する．臓器特異的パラメータや尿所見の推移にて抗菌薬の効果を判定し，培養結果に応じた適切な抗菌薬を選択する．このため，尿培養・血液培養は重要で，広域スペクトラムの抗菌薬の乱用は厳に慎む．

＜参考文献＞
1) 小栗豊子：感染原因菌の特徴．臨床と微生物，30：647-654, 2003
2) 「事例で学ぶ感染症診断ストラテジー」（馬場尚志/編），pp18-22, 文光堂，2010
3) 「市中感染症診療の考え方と進め方」（IDATENセミナーテキスト編集委員会/編），pp87-95, 医学書院, 2009
4) 八幡晋輔，他：日常診療のピットフォール　こんなところに落とし穴が?! 敗血症を呈した腎盂腎炎の1症例．レジデントノート，11：92-94, 2009

＜見坂恒明＞

第9章 感染症　❸ 胆道感染症

急性胆管炎のマネジメント
〜迅速な胆道ドレナージ施行を考慮する〜

症例　糖尿病（食事療法のみ），胆嚢結石の既往のある78歳女性．昨日より39.0℃の発熱，悪心，右季肋部痛を伴っている．意識やや混濁，体温39.2℃，血圧95/60 mmHg，脈拍120/分，呼吸数24回/分，黄疸は認めない，右季肋部に圧痛あり．右上肺野の呼吸音が減弱し湿性ラ音聴取．白血球15,500/μL（好中球95％），血小板17.1万/μL，CRP 18.2 mg/dL，総ビリルビン1.8 mg/dL，AST 103 IU/L，ALT 81 IU/L，ALP 390 IU/L，γGTP 135 IU/L，AMY 42 IU/L，Cr 0.9 mg/dL，尿素窒素18 mg/dL．腹部造影CTにて総胆管の拡張と結石を認める．

研修医「Charcotの三徴を満たさないので胆管炎ではないと思ったのですが，よくわからないのでまず腹部CTを施行しました」
指導医「急性胆管炎症例だね．血圧低下傾向で意識混濁もあり，重症と考えた方がよさそうだね」
研修医「まずはA（airway），B（breathing），C（circulation）を安定ですね．そのあと，状態が悪く内視鏡的ドレナージは危険を伴うので，まずは抗菌薬で様子をみましょうか？」
指導医「状態が悪いからこそ迅速に胆道系のドレナージをする必要があるんだよ」
研修医「わかりました．血液培養後にスルバクタム・セフォペラゾンを点滴しながら内視鏡的胆道ドレナージに向かいます」

Question

Q1 急性胆管炎の診断にCharcotの三徴は必須か？
Q2 急性胆道感染症を疑うときにまず行うべき形態学的検査は？
Q3 急性胆道感染症の治療は，まず抗菌薬投与か？
Q4 急性胆道感染症の抗菌薬の第一選択薬はスルバクタム・セフォペラゾンか？

ヒント
・急性胆管炎・胆嚢炎の診療ガイドラインがあり，診断基準や重症度判定基準が存在する
・急性胆道感染症の治療の基本はドレナージの考慮．抗菌薬の選択にはいくつかのオプションがある

Answer

- **A1** 急性胆管炎の診断に Charcot の三徴は必須ではない
- **A2** 急性胆道感染症を疑うときは，まずは腹部エコー検査を施行すべきである
- **A3** 急性胆道感染症の治療は，まずはドレナージを行うことを考慮する
- **A4** スルバクタム・セフォペラゾン以外にもいくつかのオプションがあり，臓器移行性のほかに，原因微生物を考慮した抗菌薬選択を行う

解説

1 急性胆管炎の診断基準

　　急性胆管炎でCharcotの三徴すべてそろうのは50〜70%です．発熱・腹痛は80%以上，黄疸は60〜70%程度です[1]．急性胆管炎・胆囊炎の診療ガイドライン[1]では，発熱，腹痛（右季肋部または上腹部痛），黄疸の三徴すべてを満たすもの，またはALP・γGTPの上昇，白血球・CRPの上昇，画像所見（胆管拡張，狭窄，結石）のすべてを満たし三徴のいずれかを満たすものを急性胆管炎の確診としています．

2 急性胆道感染症における形態学的画像検査

　　腹部エコー検査は，検査の簡便性，低侵襲性から，第一選択となる形態学的検査です．急性胆管炎・胆囊炎の診療ガイドライン[1]でも，急性胆道感染症が疑われるすべての症例において最初に施行すべきであるとされています（推奨度A）．また，超音波専門医以外により施行された場合でも比較的満足すべき診断能を有しています[2]．

3 急性胆道感染症の初期治療

　　急性胆道感染症の初期治療は，胆道ドレナージ術の施行を前提として，絶食のうえで十分な量の輸液，電解質の補正，抗菌薬投与を行うことです．急性胆管炎では，感染症の原因が胆管の膿であるため，迅速に膿をドレナージすることが必要です．軽症例であれば緊急胆道ドレナージを必要としないこともありますが，総胆管結石が存在する場合や保存的な初期治療で24時間以

表　各抗菌薬の処方例

・ユナシン®S	1.5〜3.0 g	静脈注射	6時間ごと（1日総量6〜12 g）
・ゾシン®	4.5 g	静脈注射	6〜8時間ごと（1日総量13.5〜18 g）
・スルペラゾン®	2 g	静脈注射	12時間ごと（1日総量4 g）
重症例			
・チエナム®	0.5 g	静脈注射	6時間ごと（1日総量2 g）
・メロペン®	1 g	静脈注射	8時間ごと（1日総量3 g）
・フィニバックス®	0.5 g	静脈注射	8時間ごと（1日総量1.5 g）
併用治療			
・モダシン®	1〜2 g	静脈注射	8時間ごと（1日総量3〜6 g）
またはマキシピーム®	1〜2 g	静脈注射	12時間ごと（1日総量2〜4 g）
＋ダラシン®	600 mg	静脈注射	8時間ごと（1日総量1,800 mg）
・シプロキサン®	300〜400 mg	静脈注射	12時間ごと（1日総量600〜800 mg）
＋ダラシン®	600 mg	静脈注射	8時間ごと（1日総量1,800 mg）
または＋フラジール	1回500 mg	内服	1日4回

内に反応しない場合は胆道ドレナージを行います．中等症以上，とりわけショック（血圧低下），菌血症，エンドトキシン血症，意識障害，急性呼吸不全，急性腎不全，DIC（血小板数減少）のいずれかを認める重症例の場合は，緊急に胆道ドレナージを行う必要があります．

ドレナージは，内視鏡的胆管ドレナージ，経皮経肝的胆管ドレナージ，開腹ドレナージがあります．内視鏡的胆管ドレナージは開腹ドレナージに比し，重症例では死亡率，合併症発生率ともに有意に少なく，安全かつ有効であるとの報告があります[3]．内視鏡的胆管ドレナージ，経皮経肝的胆管ドレナージをまず考慮することが推奨されますが，どちらを選択するかは施設や症例などにより異なってきます．

> **つまずきポイント**　中等症以上では，緊急に胆道ドレナージを行う．

4 急性胆道感染症における抗菌薬の選択（表）

胆管炎の原因微生物は，大腸菌，*Klebsiella*，腸球菌，*Enterococcus*，*Streptococcus spp*，*Proteus*，嫌気性菌（*Clostridium*，*Bacteroides*），さらに糖尿病患者では緑膿菌などで，急性胆管炎と診断されれば原則，抗菌薬

治療の対象です．胆嚢炎においても，原因微生物はほぼ同様です．日本でよく用いられる**スルバクタム・セフォペラゾン（スルペラゾン®）は選択薬の1つですが，腸球菌に抗菌活性をもたないため，注意が必要です**．米国では研究中で未発売のため，サンフォード感染症治療ガイド[4]では推奨薬に出てきません．

スルペラゾン®のほかには，アンピシリン・スルバクタム（ユナシン®S），タゾバクタム・ピペラシリン（ゾシン®）などがあります．アンピシリン・スルバクタムは免疫不全の患者などで問題となる，緑膿菌，*Enterobacter*，*Serratia*，*Citrobacter*などの腸内細菌に抗菌活性をもちません．

重症例ではイミペネム・シラスタチン（チエナム®），メロペネム（メロペン®），ドリペネム（フィニバックス®）などが抗菌薬の選択に挙げられます．また併用治療として，セフタジジム（モダシン®）やセフェピム（マキシピーム®）にクリンダマイシン（ダラシン®）を加えたものや，シプロフロキサシン（シプロキサン®）にメトロニダゾール（フラジール®）またはクリンダマイシンを加えたものなどが選択に挙げられます．薬剤アレルギーなどの禁忌がなければ，これらの抗菌薬の使い分けによる明確なエビデンスは存在しません．また，抗菌スペクトラム的にも通常は十分です．いずれにしても十分量の抗菌薬を用いて治療することが推奨されます．

5 本症例の治療と経過

まず，急速補液を行い循環動態の安定化を図りました．同時に血液培養2セット採取後に，抗菌薬を迅速に投与しました．循環動態が不安定なため，広域にチエナム® 0.5 g 静脈注射 6時間ごととしました．総胆管結石が関与するため，緊急で内視鏡的胆管ドレナージを行いました．ドレナージ開始後，循環動態は改善し，血液培養および胆汁培養より腸球菌（*E.faecalis*）が培養されました．抗菌薬の感受性結果をもとに，ユナシン®S 3.0 g 静脈注射 6時間ごとにde-escalationを行いました．その後の確認の造影検査で胆管結石の排石を確認．14日間の抗菌薬治療ののち，待機的に腹腔鏡下胆嚢摘出術が行われました．

POINT

急性胆管炎は症状，血液検査，画像所見から診断される．初期治療は，胆道ドレナージ術の施行を前提として，絶食のうえで十分な量の輸液，電解質の補正，抗菌薬投与を行うことである．

<参考文献>

1) 「科学的根拠に基づく急性胆管炎・胆嚢炎の診療ガイドライン」（急性胆道炎の診療ガイドライン作成出版委員会/編），医学図書出版，2005　http://minds.jcqhc.or.jp/stc/0020/ 1 /0020_G0000050_GL.html
2) Kendall, J. L. et al. : Performance and interpretation of focused right upper quadrant ultrasound by emergency physicians. J. Emerg. Med., 21：7 -13, 2001
3) Lai, E. C. et al. : Endoscopic biliary drainage for sever acute cholangitis. N. Engl. J. Med., 326：1582-1586, 1992
4) 「サンフォード感染症治療ガイド2010」（橋本正良，他/監）ライフサイエンス出版，2010

<見坂恒明>

第9章 感染症 ❹ その他

感染性心内膜炎のマネジメント
～まずはくり返す血液培養で原因微生物の特定を～

症例 リウマチ熱の既往があり，軽度の僧帽弁狭窄を指摘されている58歳男性．2週間前より軽度の食欲低下があり，3日前より38.5℃の発熱を伴うため受診．身体所見上は発熱以外に特記すべき異常を認めない．白血球12,000/μL（好中球優位），CRP 15.2 mg/dL．胸部・腹部CTにて異常所見を認めない．

指導医「経過からは感染性心内膜炎の可能性があるね」
研修医「最近の抜歯の既往がないですが，感染性心内膜炎を考えるんですか？」
指導医「抜歯をしていなくても感染性心内膜炎は起こり得るよ．まずは血液培養を行い，心エコー検査をしよう」
研修医「炎症反応が高いし，すぐに抗菌薬を投与しなくて大丈夫ですか？」

Question

- Q1 感染性心内膜炎の患者で歯科処置が発症のきっかけとなる割合はどのくらいか？
- Q2 経胸壁心エコー検査はどのくらい診断に寄与するか？
- Q3 血液培養はどのタイミングで何セット採取するのがよいか？
- Q4 抗菌薬投与はどのタイミングでどのような抗菌薬をどのくらいの期間投与するのか？

ヒント
- 感染性心内膜炎の診断にはDuke臨床的診断基準が用いられる
- 感染性心内膜炎の治療は，原因微生物の種類や，自然弁感染か人工物感染かで異なり，抗菌薬治療や外科治療について具体的な方法についてはガイドラインで明示されている

Answer

A1 歯科処置がきっかけとなる患者は18％である

A2 感染性心内膜炎に対する経胸壁心エコー検査の感度は高々43〜60％，特異度は91〜98％である

A3 患者の状態が許せば，24時間以上かけて連続3回以上の血液培養を行う（初回に2セット，12時間後に1セット，24時間後に1セットなど）

A4 患者の状態が悪かったり，病状が急速に進行するときはすみやかに治療開始．状態が許せば，血液培養を採取後（24時間以上経過後）に抗菌薬治療を開始．自然弁の場合は，①アンピシリン・スルバクタム（ユナシン®S）3g×4回/日＋ゲンタマイシン（ゲンタシン®）1mg/kg×3回/日，②セフトリアキソン（ロセフィン®）2g×1回/日＋ゲンタマイシン（ゲンタシン®）1mg/kg×3回/日，③バンコマイシン1g×2回/日（トラフ10〜15μg/mL目標）＋ゲンタマイシン（ゲンタシン®）1mg/kg×3回/日　など．治療期間は原因微生物により決まるが，おおむね血液培養陰性確認後，4〜6週間の投与が必要

解説

1 感染性心内膜炎の誘因

原因不明が54％，歯科処置は18％です．そのほか，カテーテル留置，泌尿器科的処置，妊娠中絶を含む産婦人科的処置，アルコール依存，免疫不全などが誘因[1]となります．よって**歯科処置がないので感染性心内膜炎は否定的という概念は成立しません**．

2 心エコー検査の感度，特異度[2]

経胸壁心エコー検査の感度は43〜60％，特異度は91〜98％です．このため，臨床的に感染性心内膜炎が疑われる場合，**経胸壁心エコー検査で陰性であっても，感染性心内膜炎の否定はできません**．一方，経食道心エコー検査の感度は87〜100％，特異度は91〜100％です．**感染性心内膜炎が疑われる場合には経胸壁心エコー検査の結果にかかわらず，経食道心エコー検査を施行することが望ましいです**．

3 持続菌血症の証明

感染性心内膜炎の診断にはDuke臨床的診断基準（表）が用いられますが，そのポイントは**持続菌血症の証明と心内膜病変の証明**の2つです．持続菌血症の証明のために，Duke臨床的診断基準では12時間以上空けて血液培養を採取することになっており，また，日本循環器学会の感染性心内膜炎の予防と診断に関するガイドラインでは**血液培養方法として24時間以上かけて連続3回行う**としています．一方，患者の状態が悪かったり，病状が急速に進行するときには，すみやかに場所を変えて複数のセットの血液培養を採取します．この場合，特に時間を空ける必要はなく，同時または連続的に最低2セット（2カ所），可能であれば3セット（3カ所）以上の血液培養を採取します．その後すみやかに治療を開始します．また，**血液培養は原因菌を特定し，その抗菌薬感受性に応じた適切な抗菌薬治療に役立つため必須の検査**です．

> **つまずきポイント**　血液培養は必須．状態が悪いときは，場所を変えてすみやかに複数セット採取する．

4 感染性心内膜炎の治療

抗菌薬治療と外科治療があります．抗菌薬治療は，自然弁感染か人工物感染か，また原因微生物により治療法や治療期間が細かく分かれています．具体的な方法は日本循環器学会の感染性心内膜炎の予防と診断に関するガイドライン[3]やAmerican Heart AssociationのInfective endocarditisのガイドライン[4]を参照してください．当初エンピリック治療を行っていても，原因微生物が判明した時点でそれに応じた抗菌薬治療に変更します．

一方，外科治療の主な適応は，中等度以上のうっ血性心不全，複数の全身塞栓，耐性微生物やコントロール不能な感染です．いつ外科治療に踏み切るかの判断は難しく，診療の早い段階から心臓外科医と連絡を取って方針について協議しておく必要があります．自分の所属する施設に心臓外科がない場合には，無理をせず手術のできる医療機関に早期に転院することを検討してください．

5 本症例の治療と経過

状態が落ち着いていたため，初回に2セット，12時間後に1セット，24時間後に1セットの血液培養検査を行いました．また，受診時の心エコーでは

表　感染性心内膜炎のDuke臨床的診断基準

【IE確診例】

Ⅰ．臨床的基準
　　大基準2つ，または大基準1つと小基準3つ，または小基準5つ
（大基準）
　1．IEに対する血液培養陽性
　　A．2回の血液培養で以下のいずれかが認められた場合
　　　（ⅰ）Streptococcus viridans（注1），*Streptococcus bovis*，HACEKグループ，*Staphylococcus aureus*
　　　（ⅱ）*Enterococcus*が検出され（市中感染），他に感染巣がない場合（注2）
　　B．つぎのように定義される持続性のIEに合致する血液培養陽性
　　　（ⅰ）12時間以上間隔をあけて採取した血液検体の培養が2回以上陽性
　　　（ⅱ）3回の血液培養すべてあるいは4回以上の血液培養の大半が陽性（最初と最後の採血間隔が1時間以上）
　　C．1回の血液培養でもCoxiella burnettiが検出された場合，あるいは抗phase1 IgG抗体価800倍以上（注3）
　2．心内膜が侵されている所見でAまたはBの場合（注4）
　　A．IEの心エコー図所見で以下のいずれかの場合
　　　（ⅰ）弁あるいはその支持組織の上，または逆流ジェット通路，または人工物の上にみられる解剖学的に説明のできない振動性の心臓内腫瘤
　　　（ⅱ）膿瘍
　　　（ⅲ）人工弁の新たな部分的裂開
　　B．新規の弁閉鎖不全（既存の雑音の悪化または変化のみでは十分でない）

（小基準）（注5）
　1．素因：素因となる心疾患または静注薬物常用
　2．発熱：38.0℃以上
　3．血管現象：主要血管塞栓，敗血症性梗塞，感染性動脈瘤，頭蓋内出血，眼球結膜出血，Janeway発疹
　4．免疫学的現象：糸球体腎炎，Osler結節，Roth斑，リウマチ因子
　5．微生物学的所見：血液培養陽性であるが上記の大基準を満たさない場合，またはIEとして矛盾のない活動性炎症の血清学的証拠
Ⅱ．病理学的基準
　　菌：培養または組織検査により疣腫，塞栓化した疣腫，心内膿瘍において証明，あるいは病変部位における検索：組織学的に活動性を呈する疣贅や心筋膿瘍を認める

【IE可能性】

大基準1つと小基準1つ，または小基準3つ（注6）

【否定的】

心内膜炎症状に対する別の確実な診断，または
心内膜炎症状が4日以内の抗菌薬により消退，または
4日以内の抗菌薬投与後の手術時または剖検時にIEの病理学所見なし

注1）本ガイドラインでは菌種の名称についてはすべて英語表記とし通例に従ってStreptococcus viridans以外はイタリック体で表示した．
注2）*Staphylococcus aureus*は，改訂版では，ⅰ）に含まれるようになった．
注3）本項は改訂版で追加された．
注4）改訂版では，人工弁置換例，臨床的基準でIE可能性となる場合，弁輪部膿瘍などの合併症を伴うIE，については，経食道心エコー図の施行が推奨されている．
注5）改訂版では，"心エコー図所見：IEに一致するが，上記の大基準を満たさない場合"，は小基準から削除されている．
注6）改訂版では，"IE可能性"は，このように変更されている．

（文献3より転載）

明らかな感染性心内膜炎を示唆する所見はありませんでした．入院翌日に血液培養陽性が判明し，経食道心エコー検査を行ったところ，僧帽弁に疣腫を認めました．このため，ユナシン®S 3g 静脈注射 6時間ごと＋ゲンタシン® 1 mg/kg 静脈注射 8時間ごとの投与を開始しました．血液培養4セットすべてより *Streptococcus Viridans*（ペニシリンG感受性）が培養されました．このため，抗菌薬はペニシリンGカリウム® 400万単位 静脈注射 4時間ごと＋ゲンタシン® 1 mg/kg 静脈注射 8時間ごとに変更しました．抗菌薬開始後も頻回に血液培養を行い，抗菌薬開始3日目の血液培養で，培養陰性化が確認されました．このため抗菌薬開始3日目を起算日とし，ゲンタマイシンは14日間投与（合計16日間投与），ペニシリンGカリウム®は28日間投与を行いました．経過中，塞栓や弁破壊をきたすことなく経過し，経食道心エコー検査で疣腫の消失を認めました．

POINT

感染性心内膜炎の診断にはDuke臨床的診断基準が用いられ，持続菌血症の証明と心内膜病変の証明で行われる．感染性心内膜炎では長期にわたる抗菌薬使用が必要であり，くり返し血液培養を行い原因微生物の検出に努める．また，心エコー検査は病変の検出（特に経食道エコー）や外科手術の適応の検討のうえで重要である．

＜参考文献＞

1) Nakatani, S. et al.：Current characteristics in infective endocarditis in Japan：an analysis of 848 cases in 2000 and 2001. Circ. J., 67：901-905, 2003
2) Evangelista, A. et al.：Echocardiography in infective endocarditis. Heart, 90：614-617, 2004
3) 日本循環器学会合同研究班報告：感染性心内膜炎の予防と診断に関するガイドライン．2008年改訂版（http://www.j-circ.or.jp/guideline/pdf/JCS2008_miyatake_h.pdf）
4) Baddour, L. M. et al.：Infective endocarditis：diagnosis, antimicrobial therapy, and management of complications：a statement for healthcare professionals from the Committee on Rheumatic Fever, Endocarditis, and Kawasaki Disease, Council on Cardiovascular Disease in the Young, and the Councils on Clinical Cardiology, Stroke, and Cardiovascular Surgery and Anesthesia, American Heart Association：endorsed by the Infectious Diseases Society of America.：Circulation, 111：e394-434, 2005

＜見坂恒明＞

第9章 感染症 ❹ その他

急性下痢症のマネジメント
～感染性腸炎＝ニューキノロン処方？～

症例 生来健康な35歳女性．2日間持続する発熱，腹痛，水様性下痢あり．水様性下痢は7回/日以上で血液混入はなし．5歳の息子が急性胃腸炎の診断で2日前に点滴を受けた．海外渡航歴はない．体温37.8℃，血圧115/60 mmHg，脈拍110/分，呼吸数18回/分．白血球9,800/μL（好中球70％），電解質・Cr・BUN正常．尿ケトン（±），便所見：粘液（−），白血球（−），血液（−）．

研修医「家族内発症もあり急性腸炎ですね」
指導医「まずは脱水の評価をしよう」
研修医「口腔粘膜の乾燥はなく脱水はないようです．便培養を行い，抗菌薬を処方して帰宅としますね」

Question

- Q1 下痢症の定義は？
- Q2 口腔粘膜の乾燥がなければ脱水は否定的か？
- Q3 便培養は急性下痢症の患者全例に必要か？
- Q4 急性下痢症に抗菌薬は必要か？

ヒント
- 循環血液量減少における個々の身体所見のlikelihood ratio（LR，尤度比）は有用性が低い
- 急性下痢症の多くはウイルス感染が占める

Answer

A1 便回数が3回/日以上または糞便湿重量250g/日以上または糞便中の水分量が200 mL/日以上の場合を下痢と定義する

A2 1つの身体所見だけでは脱水の評価は不十分である

A3 全例には必要なく，症例を選択して便培養を行う

A4 必要としないことが大多数である

解説

1 下痢症の定義と分類

定義は前述の通りですが，通常，1日に3回以上の軟〜水様便がみられることを指します．2週間以内の急性下痢，2週間〜1カ月未満の持続性下痢，1カ月以上続く慢性下痢に分けられます．下痢症の鑑別を考えるうえで，感染性か非感染性かを分類すること，また，**大腸型下痢と小腸型下痢に分類**することが抗菌薬治療を考えるうえでは有用です．感染性下痢症を考える場合，**海外渡航歴**，**食品摂取歴やミドリガメなどのペット飼育**，**内服薬**，**基礎疾患**，**sexual history**，**職業**（特に食品関連，施設通所・勤務，保育士など）などの問診が必要です．また，季節性のウイルス性腸炎の流行の情報も重要です．

2 脱水（循環血液量減少）を示唆する身体所見

短期間の**体重変化**は脱水を示唆します．ベースライン体重から10%以上の体重減少があれば高度の脱水と判断できます．個々の身体所見におけるlikelihood ratio（LR）は有用性が低いため[1]，**口腔粘膜の乾燥**，**皮膚のツルゴールの低下**，**眼球陥凹**，**腋窩の湿潤具合**，**capillary refill time**（正常2秒未満），**頸静脈圧**（jugular venous pressure：JVP）などの所見を総動員して評価することが重要です[2]．

> ⚠️ **つまずきポイント** 脱水を判断するうえで，個々の身体所見におけるLRは有用性が低い．

3 便培養の考え方[3]

Salmonella typhi（腸チフス）や*E.coli*などを診断するために，発熱，特に血便を認める症例，免疫不全患者，赤痢やコレラも考えられる発展途上国

への旅行歴がある場合，non-typhi *Salmonella*，*Campylobacter*，*Clostridium difficile* など治療可能で長時間持続する炎症性腸疾患を想起する場合などは便培養をくり返し行います．発熱に関しては，季節的にウイルス性腸炎の流行期にはそのことも考慮して行うかどうか判断します．また患者の状態が悪いなど，必要に迫られ抗菌薬を投与する場合も便培養を行う必要があります．

4 急性下痢症に対する抗菌薬の考え方

急性下痢症は感染性か非感染性かの鑑別が必要です．感染性の場合，超急性か，急性かの区別をします．食後数時間で起こる**超急性下痢症の場合，黄色ブドウ球菌や *Bacillus cereus* による毒素が原因であることが多く，抗菌薬は効きませんが**，通常24〜48時間で自然寛解します．食後数時間以上たって起こる急性下痢症の場合，細菌性またはウイルス性の腸炎であることが多いです．さらに急性下痢症は小腸型下痢と大腸型下痢に分類します．小腸型下痢は微生物やその毒素による小腸からの分泌物の増加が原因ですので，基本的には組織破壊は伴わず，粘血便や発熱はあっても軽度です．一方，大腸型下痢は微生物や毒素により腸管粘膜が破壊されるため，粘血便，しぶり腹(tenesmus)，腹痛，発熱などが存在します．

身体診察では，ほかの腹部疾患の除外とともに，全身状態，脱水の程度の評価を行います．便培養において，*Yersinia* や *Campylobacter* などは特別な培養を要しますので細菌検査室に目的菌を連絡してください．しかし，**細菌性腸炎であっても，抗菌薬が適応となることはほとんどありません．治療の基本は必要に応じた体液および電解質の補充です**．経口での水分補給，無理な場合は点滴により細胞外液を補充します．また，止瀉薬の安易な使用は病原微生物や毒素の排出を遅延させるので，使用は最小限にとどめてください．

> ⚠️ **つまずきポイント** 安易な抗菌薬の使用は避ける．治療の基本は体液・電解質の補充．抗菌薬の適応はほとんどない．

抗菌薬が必要とされる主な細菌性腸炎は，大腸型下痢症の一部です．具体的には *Salmonella typhi*（腸チフス），赤痢，enterotoxigenic *E.coli*，赤痢アメーバなどです．また，non-typhi *Salmonella* による菌血症や，小腸型下痢症でも重症感のある *Campylobacter* 感染は抗菌薬治療の効果が確認されて

表 感染性腸炎における抗菌薬の処方例

感染性腸炎におけるエンピリックセラピーの処方例			
・シプロキサン®	1回500 mg		1日2回
・クラビット®	1回500 mg		1日1回
・ロセフィン®	1～2 g	静脈注射	24時間ごと（1日総量1～2 g）
・シプロキサン®	300～400 mg	静脈注射	12時間ごと（1日総量600～800 mg）
Campylobacter が原因と推定される場合の処方例			
・エリスロシン®	1回400 mg		1日3回　5～7日間
・ジスロマック®	1日目　1回500 mg		1日1回
	2～5日目　1回250 mg		1日1回
赤痢アメーバが原因と推定される場合の処方例			
・フラジール®	1回500 mg		1日3回　5～10日間
Clostridium difficile による偽膜性腸炎が原因と推定される場合の処方例			
・フラジール®	1回500 mg		1日3回　10日間
・バンコマイシン®	1回125～500 mg		1日4回　10日間

います．腸炎からの敗血症や全身状態が悪い場合も抗菌薬治療を考慮します．使用する抗菌薬はシプロフロキサシン（シプロキサン®）やレボフロキサシン（クラビット®）などのニューキノロン系抗菌薬やセフトリアキソン（ロセフィン®）などが挙げられます（表）．*Campylobacter* 感染では，ニューキノロン耐性が進んでおり，エリスロマイシン（エリスロシン®）やアジスロマイシン（ジスロマック®）などのマクロライドを使用します．また，赤痢アメーバではメトロニダゾール（フラジール®）の適応です．前述のように抗菌薬は不要の場合がほとんどですが，**細菌性腸炎が疑われる場合は，まずはできる限り便培養をくり返し，ほかの臓器の感染症と同様に原因微生物を特定することが重要です**．逆に non-typhi *Salmonella* ではニューキノロン使用にて細菌の排泄が長期化することや，*enterohemorrhagic E.coli* O-157：H7 においては治療後に溶血性尿毒症症候群のリスクを上げるとの報告[4]もあり，安易な抗菌薬使用は避けましょう．

Clostridium difficile による偽膜性腸炎は，平均的には抗菌薬の使用開始から5～10日後に発症しますが，遅いものでは投与開始10週後に発症するものもあります．入院のみならず外来診療においても，**最近の抗菌薬投与歴の問診は重要**です．偽膜性腸炎の場合，抗菌薬を中止するだけでも改善することが多いですが，抗菌薬としては，メトロニダゾール（フラジール®）や経

口バンコマイシンを使用します．

5 本症例の治療と経過

身体診察上，脱水を示唆する所見はなく，飲水も可能な状態でした．食事歴からは特定の原因微生物を示唆するものはありませんでした．便培養を提出し，乳酸菌製剤投与と十分な経口摂取を指示して帰宅となりました．便培養では有意な菌の検出は得られず，症状も軽快しました．

POINT

感染性腸炎の治療の基本は，必要に応じた体液および電解質の補充である．細菌性腸炎であっても，抗菌薬が適応となることはほとんどない．抗菌薬を考慮するときは，便培養や血液培養をくり返し，原因微生物の特定に努める．

＜参考文献＞

1）「マクギーの身体診断学　原著第2版」（柴田寿彦/訳），pp68-69, 診断と治療社，2009
2）徳田安春：輸液の疑問に答えます　輸液に必要な身体診察．レジデントノート，9：1433-1438, 2008
3）「臨床に直結する感染症診療のエビデンス」（青木眞/監），pp169-170, 文光堂，2008
4）Wong, C. S. et al.：The risk of the hemolytic-uremic syndrome after antibiotic treatment of Eschericia coli O157: H 7 infections. N. Engl. J. Med., 342：1930-1936, 2000
5）「市中感染症診療の考え方と進め方」（IDATENセミナーテキスト編集委員会/編），pp79-86, 医学書院，2009

＜見坂恒明＞

第9章 感染症 ❹ その他

蜂窩織炎のマネジメント
~必ず壊死性筋膜炎の除外を~

症例 内服治療を行っている糖尿病のある74歳女性．1週間前に右下腿を打撲し，3日前から右下腿の発赤，腫脹・熱感が出現．体温37.5℃，血圧135/60 mmHg，脈拍90/分，呼吸数18回/分，右下腿部で径7 cm程度の範囲で発赤し圧痛がある．潰瘍性病変はなく握雪感もない．圧痛範囲は発赤範囲に一致．白血球9,800/μL（好中球85％），血小板17.1万/μL，CRP 11.2 mg/dL，HbA1c 6.9％，随時血糖210 mg/dL．

研修医「打撲後の蜂窩織炎が考えられますね」
指導医「糖尿病は蜂窩織炎の原因リスクだね」
研修医「蜂窩織炎を疑ったら壊死性筋膜炎との鑑別が必要ですが，握雪感がないので否定的ですね．蜂窩織炎のとき，教科書には第1世代セフェムを使うと書いてありますよね．外科手術の予防投与で使うイメージなんですが，本当に効くんですか？」

Question

- Q1 蜂窩織炎の原因となるリスクは？
- Q2 ガス産生がなければ壊死性筋膜炎は否定的か？
- Q3 蜂窩織炎の治療に第1世代セフェムは有効か？

ヒント
- 壊死性筋膜炎の原因微生物はガス産生菌だけではない
- セフェム系抗菌薬の第1世代，第2世代，第3世代，第4世代は，決して抗菌力を反映する訳ではない

Answer

A1 浮腫，血行障害，外傷，火傷などがリスクとなる
A2 ガス産生の有無だけでは，壊死性筋膜炎を否定できない
A3 有効であり，第1選択薬になる

解　説

1 蜂窩織炎の原因となるリスクと蜂窩織炎の鑑別疾患

　肝硬変，心不全，静脈・リンパ管のうっ滞，甲状腺機能異常（亢進・低下），ネフローゼ症候群，骨盤内腫瘍などは，浮腫をきたし蜂窩織炎のリスクとなります．血行障害をきたした四肢の動脈の狭窄，糖尿病，乳房切除や腫瘍切除，冠動脈バイパス術のための静脈グラフト採取などの手術後などもリスクとなります．ほかには外傷や火傷，金属アレルギーなどが蜂窩織炎のリスクとして挙げられます．

　虫さされ跡，ワクチン接種後の局所的な腫脹，痛風・偽痛風などの結晶性関節炎，薬疹，壊疽性膿皮症，Lyme病による遊走性紅斑，トキシックショック症候群，Sweet病・Behçet病・サルコイドーシス・Crohn病などによる結節性紅斑，深部静脈血栓症などが，蜂窩織炎との鑑別を要します．

2 壊死性筋膜炎を示唆する所見

　皮膚所見の割に増強する疼痛，血圧低下・頻脈などのバイタルサインの異常，意識障害など，局所所見は軽いのに全身状態不良なのが特徴です．壊死性筋膜炎を示唆する所見として表1に示す所見が挙げられます．**壊死性筋膜炎では救命のためにできる限り早期に外科的処置による病変部位のデブリドマンが必要です．**通常の蜂窩織炎と何か違うと感じたら，ためらわずに経験豊富な外科医に相談することが必要です．

> **つまずきポイント** 蜂窩織炎を疑ったら必ず壊死性筋膜炎を除外する

3 蜂窩織炎の原因微生物と抗菌薬治療

　蜂窩織炎の原因微生物は通常，連鎖球菌，黄色ブドウ球菌です．連鎖球菌

表1　壊死性筋膜炎を示唆する所見

- 激しい痛みが続く
- 筋膜や筋層の血管閉塞に伴う水疱の出現
- 皮膚の壊死や斑状出血
- 触診や画像で軟部組織内にガスを認める
- 紅斑の辺縁を越えて広がる浮腫
- 皮膚の知覚麻痺
- 発熱，白血球増多，せん妄，腎不全などの全身毒性状態
- 抗菌薬治療を行っても急速に進行

文献1より引用

表2　各抗菌薬の処方例

通常の蜂窩織炎			
・オーグメンチン® 　＋サワシリン®	1回375 mg（1錠） 1回250 mg	1日3回	
・ケフレックス® 　またはケフラール®	1回500 mg	1日3回	
・セファメジン®α	1 g	静脈注射	8時間ごと（1日総量3 g）
・ユナシン®S	1.5〜3.0 g	静脈注射	6時間ごと（1日総量6〜12 g）
緑膿菌をカバー			
・マキシピーム®	1 g	静脈注射	12時間ごと（1日総量2 g）
・ゾシン®	4.5 g	静脈注射	6〜8時間ごと（1日総量13.5〜18 g）
MRSAを考慮するとき			
・塩酸バンコマイシン®	1 g	静脈注射	12時間ごと（1日総量2 g）
＊バンコマイシンはトラフ値10〜15μg/mLを目標に投与量を調整			
連鎖球菌感染で重症のとき，Clostridium属の感染を考慮するとき			
・ペニシリンGカリウム 　＋ダラシン®	300万単位 600 mg	静脈注射 静脈注射	4時間ごと（1日総量1,800万単位） 8時間ごと（1日総量1,800 mg）
＊Clostridium感染のときは早急なデブリドマンを考慮			
Vibrio vulnificusを考慮するとき			
・モダシン® 　＋ミノマイシン®	1〜2 g 100 mg	静脈注射 静脈注射	8時間ごと（1日総量3〜6 g） 12時間ごと（1日総量200 mg）
Aeromonas Hydrophilaを考慮するとき			
・シプロキサン®	300〜400 mg	静脈注射	12時間ごと（1日総量600〜800 mg）
壊死性筋膜炎で原因微生物不明の場合（早急なデブリドマン考慮と共に！）			
・チエナム®	0.5 g	静脈注射	6時間ごと（1日総量2 g）
・メロペン®	1 g	静脈注射	8時間ごと（1日総量3 g）

は通常A群β溶血性連鎖球菌ですが，C群やG群連鎖球菌のこともあります．糖尿病や免疫不全患者の蜂窩織炎で潰瘍などの深い病変では，原因微生物として緑膿菌を考慮する必要がありますし，より深層の感染では*Clostridium*属を考慮する必要があります[2]．

　壊死性筋膜炎の原因微生物は，蜂窩織炎の原因となる微生物のほかに，特定の暴露を伴うものが挙げられます．肝硬変など肝臓疾患患者に多く牡蠣生食などの海産物や海水への暴露による*Vibrio vulnificus*感染，免疫不全者に多く淡水への暴露後の発症として*Aeromonas Hydrophila*感染があります．

　通常の蜂窩織炎では，連鎖球菌，黄色ブドウ球菌感染を考慮して，経口薬ではアモキシシリン・クラブラン酸カリウム（オーグメンチン®）やセファレキシン（ケフレックス®）など，静注薬ではセファゾリン（セファメジン®α）やアンピシリン・スルバクタム（ユナシン®S）が適応となります（表2）．連鎖球菌感染で重症であれば，ベンジルペニシリン（ペニシリンGカリウム）とクリンダマイシン（ダラシン®）の併用が推奨されます．緑膿菌を含めてカバーする場合はセフェピム（マキシピーム®）やタゾバクタム・ピペラシリン（ゾシン®）を使用し，MRSAを考慮するときはバンコマイシンの適応となります．*Clostridium*属の感染を考慮するときは，ベンジルペニシリン（ペニシリンGカリウム）にクリンダマイシン（ダラシン®）を併用し，早急なデブリドマンを考慮する必要があります．

　蜂窩織炎において明確な入院基準はありませんが，血圧や脈拍，呼吸数をはじめ全身状態が不良と判断されれば入院加療が望ましいです．皮膚・軟部組織感染症における治療の経過観察には皮膚・軟部組織の所見を参考にします．ただ，蜂窩織炎，特にA群β溶血性連鎖球菌感染症の場合は，**治療後1～2日間は発赤や疼痛が拡大することがあり，注意が必要**[3]です．治療期間については決まったものはありませんが，皮膚所見が改善するまで抗菌薬を継続します．また，抗菌薬治療以外に安静，冷却，圧迫，挙上などの対症療法も重要です．

4 本症例の治療と経過

　身体所見上および下腿CTからは積極的に壊死性筋膜炎を疑う所見を認めませんでした．全身状態も落ち着いており，通常の蜂窩織炎として，サワシリン®1回250 mg＋オーグメンチン®1回375 mg（1錠）1日3回投与を

行いました．外来通院で皮膚の発赤・腫脹・熱感を参考にしながら投与を継続しました．20日間の抗菌薬投与で，皮膚所見は改善しました．

POINT

蜂窩織炎は原因微生物が比較的限られており，感染部位の同定と適切なエンピリック治療が行われれば，順調な経過をたどることが多い．このためほかの疾患との鑑別，とりわけ壊死性筋膜炎を除外することが重要である．

<参考文献>

1) Stevens, D. L. et al.：Practice guidelines for the diagnosis and management of skin and soft-tissue infections. Clin. Infect. Dis., 41：1373-1406, 2005
2) Lipsky, B. A. et al.：Diagnosis and treatment of diabetic foot infections. Clin. Infect. Dis., 39：885-910, 2004
3) 「市中感染症診療の考え方と進め方」（IDATENセミナーテキスト編集委員会/編），pp37-48, 医学書院, 2009

<見坂恒明>

第10章 不安症・不眠症

眠れないという訴えの本質を見抜く
～不眠症患者の薬物治療～

症例 55歳男性，中小企業の営業課長で頭痛と不眠で来院した．仕事が忙しく，1日の睡眠時間が3〜4時間のため，寝不足で頭が痛いとの訴えがある．毎日帰りが午後11時過ぎで，朝6時には起きて出かけなければならないし，土日もほとんど出勤している．何となく寝付きが悪く，朝も早く起きなければならないのですぐ寝付ける薬が欲しいと希望された．

指導医「さて，この患者さんに対してどう対処したらいいかな？」
研修医「寝付きが悪いので寝付きをよくする短時間作用型の睡眠導入剤を出そうかと思うんですがどうでしょうか？」
指導医「この患者さんが寝不足の原因は何だと思う？」
研修医「それはもちろん仕事が忙しく帰るのも遅いし，朝早く起きなければならないので当然寝る時間が短くなるんじゃないですか？」
指導医「この患者さんが寝不足と感じている理由は，寝付きが悪かったり，睡眠が浅いためかもしれないよ」

Question

Q1 この患者の不眠の原因は？
Q2 この患者に適した薬にはどのようなものがあるか？
Q3 この患者にどのようなアドバイスを行ったらよいか？

ヒント
- 不眠症の原因はたくさんあるが，そのなかでもうつ病による睡眠障害には特に気をつける
- うつ病の薬を使う場合に，効果が出るまでにある程度時間がかかることが多いことを考慮する

Answer

A1 この患者の不眠は，単に生活習慣による外在因性睡眠障害ではなく，ストレスによるうつ病が原因となった睡眠障害であった

A2 睡眠導入剤の使用だけではなく，抗うつ薬の併用が必要である．また近年使用されているノルアドレナリン作動性・特異的セロトニン作動性抗うつ薬（noradrenergic and specific serotonergic antidepressant：NaSSA）」は睡眠導入効果の発現が早いのが特徴である

A3 薬の使用だけでなく，生活習慣の見直し，ストレスコントロールの指導なども含めて行うと同時に，必要ならば精神科受診を勧める

解説

1 睡眠障害の分類と原因

睡眠障害の原因は，不眠症，ナルコレプシー，睡眠時無呼吸症候群など睡眠自体が病気である睡眠異常や，夜驚症や夜尿症などの睡眠時随伴症状，うつ病や認知症，喘息などに伴う内科・精神科的睡眠障害などに分類されます（表1）．

そのなかでいわゆる不眠と呼ばれる症状の原因としては，中枢神経系疾患や循環器疾患，呼吸器疾患などの身体的疾患に伴うもの，時差ぼけや交代勤務などによる生理学的不眠，精神的ストレスによる心理的不眠，うつ病や認知症など精神疾患に伴うもの，H_2ブロッカーや降圧薬，覚醒剤などによる薬理的不眠があります．

また，不眠の形態にも入眠障害，中途覚醒，熟眠障害，早朝覚醒に分類ができ，それぞれのタイプに応じて対処の方法が変わってきます[1)2)]．

2 不眠症への対処

不眠症への対処は，当然原因疾患を鑑別し，それぞれに応じた対処が基本となります．しかし，不眠に対する日常生活における一般的な対処方法は原因にかかわらず有効ですし，一般的な方法で対処することで睡眠が改善し，それが原因となった病気の治療に役立つことも少なくありません．表2に良好な睡眠を得るための生活上の工夫を挙げましたので参考にしてください[3)]．

また，やむなく睡眠薬を使う場合には，それぞれの薬の特徴（表3）を知

表1　睡眠障害の分類と原因

1．睡眠異常

①内在因性睡眠障害：心理的あるいは身体的原因による原発性の睡眠障害
　不眠症，ナルコレプシー，睡眠時無呼吸症候群，周期性四肢運動，むずむず脚症候群

②外在因性睡眠障害：特別な睡眠環境，薬物やアルコールの使用に伴う睡眠障害など
　不適切な睡眠衛生状況，環境因性睡眠障害，睡眠不足症候群，薬物やアルコール使用による睡眠障害など

③概日リズム睡眠障害：睡眠のリズムやタイミングに関連した睡眠障害
　夜勤や時差による睡眠障害（時差症候群，交代勤務性睡眠障害），生体リズム自体の変調による睡眠障害（睡眠相前進症候群，睡眠相後退症候群，非24時間型睡眠・覚醒症候群など）

2．睡眠時随伴症

①覚醒障害：睡眠からスムーズに目覚めることができないために起こる睡眠時随伴症
　錯乱性覚醒，睡眠時遊行症（夢中遊行），夜驚症

②睡眠・覚醒移行障害：覚醒から睡眠への移行時期に発生する睡眠時随伴症
　律動性運動障害，寝言（ねごと）

③レム睡眠に伴う睡眠時随伴症：レム睡眠（浅い眠り）と関連した睡眠時随伴症
　悪夢，睡眠麻痺（金縛り），レム睡眠行動障害

④その他の睡眠時随伴症：
　睡眠時の歯ぎしり，睡眠時遺尿症，夜間発作性ジストニア，乳児突然死症候群など

3．内科的・精神科的障害に伴う睡眠障害

①精神障害に伴うもの：
　精神病性障害，気分障害，不安性障害，恐慌性障害，アルコール症

②神経疾患に伴うもの：
　神経変性疾患，認知症，てんかんなどの神経疾患，致死性家族性不眠症，片頭痛

③その他の内科的疾患に伴うもの：
　安静時狭心症，甲状腺機能亢進症，気管支喘息，その他

4．その他

　いまだ分類が正確になされていない，短時間睡眠者や長時間睡眠者

り，**必要最小限の薬を投与**しましょう．そして，漫然と薬を続けるのではなく，**常にどうやって薬を止めるかを考える**必要があります．

> **つまずきポイント**
> ・不眠を症状としてだけとらえるのではなく，その原因を見極めて対処する
> ・睡眠障害のタイプに応じて薬を選択する

表2 快適な睡眠を得るための生活上の工夫

①睡眠前の刺激物を避ける	
・就寝前3時間以内のカフェイン飲料，1時間以内の喫煙は止める	
②睡眠環境を整える	
・寝具や温度，騒音などの睡眠環境を整える	
・音楽やアロマなどリラックスできるものを活用する	
③寝酒は止める	
・睡眠薬代わりのアルコールは中途覚醒の原因になったり，熟眠障害，ひいてはアルコール依存症の原因となる	
④同じ時間に起床する	
・サーカディアンリズムを考えて5時～5時半には起きる．もし夜更かしして寝る場合も5時～6時は起きていて，その後寝る	
・早寝ではなく早起きをする	
⑤光を上手に利用する	
・起きる時間を一定にして，できるだけ日光に当たる	
・入眠前に強い光を浴びない	
⑥昼寝は15時前にする	
・昼寝をする場合は，15時前で睡眠時間も30分以内にする	

表3 睡眠導入剤の種類と特徴

①	超短時間作用型	トリアゾラム，ゾピクロン，ゾルピデム酒石酸塩
②	短時間作用型	エチゾラム，ブロチゾラム，ロメタゼパム，ブロムワレリル尿素
③	短－中時間作用型	ペントバルビタール，リルマザホン塩酸塩水和物
④	中時間作用型	フルニトラゼパム，ニトラゼパム，ニメタゼパム，エスタゾラム，アモバルビタール
⑤	長時間作用型	フルラゼパム，フェノバルビタール，ハロキサゾラム，クアゼパム
⑥	その他	ベゲタミンA/B，ラメルテオン

3 この症例における原因と薬物治療

　　この症例の場合，話をよく聞くと，睡眠障害だけではなく，抑うつ気分，食欲低下，イライラ，疲れやすくだるさがとれないなどDSM-Ⅳの診断基準を満たしており，うつ病と診断されました．薬物としては不眠が本人の主たる訴えであったため，睡眠障害に比較的早く効果が出て，かつ抗うつ作用をもつノルアドレナリン作動性・特異的セロトニン作動性抗うつ薬（NaSSA）〔ミルタザピン（レメロン®）15mg錠　1回1錠　1日1回　就寝前　2カ月投

表4　抗うつ薬

①三環系抗うつ薬（TCA）
　　第1世代：アミトリプチリン塩酸塩，イミプラミン塩酸塩，クロミプラミン塩酸塩，トリミプラミンマレイン酸塩，ノルトリプチリン塩酸塩
　　第2世代：アモキサピン，ドスレピン塩酸塩，ロフェプラミン塩酸塩

②四環系抗うつ薬
　　マプロチリン塩酸塩，ミアンセリン塩酸塩，セチプチリンマレイン酸塩

③選択的セロトニン再取り込み阻害薬（SSRI）
　　フルボキサミン，パロキセチン，セルトラリン

④セロトニン・ノルエピネフリン（ノルアドレナリン）再取り込み阻害薬（SNRI）
　　ミルナシプラン，ベンラファキシン，デュロキセチン，ネファゾドン

⑤トリアゾロピリジン系抗うつ薬（SARI）
　　トラゾドン塩酸塩

⑥ノルアドレナリン作動性・特異的セロトニン作動性抗うつ薬（NaSSA）
　　ミルタザピン

⑦ノルエピネフリン・ドパミン再取り込み阻害薬（NDRI）
　　ブプロピオン塩酸塩（日本未発売）

⑧その他
　　スルピリド，リチウム塩，バルプロ酸ナトリウム

　与〕を投与しました．
　また，自分の置かれた状況，会社での役割，仕事のペースなどをもう一度考えてもらい，自分自身の性格や周囲の人々との関係などを見直すことで徐々に状態は改善しました．幸いなことに自殺念慮や自殺企図がなかったため，精神科専門医に紹介しないで対応することができました．
　この症例では，いろいろな抗うつ薬を使用することなく対処できましたが，一般的な抗うつ薬についてはそれぞれの薬の特徴を知り，どのような例にどの薬を使うべきかを知っておく必要があります．もし自分でうつ病の治療をする場合には，少なくとも表4にあるような薬を使い分けることができるようになりましょう．

POINT

不眠を訴える患者はたくさんいるが，その原因はさまざまである．安易に睡眠導入剤や精神安定剤を投与するのではなく，原因をきちんと見極めて，原因に応じた治療をする．また，睡眠導入剤にはたくさん種類があるので，その効果と副作用をよく知って処方する．

<参考文献>
1)「睡眠障害の対応と治療ガイドライン」（睡眠障害の診断・治療ガイドライン研究会，内山真/編著），じほう，2002
2)「睡眠障害ガイドブック 治療とケア」（太田龍朗/著），弘文堂，2006
3)「快適睡眠のすすめ」（堀忠雄/著），岩波新書，2000

<石橋幸滋>

第10章 不安症・不眠症

認知症を疑う前に考えよう，高齢者のうつ病
~高齢者うつ病治療のコツ~

症例 80歳男性，最近物忘れがひどくなり，家族が心配して連れてきた．表情は硬く，ぽそぽそとしか話をしない．年齢や生年月日，現在いる場所，昨日食べたものなどはわかるが，人の名前を思い出せない，物を置いた場所がわからなくなる，などの症状があり，家族はとても心配している．1年半前に妻を亡くし，1年前に早期胃がんの手術をしている．改定長谷川式認知症スケールHDSRで18点であった．

指導医「さてどう考えて，今後どうしようか？」
研修医「HDSR18点で認知症が疑われます．年齢も考えてアルツハイマー型認知症の初期が一番考えられますが，念のためMRIとSPECTの検査をしたいと思います．また，表情が硬くパーキンソン症状が疑われますので，レビー小体型認知症も考えて心筋シンチをした方がよいと思います」
指導医「とても論理的でいいと思うよ．ただこの人はいつからこのような状態になったんだい？」
研修医「家族は1年前から徐々に，と言っていました」
指導医「その前に何か変わったこと，患者さんにとって何か大きな出来事はなかったかな？」

Question

- Q1 この患者の認知障害の原因として何を考慮すべきか？
- Q2 高齢者のうつ病の特徴は？
- Q3 高齢者におけるうつ病治療で注意すべき点は？

ヒント
- 高齢者の認知障害を診た場合，治る認知症を鑑別することが重要である
- 高齢者のうつ病の症状は，若年者のうつ病の症状のように典型的ではないことが多い
- 高齢者のうつ病の薬物治療では特に副作用に気をつける

Answer

A1 うつ病による認知障害を考慮する
A2 高齢者のうつ病は，身体症状や認知障害が前面に出やすい
A3 高齢者のうつ病の薬物治療では，眠気，ふらつき，パーキンソン症状などの副作用が出やすい

解説

1 高齢者の認知機能障害の原因

　高齢者の認知機能障害の原因は，アルツハイマー型認知症，脳血管障害以外にも慢性硬膜下血腫やうつ病，甲状腺機能低下症などいろいろあります．本症例は，HDSRで18点と軽度の認知機能障害を示し，アルツハイマー型認知症やレビー小体型認知症，脳血管障害型認知症の可能性ももちろんあるので，その鑑別のためにMRIなどの検査を行うことは必要ですが，**うつ病を鑑別することを忘れてはいけません**[1]．

つまずきポイント
・治る認知症を忘れない
・高齢者のうつ病は自殺のリスクが高い
・薬の副作用が出やすい
・急に治療を止めてはいけない
・薬物療法に頼らず，環境改善，人間関係改善などにも取り組む

表1　高齢者のうつ病の特徴

①身体症状が前面に出やすい
②不安・焦燥が目立つ
③妄想を伴うことも少なくない
④病初期から認知機能障害を示すことが少なくない
⑤うつ病改善後も認知機能障害が残ることがある
⑥うつ病と同時もしくはその後に認知症となることが少なくない
⑦自殺のリスクが高い
⑧身体疾患の罹患がうつ病の誘因となることが多い
⑨多発性脳梗塞がうつ病の発症要因となっていることがある
⑩治療による副作用が多い

第10章　不安症・不眠症

表2 うつ病と認知症との鑑別点

	うつ病	認知症
物忘れの自覚	ある	少ない
物忘れに対する深刻さ	ある	少ない
物忘れに対する姿勢	誇張的	取りつくろう
妄想	心気妄想	物盗られ妄想
日内変動	朝方の増悪	夜間の増悪
身体症状	多い	少ない
症状の訴え方	くどい，過大，こまごま	軽い，否定

文献1より引用

表3 高齢者うつ病の治療における注意点

①身体疾患と喪失体験など複合的要因が絡み合って発症することが多い
②環境要因，人間関係などの影響が少なくない
③環境要因，人間関係調整が大きな意味をもつ
④薬の副作用が出やすい
⑤薬の副作用が重大な影響を及ぼすことが少なくない
　（ふらつきによる転倒，寝たきりなど）
⑥抗うつ薬による治療的診断も可能である
⑦治療到達目標としては，生きがい，人生の目的・目標などの遠い将来設計ではなく，現実的な目標（穏やかに暮らす，孫と遊ぶなど）を設定した方がよい

2 高齢者のうつ病の特徴と対処法

　高齢者のうつ病の特徴を表1に挙げておきましたが，若年者とは違った原因，特に喪失体験が根底にあり，そこに身体疾患が発症もしくは悪化して，うつ病を発症する場合が少なくありません．また，この症例のように認知機能障害があると，年をとったのだから仕方がないと言われてあきらめられてしまう場合もあります．うつ病と認知症の鑑別点を表2に挙げておきましたので参考にしてください[2]．ただし，これに完全に当てはまる例ばかりでないことも忘れないでください．

　しかし，高齢者のうつ病もきちんと対処することで改善することが多いので，**高齢者だからといってあきらめてはいけません**し，高齢者の特徴を理解して対処していきましょう．ただし，**高齢者の場合は喪失体験や身体不安などを十分考慮して治療に当たることが重要です**（表3）[3]．

3 本症例における診断と薬物治療

　本症例は，1年半前に妻を亡くし，1年前に早期胃がんの手術をした後から急に認知機能障害を呈してきた例で，MRIなどの検査も施行したうえで，うつ病による認知機能障害と診断して薬物治療を始めました．認知機能障害以外には，無気力，食欲低下などがありましたが，SSRI〔セルトラリン（ジェイゾロフト®）25 mg/日〕で治療を開始し，2週間後50 mgに増量して症状は徐々に改善され，認知障害もなく，表情も明るくなったので3カ月間50 mg/日投与し，1カ月25 mg/日投与後中止しました．

　今回はたまたま薬の副作用もなく，治療がうまくいった症例ですが，**高齢者はうつ病の薬の副作用が出やすく，薬の副作用によるふらつきのために転倒し，大腿骨頸部骨折，寝たきり状態になったり，低血圧により脳梗塞を発症して寝たきりになるなど，悲惨な状況を惹起することも少なくないので，注意が必要です．**

POINT

高齢者の認知機能障害の原因はさまざまだが，治る認知障害，特にうつ病には十分注意が必要である．また，高齢者のうつ病は治療によく反応する反面，副作用が出やすいので，最初から大量，複数の薬を使うのではなく，1つの薬を少しずつ増量していく．そして，高齢者のうつ病治療では，薬物療法に加えて，環境改善，人間関係修復などがきわめて有効であり，社会的資源の活用（デイサービスや老人会など）なども考える．

＜参考文献＞
1）「介護職員基礎研修テキスト＜第2版＞第4巻認知症の理解と対応」（長寿社会開発センター/編），長寿社会開発センター，2010
2）「高齢者におけるうつ病の診断と治療」（Mike Brily/著，木村真人/訳），星和書店，2004
3）「老年期うつ—見逃されやすいお年寄りの心」（高橋祥友/著），講談社，2006

＜石橋幸滋＞

第10章 不安症・不眠症

抗うつ薬の授乳への影響を知る
～産褥期（産後）うつ病の薬物治療～

症例 24歳の女性，最近食欲がなく，涙が出てしかたがない，子育て中なのに子供がかわいくないという訴えで来院した．子供は3カ月の男児で，夜泣きも激しく，夜は1時間おきに起こされる．生後1カ月頃までは赤ちゃんが夜泣くのはしかたがないと思ってあきらめていたが，3カ月にもなって毎晩1時間ごとに泣かれるし，そのたびに起きて母乳をあげている．また，昼間も寝かせておくとすぐ泣くので，いつも背負って家事をやらなければならないのでもうくたくたとのことである．夫は土日は家のことは手伝ってくれるが，平日は仕事に差し支えるので別の部屋で寝ている．

指導医「これは難しいケースだね．この場合どうしたらよいだろうか？」
研修医「患者さんはかなりまいっているようです．夫にもっと育児を手伝ってもらうようにした方がよいと思います」
指導医「確かにそうだね．ただ毎晩1時間おきに起きて母乳をあげるのは母親にしかできないんじゃないかな．夫も土日は家事の手伝いをしているようだしね」
研修医「確かにそうですね．でも患者さんはすでにうつ状態ですが，母乳を与えているので抗うつ薬も飲ませられないので困りましたね」
指導医「本当に抗うつ薬は使えないのかな？」

Question

Q1 母乳育児の母親には抗うつ薬は使えないのか？
Q2 母乳育児の母親に抗うつ薬を使うとすればどのような薬が使えるのであろうか？
Q3 薬以外の対処法としてはどのような方法があるか？

ヒント
・産褥期うつ病の治療は環境整備が基本であるが，場合によっては薬物治療が必要な場合がある
・産褥期うつ病の治療の成否は，母親だけでなく子供へも影響を及ぼす

Answer

A1 ほとんどの薬は母乳に移行するため，基本的には母乳を止めて薬を投与するのが一般的であるが，短期間の使用であれば使える薬もある

A2 三環系抗うつ薬と一部のSSRIは，短期間であれば使用可能である．また，軽症のうつ病であれば漢方薬（代表的処方としては女神散などがある）を使う方法もある

A3 産褥期うつ病の治療において一番大切なものは，環境整備である．そのなかでも夫の協力は必要不可欠であり，それに加えて実母など家族の協力，家事の省力化や子供と一緒にできるだけ寝るなどの生活習慣の見直しが必要である

解 説

❶ 産褥期の精神障害の種類と症状

　　産褥期の精神障害は，マタニティ・ブルー，産褥期うつ病，産褥性精神病に大別されます．マタニティ・ブルーは，一般的に分娩後3～10日頃に発症し，一過性で短期間に改善する軽度のうつ状態を言い，気分の低下，涙もろさ，不眠などの症状を認めます．

　　また，産褥期うつ病は一般のうつ病より長期化しやすく，育児の障害が問題になります．症状は表のようなものがよくみられます．重症では自殺念慮，殺児念慮を認めることがあり，入院管理が必要になる場合も少なくありません．

　　それに対して，産褥性精神病は新生児に対する妄想や不安を訴え，幻聴，幻覚，幻視，興奮，錯乱などをきたすことがありますし，自殺は少ないものの，殺児念慮をもつことが少なくありません[1]．

❷ 産褥期精神障害の治療と対応

1）マタニティ・ブルー

　　患者さんやその家族には，**マタニティ・ブルーは一過性の疾患で必ず改善する**ことを説明してください．無理に元気を出させようとする必要はなく，話をよく聞き，育児に関しても厳しい指導ではなく，患者さんのペースに合わせて育児をするように指導しましょう．

表　産褥期うつ病の症状

①母親としての役割が果たせないと悩む
②育児に自信がない
③子供の将来を過度に心配する
④育児に神経質になる
⑤夫に愛情を感じない
⑥子供がかわいく思えない
⑦将来に対する希望がなくなる
⑧育児を放棄する

　　基本的には薬を使う必要はなく，本人の考え方や家族の支援などによって改善される場合が多いのが特徴です．もし薬を使う場合も抗うつ薬ではなく，漢方薬の使用で改善する場合もよくあります．

2）産褥期うつ病

　　基本的には，産褥期であっても治療の基本は変わらず，話を聞いてゆっくり焦らず対応することが大切ですが，必要と判断すれば躊躇なく薬物の力を借りるべきです．もちろん服薬時の授乳は避けるべきですが，どうしても母乳にこだわる患者さんには，三環系抗うつ薬やSSRIを適量，短期間投与することも考慮すべきです．また，軽症〜中等症の産褥期うつ病患者さんには，漢方薬の投与も効果が認められる場合があります．

　　同時に，**家族へのアドバイスも大変重要**です．家族は患者を抱えることで大変な思いをしている一方，患者さんにとっても家族が負担になり，悪循環になっていることがあります．お互いに支え合う関係づくりを考えてください．なお，**重症例では入院が必要ですので，常に精神科専門医との連携を念頭に置いてください**[2]．

3）産褥性精神病

　　新生児に対する妄想や不安を訴え，幻聴，幻覚，幻視，興奮，錯乱などをきたすことがありますので，子供に危険が及ぶ可能性が高くなります．治療は専門医による抗精神薬治療が必要で，薬物の種類や量によっては授乳を断念しなければなりません．ただし，**初発の産褥性精神病は，ほかの時期に発症した精神疾患に比較してすみやかに症状の改善がみられる場合が多い**と言われています．

> **つまずきポイント**
> ・マタニティ・ブルーは一過性の疾患で必ず改善することを忘れない
> ・産褥期に使用できる薬を知る
> ・産褥期精神障害への対応は精神科専門医との連携を忘れてはいけない

3 本症例における診断と薬物治療

　この症例では，中等症の産褥期うつ病と診断し，まず生活リズムを取り戻すことを目標に，授乳回数を減らすことができるかを検討しました．話をよく聞くと母乳を飲んでいる時間が片側15分ずつ，両方で30分もかかることがわかり，その割には子供の体重増加も悪く，母乳分泌不足が考えられました．桶谷式を実践し，母乳だけで行くという考え方を修正し，片側5分，両方で10分以内とし，ミルクを加えることを納得してもらいました．そして授乳間隔を延ばしていくことを提案しました．また，しばらく実家に帰って実母に育児を手伝ってもらうことを提案しました．加えて女神散を投与し，「この薬を飲むと女神のように優しくなれるので，騙されたと思って飲んでみましょう」とお話しました．

　もちろん女神散の効果だけではありませんが，2週間後には驚くほど表情が変わり，1カ月後には笑顔が戻り，子供もあまり泣かなくなったと喜んでいました．今では子供が可愛くてしょうがないという言葉が出てきたため，その後2週間女神散を投与して終了としました．

　産褥期うつ病では母乳を止め，抗うつ薬を投与するのが一般的ですが，どうしても母乳をあげたいという母親も少なくありませんので，その思いを大切にしながら治療していくという選択肢も考慮していただきたいと思います[3]．

POINT

産褥期の精神障害は，マタニティ・ブルーと呼ばれる軽症から，入院治療を必要とするうつ病や精神病まである．しかし，母親のなかには母乳を止めずに治療したいと強い思いを抱いている者もいて，その思いを無視すると子供に対する自責の念が長期に渡って残るため，子供の発育，発達に悪影響を及ぼすことがある．このような恐れがある場合は，母乳を与えていても服薬可能な抗うつ薬を使用することも考慮する．

＜参考文献＞

1)「事例で読み解く周産期メンタルヘルスケアの理論―産後うつ病発症メカニズムの理解のために」(北村俊則/著), 医学書院, 2007
2)「産後うつ病ガイドブック―EPDSを活用するために」(岡野禎治/訳), 南山堂, 2006
3)「赤ちゃんを愛せない―マタニティ・ブルーをのりこえる12章」(K.R.クレイマン/著), 創元社, 1996

＜石橋幸滋＞

第10章 不安症・不眠症

お腹が痛くて学校に行けない患者への対応
～IBS（過敏性腸症候群）の薬物治療～

症例 17歳の男子，1年前から朝電車に乗るとお腹が痛くなり，最初はときどき途中下車する程度であったが，最近はトイレに行けないと困るので急行や準急には乗れず，各駅停車に乗って1回途中下車して駅のトイレに行き学校に行っている．最初は朝だけであったが，最近は帰りにもお腹が痛くなり，学校に行くのが嫌になってときどき休むようになったとのことで来院した．理学的所見および血液生化学的検査には異常なく，血便もない．念のため大腸内視鏡を施行したが異常なかった．

指導医「さてこの患者に対して今後どう対処していけばいいかな？」
研修医「この患者は典型的な過敏性腸症候群の患者だと思います．話を聞くと下痢型のようなので，止痢薬を中心にして，必要なら抗不安薬を投与していきたいと思います」
指導医「適切な判断だね．いいと思うよ．ところでこの患者が過敏性腸症候群なった原因は何だと思う？」
研修医「そこなんですよ．学校が嫌いというわけでなく，いじめがあるわけでもないようなので，原因がわからないんです」
指導医「対症療法だけでよくなる場合もあるけど，根本的な原因治療をしなければずっと薬を飲まなければならなくなる場合もあるので，その点も考慮しながらこれから治療していくといいよ」

Question

- **Q1** 過敏性腸症候群という診断は正しいか？
- **Q2** 過敏性腸症候群の一般的な治療戦略は？
- **Q3** この場合どのような薬を使うとよいか？

ヒント
- 過敏性腸症候群の診断は症状中心であるが，特に若年者では除外診断が重要である
- 対症療法だけでなく，根本治療も同時に考える

Answer

A1 この症例では，明らかな原因となるような炎症性病変，腫瘍性病変，形態性病変もなく，診断基準にも適合しているので，過敏性腸症候群と診断してよいと思われる

A2 過敏性腸症候群に対しては，生活習慣の改善を基本として，症状に応じた薬物治療を併用するのが一般的な治療方針である

A3 この症例の場合は腹痛があり下痢をするタイプなので，抗コリン薬と止痢薬を中心にして対処していく．場合によってはセロトニン（5-HT$_3$）受容体拮抗薬ラモセトロン塩酸塩の使用も検討する

解　説

1 過敏性腸症候群（irritable bowel syndrome：IBS）の定義と診断基準

　IBSは，腹痛と不快症状に，排便または排便習慣の変化ならびに排便障害を伴う機能性腸疾患です．現在までIBSの原因は十分に明らかになっていませんが，内臓知覚過敏，腸管運動性の変化，神経伝達物質のアンバランス，感染，社会心理的因子などの組合わせの結果として症状が発生すると考えられています．

　IBSの有病率は，世界的にみても青年および成人の10～20％であり，西欧諸国などのいくつかの集団では有病率が20％を超える報告もあります．また，女性の方が有病率が高いことが明らかになっています．

　国際的な診断基準としては，表1のRome Ⅲが有名ですが，小児期および青年期は別に表2のような診断基準があります．また治療戦略を考えていくうえでは，表3の症状分類が役立ちます[1)2)]．

2 IBSの治療戦略

　IBSは，自律神経系の異常や不安・緊張などのストレス，神経質な性格，暴飲暴食やアルコールの多量摂取，過労や体の冷えなどで発症することがよくあります．また，最初は身体的理由（暴飲暴食など）が原因で下痢をしたものが，それにより人前で恥をかくという経験を幾度か重ねるうち，学習効果により人前で下痢をすること自体に恐怖心をもってしまい，長時間トイレの

表1　過敏性腸症候群の診断基準（Rome Ⅲ）

6カ月以上前から症状があり，過去3カ月間は月に3日以上にわたって腹痛や腹部不快感がくり返し起こり，以下の項目の2つ以上がある．
　①排便によって症状が軽減する
　②発症時に排便頻度の変化がある
　③発症時に便形状（外観）の変化がある

表2　小児・青年期の診断基準

2カ月以上前から症状があり，少なくとも週1回以上，基準を満たしていること
1）腹部不快感（痛みとはいえない不快な気分）または腹痛が下記の2項目以上を，少なくとも25％以上の割合で伴う
　①排便によって軽減する
　②発症時に排便頻度の変化がある
　③発症時に便形状（外観）の変化がある
2）症状の原因になるような炎症性，形態的，代謝性，腫瘍性病変がない

表3　排便状況による過敏性腸症候群の分類

①便秘型	硬便または兎糞状便が25％以上あり，軟便（泥状便）または水様便が25％未満のもの
②下痢型	軟便（泥状便）または水様便が25％以上あり，硬便または兎糞状便が25％未満のもの
③混合型	硬便または兎糞状便が25％以上あり，軟便（泥状便）または水様便も25％以上のもの
④分類不能型	便性状異常の基準が①～③のいずれも満たさないもの

ない場所や人目に触れずにはトイレに入れないような場所に行くと下痢をするようになることもあります．

　IBSは，このように精神的なストレス，生活の乱れによって引き起こされることが多いため，症状を改善するにはこれらの要因を取り除くことが基本となります．生活習慣上の注意を表4に挙げましたが，これに薬物治療を併用すると多くのIBSは改善されます[1]．

　薬物療法では，症状に応じて治療薬が処方されますが，一般的に表5のような薬が使われます．近年は**選択的セロトニン受容体拮抗薬（イリボー®）がIBSに使われるようになり，日本でも良好な結果が報告されています**し，欧米では小児や女性でも使用できる選択的セロトニン受容体拮抗薬がすでに使われています．

表4 IBSの生活指導

①ストレスコントロール	ストレスの原因（ストレッサー）が取り除けるものであれば取り除くことが最も良い方法．原因が取り除けなくても対処方法を知ることによりストレスはコントロールできる．また，自律訓練法などのリラクゼーション技法を習得することもIBSに対処するのに役立つ．
②生活習慣の健全化	朝の排便を習慣づける，3食しっかり食べる，十分な睡眠時間の確保など規則正しい生活が大切．そのなかでも食事療法や運動療法は不可欠である． 1）食事療法 下痢をくり返している場合は，香辛料や冷たい飲食物，脂肪分の多い食品などを避け，乳製品やアルコールも下痢の原因になる可能性があるので，控えたほうがよい．便秘をくり返している場合は，香辛料など刺激の強い食品は避けつつ，水分や食物繊維を多く摂れるような食事を心がけていく． 2）運動療法 適度な運動は腸の働きを整える効果が期待できるほか，気分転換・ストレス解消にもなる．体操や散歩などの軽い運動を生活に取り入れる．

表5 過敏性腸症候群に使用される薬

①抗コリン薬（ブチルスコポラミン臭化物：ブスコパン®，メペンゾラート臭化物：トランコロン®など）
②消化管運動調節薬（トリメブチンマレイン酸塩：セレキノン®など）
③腸内環境調整薬（高分子重合体カルシウムポリカルボフィル：コロネル®，乳酸菌製剤など）
④止痢薬（ロペラミド塩酸塩：ロペミン®，コレスチラミン：クエストラン®など）
⑤緩下剤（酸化マグネシウム，ラクツロースなど）
⑥選択的セロトニン5-HT_4受容体作動薬（モサプリドクエン酸塩水和物：ガスモチン®，など）
⑦ドパミン受容体拮抗薬（イトブリド塩酸塩：ガナトン®など）
⑧選択的セロトニン5-HT_3受容体拮抗薬（ラモセトロン塩酸塩：イリボー®など）
⑨抗精神病薬（抗うつ薬，抗不安薬など）
⑩漢方薬（桂枝加芍薬湯，桂枝加芍薬大黄湯など）

> **つまずきポイント**
> ・IBSの治療は，ストレス要因への対処やストレスコントロールが重要である
> ・薬物療法も効果はあるが，薬物に頼りすぎてはいけない
> ・認知行動療法など行動科学的手法，精神療法も併用する

3 本症例における診断と薬物治療

　本症例ではIBSと診断し，トリメブチンマレイン酸塩と高分子重合体カルシウムポリカルボフィルを併用して様子をみました．2週間後には途中下車をしなくても済むようになり，少し症状は改善しましたが，やはりまだ各駅停車しか乗れませんし，腹痛もときどきあるとのことで，桂枝加芍薬湯を併用しました．この間，生活リズムを規則的にして，少し早く寝たり，辛いものを控えるように指導しました．1カ月後腹痛も少なくなり，帰りは急行に乗れるようになったとのことです．その後3カ月でほぼ症状もなくなり，桂枝加芍薬湯は中止し，5カ月後にはすべての薬を止めることができました．

　この症例は，大きなストレス要因もなく，最初は単に食中毒で下痢をしているときに電車に乗ったため，我慢するのにとても苦労したのがきっかけで，その後同様のことが2回あったため電車に乗れなくなりました．

　一般的には，もっと治療に難渋する例が多く，抗精神病薬や選択的セロトニン$5-HT_3$受容体拮抗薬〔ラモセトロン塩酸塩（イリボー®）〕を併用しなければならない例も少なくありませんし，薬物治療だけでなく，ストレスコントロール[3]や認知行動療法などの精神療法も必要とされる場合が多々あります．

POINT

IBSの治療は，薬物療法も西洋薬から漢方薬までたくさんあり，それに加えて生活習慣の改善や精神療法までさまざまな治療を組合わせて対処しなければならない．また最近は新しい薬（選択的セロトニン$5-HT_3$受容体拮抗薬など）も出てきており，治療の幅も広がると同時に，今後女性や小児にも使える新薬も出てくる予定である．

＜参考文献＞
1) 「過敏性腸症候群はここまで治る」（伊藤克人/著），主婦と生活社，2003
2) 「過敏性腸症候群の診断と治療―Rome 3 新診断基準を踏まえた合理的アプローチ」（松枝啓/編），医薬ジャーナル社，2009
3) 「ストレスコントロールがとことんわかる本―いきいき働くためのコツ伝授します」（石橋幸滋/著），連合通信社，2009

＜石橋幸滋＞

第10章 不安症・不眠症

上司が怖くて会社に行けなくなった患者への対応
～不安障害の薬物治療～

症例 32歳の女性，1カ月ほど前から会社に行くと心臓がドキドキして汗が出てくるようになった．最近は会社に行こうと思うだけで動悸がひどくなり，夜も眠れなくなり，家から1人で出られなくなったとのことで来院した．6カ月前に職場の配置転換で庶務から経理に移り，慣れない仕事をするようになった．今の仕事は計算を間違えてはいけないので緊張するとのことであったが，それにも増して，今の上司はミスをすると皆の前で大声で怒鳴り，自分も2回ほどミスをして怒鳴られた．同僚も同様で毎日のように誰かが怒られ，職場の雰囲気も暗いし，最近はその声を聞くだけでドキドキするようになってしまったとのことである．甲状腺機能その他血液生化学的検査に異常なく，画像検査でも異常を認めない．

指導医「さて，典型的な不安障害だと思うが，どう対処したらいいかな？」
研修医「やはり上司との関係を修復することが一番重要だと思います．もしそれがだめな場合は，職場を変えてもらうのがよいと思います」
指導医「そうだね．それがきっと一番よい方法だろうね．しかし，すぐ人間関係修復や配置転換ができるわけではないので，それまでどうしたらいかな？」
研修医「とりあえず眠れないので，睡眠導入剤を出して，昼間は抗不安薬を出したいと思います」
指導医「睡眠導入剤と抗不安薬の併用も確かに1つの方法だね．ほかに使う薬はないかな？」

Question

- **Q1** この症例はどのようなタイプの不安障害か？
- **Q2** 不安障害の治療にはどのような治療があるか？
- **Q3** 不安障害の治療にはどのような薬を使うか？

ヒント
- 不安障害の治療には根本的治療と対症療法がある
- 不安障害のタイプによって使う薬が変わる
- 不安障害にはたびたびうつ病が合併する

Answer

A1 この患者の場合は急性ストレス反応があり，対人恐怖を発症機転とした恐怖性不安障害と考えられる

A2 不安障害の治療は，精神療法（カウンセリング，認知療法，行動療法など）と薬物療法（抗不安薬，抗うつ薬，βブロッカー，漢方薬など）が基本となる

A3 不安障害の薬物療法は，抗不安薬（ベンゾジアゼピン系，チエノジアゼピン系，その他）や抗うつ薬（SSRI，SNRI，三環系抗うつ薬など）が一般的には用いられるが，薬によっては保険適応がない場合があるので注意が必要である．そのほかβブロッカーや漢方薬を使用することもある

解 説

1 不安障害の分類

不安は本来，脅威や精神的ストレスに対する正常な反応であり，だれにでもある反応ですが，パニックを起こしたときのように突然生じることもあれば，数分間，数時間，あるいは数日間かけて徐々に生じることもあります．不安そのものが持続する時間は，数秒間から数年間までさまざまです．

不安の強さは，軽いめまいから本格的なパニック発作まで多岐にわたり，それが病的な状態（不安障害）になれば大きな精神的苦痛をもたらし，日常生活にも支障をきたすことがありますし，場合によってはうつ病に至ることもあります．

不安障害の分類は，一般的にはDSM IVもしくはICD 10の分類（表1）が使用されますが，実際の患者はすっきり分類できないこともしばしばです[1)～3)]．

2 不安障害の治療

不安障害の治療は，不安障害の種類に応じた薬物療法や精神療法のいずれかまたは両者の併用で，苦痛や心身の機能不全をかなり軽減できます[4)]．

例えば恐怖症の場合，恐怖の対象となるものに対する認知を行い，それに対する対応を考える認知行動療法が中心となりますが，それに加えて抗不安薬（表2）を併用することで多くは改善します．

表1 不安障害の分類

DSM IVによる分類	ICD 10による分類
・パニック発作	・恐怖症性不安障害
・広場恐怖	・その他の不安障害
・パニック障害	・強迫性障害（強迫神経症）
・パニック障害の既往歴のない広場恐怖	・重度ストレスへの反応および適応障害
・特定の恐怖症（以前は単一恐怖）	・解離性（転換性）障害
・社会恐怖（社会不安障害）	・身体表現性障害
・強迫性障害	・その他の神経性障害
・外傷後ストレス障害・その他の神経症性障害	
・急性ストレス障害	
・全般性不安障害（小児の過剰不安障害を含む）	
・一般身体疾患による不安障害	
・物質誘発性不安障害	
・特定不能の不安障害	

　また，パニック障害に対しては，最初からSSRI（selective serotonin reuptake inhibitor，選択的セロトニン再取り込み阻害薬）を使用し，効き目が現れるまで抗不安薬を併用していく治療もよく行われますし，抗不安薬の代わりに漢方薬を併用することもあります．漢方薬治療に関しては，患者の証に合わせて使う薬が違うため，一概にこの薬とはいえませんが，桂枝や柴胡，黄連などが含まれたものを使うことがよくあります．

　なお，薬の副作用により不安障害を呈している場合があるので，服薬している薬をしっかり把握すると同時に，**SSRIなどを使う場合は，保険上適応がないものがあります**ので注意してください．

3 本症例における診断と薬物治療

　本症例は最初は会社で動悸や発汗という症状があり，その場にいるのがつらくなるというパニック障害様の症状から始まったのですが，そのもととなったのは上司に対する恐怖であり，対人恐怖症，恐怖性不安障害といわれる状態だと思われます．

　これに対する治療は，認知行動療法が基本となります．この場合，まずはこの状態をしっかり認識するために，不安が生じるメカニズムなどを学んだり，自分の不安がどれくらい現実的なものかを吟味したり，より現実的な行

表2　日本で使用されている抗不安薬

分類	薬剤
①短時間作用型	・エチゾラム（デパス®など）
	・クロチアゼパム（リーゼ®など）
	・フルタゾラム（コレミナール®）
	・トフィソパム（グランダキシン®など）
②中時間作用型	・ロラゼパム（ワイパックス®など）
	・アルプラゾラム（ソラナックス®，コンスタン®など）
	・ブロマゼパム（レキソタン®，セニラン®など）
③長時間作用型	・クロキサゾラム（セパゾン®）
	・フルジアゼパム（エリスパン®）
	・ジアゼパム（セルシン®，ホリゾン®など）
	・クロナゼパム（ランドセン®，リボトリール®）
	・メダゼパム（レスミット®など）
	・クロルジアゼポキシド（コントール®，バランス®など）
	・オキサゾラム（セレナール®など）
	・メキサゾラム（メレックス®）
④超長時間作用型	・プラゼパム（セダプラン®）
	・ロフラゼプ酸エチル（メイラックス®など）
	・フルトプラゼパム（レスタス®）
⑤その他	・タンドスピロンクエン酸塩（セディール®）

動はどのようなものかを検討します[5]．そして，そこで検討された行動を少しずつ実行するのですが，まずは上司と電話で話し，次に電車に乗り，その後会社に行き，徐々に就業時間を延ばしていきます．その間，家族もしくは主治医が上司もしくは会社と話し合い，環境整備を行うという方法が勧められます．

　これに加えて薬物療法を開始し，パロキセチン（パキシル®）20 mgを服用開始し，日常の不安状態に対して抗不安薬〔エチゾラム（デパス®）0.5 mg〕を頓用で服用していったところ，状態は徐々に改善し，会社にも復帰しました．

　この症例はそれほど重症ではなかったのですが，なかには徐々に症状が進行したり，患者自身に人格障害がある場合には，さらに対応が困難になります．いずれにせよ，会社に行けたからこれで終了ということではなく，**定期的に状態チェックが必要になる場合が少なくないこと**を忘れないでください．

> **つまずき ポイント**
> ・患者の希望だけで薬を増減しない
> ・睡眠導入剤と抗不安薬を症状に応じて使い分ける

POINT

不安神経症は，薬物療法だけでは完治しない．認知行動療法などの精神療法を併用しながら薬物療法を考える．薬物療法もいろいろあるので，患者に合った薬を，適切な量，適切な期間使用する．漫然と薬を続けるのは問題だが，副作用その他を怖がって不十分な量の薬を少しずつ増量することは避ける．

＜参考文献＞

1）「カプラン臨床精神医学ハンドブック―DSM-Ⅳ-TR診断基準による診療の手引　第3版」(融道男/訳)，メディカルサイエンスインターナショナル，2007
2）「DSM-Ⅳ-TR 精神疾患の分類と診断の手引」(高橋三郎/訳)，医学書院，2003
3）「ICD-10 精神および行動の障害―臨床記述と診断ガイドライン」(融道男/訳)，医学書院，2005
4）「強迫性障害―病態と治療」(成田善弘/著)，医学書院，2002
5）「心的トラウマの理解とケア」(厚生労働省精神神経疾患研究委託費外傷ストレス関連障害の病態と治療ガイドラインに関する研究班)，じほう，2001

＜石橋幸滋＞

第11章 アトピー性皮膚炎

幼児アトピー性皮膚炎
～子供の診察とともに親への生活指導～

症例 3人兄弟の真ん中の5歳女児．2歳頃から肘窩，膝窩を中心に湿疹が出現した．よくなったり悪くなったりをくり返しながら，最近徐々に悪化するため母親とともに来院．臀部，側腹部に掻破痕あり．

指導医「何の湿疹だと思う？」
研修医「アトピーですか？」
指導医「その前にまず問診で既往症や家族歴の聴取がいるね」
研修医「本人は大きな病気はないようです」
指導医「兄弟などのアトピー素因の確認はどう？皮疹の特徴や分布はどうかな？スキンケアの指導はどうしようか？」
研修医「うーん」

Question

Q1 アトピー性皮膚炎って一言でいうと？
Q2 アトピー性皮膚炎の湿疹の特徴や分布は？
Q3 診察時に注意する点とスキンケアの指導法は？
Q4 薬の使い分けは？

ヒント
・アレルギー素因の有無
・年齢により湿疹に特徴がある
・具体的なスキンケアの指導法を知ろう

Answer

A1 アトピー素因をもち，掻痒を伴う左右対称性の湿疹病変で慢性・反復性に経過

A2 ドライスキンを素地としてさまざまな湿疹形態をとる

A3 全身の診察が必要，スキンケアの基本は保湿

A4 炎症を抑える適切かつ最小限のステロイドもしくはタクロリムスを使用

解　　説

1 アトピー性皮膚炎とは[1]

①いずれの年齢においても強いかゆみを呈する発疹である**痒疹が必発**．
②年齢により特徴的な湿疹の形態をとり，**左右対称性に好発部位**がある
③**慢性，反復性**（乳児では2カ月以上，そのほかは6カ月以上を慢性とする）の経過をとる難治性の湿疹病変

以上の3項目を満たすものをアトピー性皮膚炎といいます．

2 アトピー素因の確認[1]

多くの場合，気管支喘息，アレルギー性鼻炎・結膜炎，アトピー性皮膚炎などの家族歴や既往歴があり，**血清IgE高値**を認めます．

3 年齢によって分布に特徴[1]

乳児期：頭，顔にはじまりしばしば体幹，四肢に下降します．
幼小児期：頸部，四肢関節部，耳切れなどの病変が出ます．
思春期・成人期：上半身（頭，頸，胸，背）に皮疹が強い傾向があり，**頸部の網目状色素沈着**なども特徴的です．

4 家庭での生活指導，スキンケアの仕方[2]

入浴の仕方，石鹸，シャンプーなどについて家庭での塗り手はだれかを確認して指導します．
①入浴やシャワーによって皮膚を清潔に保ちます．

②石鹸・シャンプーは無刺激無香料のものを選びます．
③洗い方はごしごしこすらずに少量の石鹸を泡立てて，素手でなでるように洗い，よく落とします．
④かゆみを感じるほどの高い温度の入浴は避けます．
⑤入浴後，体の湿っている間に保湿剤を塗ります．
⑥衣類，寝具の素材に注意します．
⑦爪は短く切るよう指導します．

> **つまずきポイント** 家庭環境や生活習慣など複数の要因で悪化がみられる．スキンケアの指導に関しては，まず保護者に共感的理解を示しながら，できることから指導していく．

5 外用剤

保湿剤を基本とし，炎症の強い部位には**ステロイド軟膏**（ストロンゲスト，ベリーストロング，ストロング，ミディアム，ウィークの5ランクに区別される），**タクロリムス軟膏（プロトピック®）を使用**．小児では通常成人よりも1ランク低いステロイド外用剤を使用します．効果が得られない場合は高いランクのステロイド外用剤を使用しますが，早めに再診予約を入れるなどして，効果を確認し，適切にランクを下げていきます．

6 ステロイドとタクロリムスの使い分け

タクロリムス軟膏は成人用0.1%と小児用0.03%とがあります．第一選択はステロイド軟膏であり，ステロイド軟膏による局所副作用がみられる患者，およびステロイド軟膏の局所副作用が発現しやすい顔面や頸部などに決められた量を守って使用します．例えば2～5歳（20 kg未満）の場合1回の最大容量は1gで，1日2回までと決められています．

7 掻痒発作

かゆみが発作的に増悪したときに，子供は特に抑制ができません．掻き壊しができるとさらに湿疹病変が悪化します．家人へ対処療法を指導しておくことも重要です．
　①まずは冷やす．
　②エアゾリン®スプレー

不要なフラジオマイシンが入っていることと，ステロイドの量が不明瞭になるという欠点はありますが，掻痒発作には有効です．

③抗ヒスタミン薬，抗アレルギー薬の内服

掻痒が激しく掻き壊しのある症例に対しては，抗ヒスタミン薬，抗アレルギー薬の併用が考慮されます．特に小学生などで副作用として眠気が出る例では，1日1回眠前投与なども検討します．

8 本症例の処方

ペリアクチン®100倍散　1回1.6 mg（0.16 g）
　1日2回　朝食後，就寝前
セルテクト®ドライシロップ2％　1回10 mg（0.5 g）
　1日2回　朝食後，就寝前
ロコイド®軟膏　10 g　肘窩，膝窩，臀部に薄く塗布
　（0.5 gで成人手のひら2枚分程度）

本症例では，掻破痕があり，そのための皮疹の増悪がみられたため，鎮静性作用のある第1世代と第2世代抗ヒスタミン薬を併用し内服としました．掻破痕を主体とする中等度の皮疹に対してミディアムクラスのステロイド軟膏を処方しました．1週間後に再来予約をしました．

POINT

・子供のアトピー性皮膚炎の場合は直接スキンケアをする保護者にきちんと指導することが重要である
・特に外用剤の使い分けが誤った自己判断にならないように気を付ける

＜参考文献＞
1) 日本皮膚科学会アトピー性皮膚炎診療ガイドライン作成委員会：アトピー性皮膚炎診療ガイドライン．日本皮膚科学会誌, vol. 119 (8), 1515-1534, 2009
2)「アトピー性皮膚炎のみかた」（山本一哉/著），金原出版, 1992

＜白石吉彦＞

第11章 アトピー性皮膚炎

難治性アトピー性皮膚炎
～定期通院へつなげるために～

症例 かゆみを伴う湿疹を主訴に来院した25歳男性．幼少時に喘息あり．高校時代から頸部，背部に湿疹が出現し，不定期に近医で内服，外用剤処方を受けていた．高校卒業後，親元を離れて一人暮らしをはじめ，食事を含めて生活が不規則になった．時期を同じくして湿疹が悪化し，顔を含めた全身に広がった．専門学校卒業後，いったん就職したものの湿疹の悪化も原因の1つで転職をくり返している．今までのいろいろな医療機関でもらった多種類の軟膏を持参．全身ドライスキンで肘は皮膚が厚く硬くなり苔癬化しており，目の周り，口のまわり，首は赤く紅斑の状態であった．血清IgE値は5,000 IU/mL．

指導医「正しく軟膏が塗られてない感じだね．どのくらい塗ってもらったらいいかわかる？」
研修医「広く，うすーくですか？」
指導医「顔や首で長期のステロイド副作用を考えたら何を使う？」
研修医「タクロリムス（プロトピック®）ですね」
指導医「使うときの注意はわかる？」

Question

- Q1 どのランクの薬をどのくらいの量，期間使うのか？
- Q2 塗る量の具体的な指導方法は？
- Q3 保湿剤は何にする？
- Q4 内服処方は？

ヒント
- 皮疹の重症度の分類を把握する
- 軟膏量に関して患者と共通のスケールをもとう
- 保湿剤の種類の確認
- 抗ヒスタミン薬のタイプを整理し使い分ける

Answer

A1 炎症を抑える最小限のステロイド軟膏の使用が基本．最重症部位は苔癬化を伴う紅斑がみられ，重症の皮疹であり，ベリーストロングクラスの薬を1週間使用

A2 FTU（finger-tip-unit）という単位を用いて指導する

A3 保湿の基本はワセリン

A4 主流の第2世代抗ヒスタミン薬は1日1回のものと2回のもの，掻痒を抑える効果と眠気などの副作用のバランスで複数の薬があり，患者に合わせて外用療法の補助として利用する

解　説

1 皮疹の重症度とステロイド外用剤のランク

軽微（炎症症状に乏しく乾燥症状主体）：**保湿剤**

軽症（軽度の紅斑，鱗屑）：**ミディアム以下**

中等症（中等度の紅斑，鱗屑，少量の丘疹，掻破痕）：**ストロングないしミディアム**

重症（高度の腫脹/浮腫/浸潤ないし苔癬化を伴う紅斑，丘疹の多発，高度の鱗屑，痂皮の付着，小水疱，びらん，多数の掻破痕，痒疹結節）：**ベリーストロングないしストロング**，痒疹結節で効果が得られない場合は部位を限定してストロンゲストクラス

2 タクロリムス軟膏（プロトピック®）

ステロイド外用剤はアトピー性皮膚炎治療の主力ですが，**長い間使うと皮膚の萎縮，紅潮，色素異常，にきび，感染に対する抵抗力の低下などの副作用**が心配されます．タクロリムス軟膏はステロイドの副作用がなく，ストロングクラスの効果があります．ただし，しばしば**塗布部位に一過性の灼熱感，ほてり感などの刺激症状**があらわれることがあります．ある程度ステロイドで炎症を抑えてから使用すると，刺激症状が出にくく，皮疹の改善に伴い消失することが多いので，あらかじめそのことを患者に説明しておきます．経皮吸収のよい顔面や頸部にはきわめて有効です．

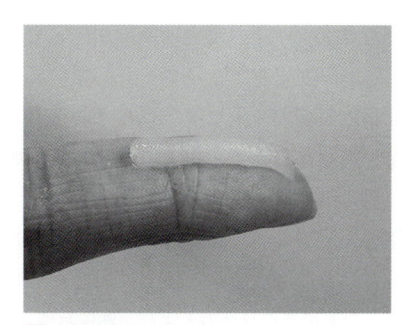

図　1FTU

3 軟膏を塗布する量，回数の目安

近年FTUという概念があります．軟膏を塗布する必要量を算定する目安としてステロイド外用剤を使用する際に，Finlayらが報告した1つの単位です[1]．1FTUは図に示すように，**大人の人差し指の先から第一関節までに口径5mmのチューブ（日本で普通に頻用されている5gの軟膏）から軟膏を絞り出して乗せた量で，0.3～0.5gとなり手掌2枚に塗布するのに必要な量に**相当します．

急性増悪した皮疹には1日2回（朝，入浴後）外用し早く軽快させ，軽快したら1日1回の外用にするのがよく，さらに隔日投与にし，再燃がないことを確認しながら減量していきます．

4 保湿剤

基本は油脂性基剤のワセリンです[2]．安価で副作用もほとんどありません．基本の白色ワセリンに加えて，さらに精製し眼科用基剤としても使われるやや柔らかいプロペト®や親水成分を入れた親水ワセリン（服や風呂釜などへの付着が落ちやすい）があります．またプラスチベース®も同様に使用できます．使用感などで使い分けるとよいでしょう．

ヘパリン類似物質含有製剤（ヒルドイド®）はクリーム，ソフト軟膏，ローション，ゲルと種類があります．ヒルドイド®自身の血流促進に伴う掻痒やクリーム基剤に含まれる界面活性成分などにより逆に悪化することがあります．

5 外用剤を混ぜるか，混ぜないか

軟膏剤は本来混合すべきではありませんが，コンプライアンスを上げるた

めに必要な場合もあります．その場合は基剤が同じもの，もしくは似ているものを混合することが原則です．ヒルドイド®でいえば，W/O型※のヒルドイド®ソフトが油脂性基剤のステロイド軟膏との混合には適しています．また乳剤性基剤は皮膚透過性が高く，例えばステロイド軟膏と尿素クリームを1：1で混合した場合ステロイドの透過性は上がるとされています．また，ステロイドの副作用を減弱させるために同量のワセリンと混合しても，必ずしも作用も副作用も半分にはならないので，慎重な観察が必要です．

※油脂と水を乳化したものをクリームとよび，油中水型（W/O型，water in oil）と水中油型（O/W型，oil in water）がある．

6 本症例の処方

重症アトピー性皮膚炎で，社会人でもあり非鎮静性の抗アレルギー薬であるエバステル®の内服を行いました．紅斑を伴った苔癬化皮疹にはベリーストロングクラスを，それ以外にはストロングクラスの軟膏を使用しました．ステロイドの副作用と思われる潮紅が認められ，吸収のよい顔面，頸部はタクロリムス軟膏を使用しました．1週間後に再来予約をしました．

＜処方例＞

エバステル®10 mg錠　1回1錠　1日1回　就寝前

マイザー®軟膏10 g　1日2回　朝，夕方の入浴後　肘窩膝窩の苔癬化皮疹に塗布

ザルックス®軟膏30 g　1日2回　朝，夕方の入浴後　腹部背部の中等症の紅斑に塗布

プロトピック®軟膏0.1%10 g　1日2回　朝，夕方の入浴後　顔面，首の湿疹に塗布

※軟膏は0.5 gを手のひら2枚分程度にぬる薄さで塗布

親水ワセリン100 g　1日2回　朝，夕方の入浴後　上記以外の乾燥症状を中心とした全身皮膚に塗布

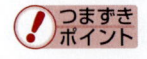

つまずきポイント　チューブから出ない軟膏は効果が出ない．患者本人に納得がいくような，きめ細やかな説明と指導が必要である．

POINT

・部位によるステロイド，タクロリムス外用の使い分け，塗布量，塗布面積などの細かい外用指導が重要
・保湿剤を利用する
・完治ではなく，本人とともに軽快，支障のない日常生活をめざす

<参考文献>
1) Finlay, A. Y. et al.：Lancet, 334：155, 1989
2) 新しい創傷治癒：http://www.wound-treatment.jp/
3) 日本皮膚科学会アトピー性皮膚炎診療ガイドライン作成委員会：アトピー性皮膚炎診療ガイドライン．日本皮膚科学会誌, vol. 119 (8), 1515-1534, 2009

<白石吉彦>

索引 index

欧文・数字

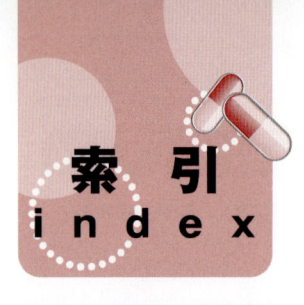

数字

2次性副甲状腺機能亢進症 230
3-β-ヒドロキシ酪酸 176
5HT₃受容体拮抗薬 302
24時間にわたる厳格な降圧療法 262

A～D

A-DROP 305
Aeromonas Hydrophila 感染 340
ASO 55
α-グルコシダーゼ阻害薬 179
Basal First 183
Bolus First 183
β遮断薬 30, 38, 55, 62
Cardiac Arrhythmia Suppression Trial (CAST) 27
Ca感知受容体作動薬 231
Centor Strep Score 314
CHADS₂スコア 25
Charcotの三徴 322
CKD 166
CKD-MBD 231
Clostridium 属 340
COPD 55
COPDの急性増悪 141
Crohn病 99
CT検査 318
CURB-65 305
CVD（心血管病） 219
C型肝炎 118
DOTS 151
DPP4阻害薬 179, 180, 218
DSM IV 363
Duke臨床的診断基準 330

E～L

early CT sign 253
EBウイルス感染 315
EPO不応性貧血 223
ESA（赤血球造血刺激因子製剤） 219, 223
FD（機能性ディスペプシア） 83
FGIDs 81
FTU (finger-tip-unit) 372
G-CSF 296, 297
GERD 68
GLP-1受容体作動薬 179
GLP-1受容体作動薬皮下注 180
Helicobacter Pylori 291
HITTS 34
HMG-CoA還元酵素阻害薬 162, 215, 250
H.pyroli 75, 79
IBS（過敏性腸症候群） 357
ICD 10 363
ICS／LABA配合剤 127
IgA腎症 208
late catch-up 21
LDL/HDL 262
LDLコレステロール(LDL-C) 161

M～R

MCV 290
MMP-3 243, 244
MTX 240
Multicenter Automatic Defibrillator Implantation Trial Ⅱ (MADIT Ⅱ) 試験 29
Naチャネル遮断薬 23
NERD 68
NK1受容体拮抗薬 302
nonthyroidal illness 188
Oxford分類 209
paradoxical reaction 150
plasma refilling 234
PSI (Pneumonia Severity Index) 305
R-CHOP療法 296
RE (reflux esophagitis) 68
ROME Ⅲ 81, 86, 106, 358

S～Y

SERM (selective estrogen receptor modulator) 197
SOD (Sphincter of Oddi dysfunction) 86
TIA 262
TIBC（総鉄結合能） 290
top down 療法 99
TRAb 193
TSH 186
Vibrio vulnificus 感染 340
Virchow三徴 33

wearing off ……………… 265	defibrillator（ICD）…… 29	感染性心内膜炎 …………… 327
Wernicke脳症 ……………… 285	うつ状態 ……………………… 188	冠動脈CT …………………… 40
YAM ………………… 196, 201	うつ病 ………………………… 342	冠動脈疾患 ………………… 188
	エイコサペンタエン酸（EPA） ……………… 165	冠動脈内プラーク ………… 37
	栄養 …………………………… 311	冠攣縮性狭心症（VSA） ……………………… 36, 38
和　文	エコノミー症候群 ………… 33	気管支拡張薬 ……………… 136
あ行	壊死性筋膜炎 ……… 337, 338	偽膜性腸炎 ………………… 335
悪性リンパ腫 ……………… 296	エタネルセプト …………… 239	急性咽頭炎 ………………… 313
アスピリン ……………………… 21	エリスロポエチン ………… 222	急性悪心 …………………… 301
アスピリン喘息 …………… 130	嚥下機能 …………………… 311	急性肝炎 …………………… 121
アスピリン喘息（不耐症） ……………………… 129	塩酸ジラゼプ ……………… 211	急性冠症候群 ……………… 36
アセト酢酸 ………………… 176	黄疸 …………………………… 121	急性下痢症 ………………… 332
アテローム血栓性脳梗塞 ……………………… 255	横紋筋融解症 ……………… 169	急性増悪 …………………… 142
アドヒアランス …………… 125	主な細菌性腸炎 …………… 334	急性胆管炎 ………………… 322
アトピー咳嗽 ……………… 155	**か行**	急性胆道感染症 …………… 323
アトピー性皮膚炎 …… 367, 371	開胸摘出術 ………………… 40	吸入ステロイド …………… 126
アトルバスタチン（リピトール®） ……………… 251	外在因性睡眠障害 ……… 343, 344	狭心症 ………………………… 16
アミオダロン ……………… 60	概日リズム睡眠障害 …… 344	局所脳血流の自動調節能 ……………………… 262
アルガトロバン …………… 34	咳嗽 …………………………… 154	グラム染色 ………………… 305
アルゴリズム法 …………… 183	改定長谷川式認知症スケールHDSR ……………… 348	グリニド …………………… 218
アルテプラーゼ（組織プラスミノーゲン・アクチベーター：t-PA）………… 255	開頭血腫除去術 …………… 259	クロピドグレル …………… 21
アルブミン製剤 …………… 204	潰瘍性大腸炎 ……………… 92	経胸壁心エコー検査 …… 328
異型肺炎 …………………… 306	化学療法 …………………… 298	経口鉄剤 …………………… 291
胃食道逆流症 ……………… 158	覚醒障害 …………………… 344	経食道心エコー …… 23, 61, 328
一過性全健忘 ……………… 280	家族性高コレステロール血症 ………………… 170	経皮経肝的胆管ドレナージ …………………… 324
陰イオン交換樹脂 ………… 164	過敏性腸症候群 …………… 105	外科的治療法 ……………… 259
インスリン療法 …………… 182	仮面高血圧 ………………… 50	血液製剤第IX因子複合体 ……………………… 258
咽頭培養検査 ……………… 314	寛解維持 …………………… 94	血液培養 …………… 318, 329
植込み型除細動器 implantable cardioverter	寛解導入 …………………… 94	血管収縮薬 ………………… 235
	間質性肺炎 ………… 30, 241	血行再建 …………………… 16
	患者カード ………………… 132	血行力学的脳梗塞 ………… 262
	関節リウマチ ……………… 240	血腫拡大の防止 …………… 258

血清IgE高値 368	産褥期 353	推定GFR（eGFR） 208
血清鉄 289	産褥期うつ病 353, 354	睡眠・覚醒移行障害 344
血栓 42	産褥性精神病 353, 354	睡眠時随伴症状 343, 344
血栓溶解療法 252	糸球体過剰濾過 213	睡眠導入剤 343
ケトン体 175	シクロスポリン（CyA：ネオーラル®） 249	スキンケア 368
下痢症の定義 333	持効型インスリン 182	スタチン 249
原因微生物 305, 320	自己免疫性肝炎 122	ステップダウン 125
嫌気性菌 309	ジスキネジア 265	ステロイド外用薬 372
顕性腎症 214	シスタチン 208	ステロイド性骨粗鬆症 200
高カリウム血症 226	持続菌血症 329	ステロイドパルス療法 210
抗環状シトルリン化ペプチド（CCP）抗体 246	市中肺炎 304	ストロングスタチン 173
抗凝固療法 25, 59, 256	シックデイコントロールルール 263	スパイロメトリー 135
口腔内嫌気性菌 310	ジピリダモール 205, 211	脆弱性骨折 196
抗血小板薬 20	十二指腸潰瘍 75	精神運動発作 281
抗甲状腺薬 191	熟眠障害 343	制吐薬 300
高コレステロール血症 186	小球性貧血 289	咳喘息 155
甲状腺機能 186	硝酸薬 17	赤血球恒数 293
甲状腺機能低下症 349	小腸型下痢 334	潜在性甲状腺機能低下症 187
好中球減少 298	小腸コレステロールトランスポーター阻害薬 164	全身性エリテマトーデス 249
抗てんかん薬の副作用 278	初回治療 146	喘息合併例 142
好発部位 310	初回発作 275	選択的女性ホルモン受容体調節（selective estrogen receptor modulator, SERM：ラロキシフェン塩酸塩） 197
後腹側淡蒼球凝固術 267	除菌 79	
高齢者 189	自律神経発作 282	
高齢者のうつ病 350	視力障害 150	
誤嚥性肺炎 309, 310	ジルチアゼム塩酸塩 258	選択的セロトニン受容体拮抗薬 359
孤立性心房細動（lone atrial fibrillation） 24	腎盂腎炎 317, 319	全般発作 277
	腎機能低下 167	臓器障害 50
さ行	心原性脳塞栓症 40, 255	早期腎症 214
サーカディアンリズム 345	心腎貧血症候群 219	早期発作（early seizure） 282
催奇形性 193	腎性貧血 221	
催不整脈作用 25	心臓腫瘍 40	喪失体験 350
左室駆出率 28	心臓電気生理検査 27	早朝覚醒 343
サラゾスルファピリジン（SASP：アザルフィジン®EN） 237	迅速抗原検査 314	早発性てんかん 258
	心拍数コントロール 59	搔痒発作 369

側頭葉てんかん……………281
速効型インスリン…………176

た行

大球性貧血……………………294
大腿骨頸部骨折………………351
大腸型下痢……………………334
タクロリムス軟膏
　　　　　　　　369, 372
タクロリムス（プログラフ®）
　　　　　　　　　　239
脱水………………………332, 333
胆道ジスキネジア………………88
タンパク異化率………………217
チアマゾール…………………191
チクロピジン……………………21
遅発性悪心……………………301
中性脂肪（TG）………………161
中途覚醒………………………343
超急性下痢症…………………334
超速効型インスリン…………182
治療期間………………………319
治療失敗………………………149
治療抵抗性高血圧………………44
痛風……………………………150
低血糖による痙攣……………285
鉄欠乏性貧血…………………222
デブリドマン…………………338
てんかん重積状態……………284
てんかんの定義………………275
電気的除細動…………………23, 59
伝染性単核球症………………315
透析時低血圧…………………234
糖尿病…………………………162
糖尿病ケトアシドーシス
　　　　　　　　　　175
動脈硬化性疾患………………163

動脈硬化の診断………………171
突発性睡眠……………………269
ドパミン調節障害
　　（dopamine dysregulation
　　syndrome：DDS）……274
ドライウェイト……234, 235
ドレナージ……………………323

な行

内科・精神科的睡眠障害
　　　　　　　　　　343
内在因性睡眠障害……………344
内視鏡的胆管ドレナージ
　　　　　　　　　　324
内視鏡的または定位的血腫
　　吸引術…………………259
難治性てんかん重積状態
　　　　　　　　　　287
ニカルジピン…………………258
二次性全般化…………………277
ニトログリセリン……………258
入眠障害………………………343
尿細管性アシドーシス４型
　　　　　　　　　　227
尿中微量アルブミン…………213
妊娠中…………………………193
認知行動療法…………………364
認知障害………………………188
妊婦……………………………189
ネフローゼ症候群
　　　　　　　　203, 249
脳梗塞超急性期………………252
脳深部刺激……………………267
膿尿……………………………317

は行

パートナーシップ……………125
肺炎……………………………304

肺血栓塞栓症……………………32
吐き気…………………………300
バセドウ病……………………191
抜歯……………………………327
発熱性好中球減少症…………297
パニック障害…………………364
晩期発作（late seizure）
　　　　　　　　　　282
ビグアナイド…………………179
非痙攣性発作重積状態………287
非持続性心室頻拍………………27
ビスホスホネート製剤
　　　　　　　　197, 201
肥大型心筋症………………40, 42
ビタミンB_1欠乏……………285
ビタミンB_{12}………………293, 295
ビタミンＫ併用………………258
肥満……………………………178
ピモベンダン……………………63
頻脈性心房細動…………………59
不安障害………………………363
不安症・不眠症………………342
フィブラート系薬剤…………164
フェリチン……………………289
フォリアミン®………………241
副腎皮質ステロイド…………203
腹水……………………………118
浮腫……………………………118
部分発作………………………277
フルバスタチン（ローコール®）
　　　　　　　　　　250
プレドニゾロン………………204
プロピルチオウラシル………192
ヘパリン…………………………32
ヘパリン起因性血小板減少
　　症…………………33, 34

ヘパリン類似物質含有製剤
　……………………………373
変形性関節症
　（osteoarthritis：OA）… 247
便培養 ……………………333
便秘 …………………110, 188
蜂窩織炎 …………………337
保湿剤 ……………………373
発作予防効果 ……………282

ま行

マタニティ・ブルー ……353
慢性炎症性貧血……………290
慢性咳嗽 …………………158
慢性硬膜下血腫 …………349
慢性腎臓病 ………………166
ミルリノン ………………… 62
胸やけ ……………………… 68

メトトレキサート … 237, 240
メトホルミン ……………180

や行

薬剤熱 ……………………150
薬剤溶出性ステント ……… 20
薬疹 ………………………150
薬物的除細動 ……………… 23
有効血中濃度 ……………276
陽イオン交換樹脂 ………227
葉酸 ………………………295
予測性悪心 ………………301
予防投与 …………………282

ら・わ行

ラクナ梗塞 ………………255
リウマチ性多発筋痛症
　（PMR）…………243, 244

リウマトイド因子　246, 248
リズムコントロール ……… 24
緑膿菌 ……………………310
リン酸エステル…………131
ループ利尿薬 ……………205
レートコントロール ……… 24
レストレスレッグ（むずむず
　足）症候群 ……………269
レスピラトリーキノロン
　……………………………307
レニン・アンジオテンシン系
　阻害薬 …………………216
レム睡眠 …………………344
ロイコトリエン受容体拮抗薬
　……………………………126
ワルファリン ……… 41, 42

医学とバイオサイエンスの 羊土社

羊土社 臨床医学系書籍ページ http://www.yodosha.co.jp/medical/

- 羊土社では，診療技術向上に役立つ様々なマニュアル書から臨床現場ですぐに役立つ書籍，また基礎医学の書籍まで，幅広い医学書を出版しています．
- 羊土社のWEBサイト"羊土社 臨床医学系書籍ページ"は，診療科別分類のほか目的別分類を設けるなど書籍が探しやすいよう工夫しております．また，書籍の内容見本・目次などもご覧いただけます．ぜひご活用ください．

▼ メールマガジン「羊土社メディカルON-LINE」にご登録ください ▼

- メディカルON-LINE（MOL）では，羊土社の新刊情報をはじめ，お得なキャンペーン，学会・フェア情報など皆様に役立つ情報をいち早くお届けしています．
- PC版は毎月3回の配信です（研修医号，エキスパート号，医学総合号）．各号のテーマに沿って情報を配信いたします．また，手軽にご覧いただける携帯版もございます（毎月1回配信）．
- PC版・携帯版ともに登録・配信は無料です．登録は，上記の"羊土社 臨床医学系書籍ページ"からお願いいたします．

つまずき症例で学ぶ
薬の処方 徹底トレーニング
これだけは知っておきたい"つまずきポイント"と"処方のコツ"

2011年10月10日 第1刷発行	編 集	藤村昭夫
	編集協力	安藤 仁，岡山雅信
	発行人	一戸裕子
	発行所	株式会社 羊 土 社
		〒101-0052
		東京都千代田区神田小川町2-5-1
		TEL　03（5282）1211
		FAX　03（5282）1212
		E-mail　eigyo@yodosha.co.jp
		URL　http://www.yodosha.co.jp/
© YODOSHA CO., LTD. 2011	装 幀	関原直子
Printed in Japan	印刷所	株式会社 加藤文明社
ISBN978-4-7581-1715-9		

本書に掲載する著作物の複製権，上映権，譲渡権，公衆送信権（送信可能化権を含む）は（株）羊土社が保有します．
本書を無断で複製する行為（コピー，スキャン，デジタルデータ化など）は，著作権法上での限られた例外（「私的使用のための複製」など）を除き禁じられています．研究活動，診療を含む業務上使用する目的で上記の行為を行うことは大学，病院，企業などにおける内部的な利用であっても，私的使用には該当せず，違法です．また私的使用のためであっても，代行業者等の第三者に依頼して上記の行為を行うことは違法となります．

JCOPY ＜（社）出版者著作権管理機構 委託出版物＞
本書の無断複写は著作権法上での例外を除き禁じられています．複写される場合は，そのつど事前に，（社）出版者著作権管理機構（TEL 03-3513-6969，FAX 03-3513-6979，e-mail : info@jcopy.or.jp）の許諾を得てください．

羊土社の薬の本

年齢・体重ですぐわかる！小児の治療薬の選び方と使い方

水谷修紀／監，土井庄三郎／編

小児医療にかかわる全医療者必携！薬剤編で代表的な治療薬を網羅し，体重当たりの薬用量と年齢別目安が一目でわかる！症候編では症例を呈示し，実践的な薬の使い方を解説．

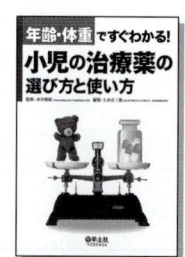

- 定価（本体5,400円＋税）
- B5判　463頁　ISBN978-4-7581-1710-4

絶対わかる抗菌薬 はじめの一歩

一目でわかる重要ポイントと演習問題で使い方の基本をマスター

矢野晴美／著

初学者が最初に読みたい入門書！必須知識を超厳選，ポイントが一目でわかり，演習問題で応用力も鍛えられる！妊婦への投与など，臨床で役立つ付録表付き．

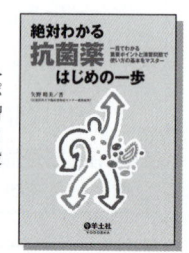

- 定価（本体3,300円＋税）
- A5判　207頁　ISBN978-4-7581-0686-3

よく出合う「困った」を解決！薬の疑問Q&A

エビデンスと経験に基づいた薬の使い方のコツとポイント

名郷直樹，南郷栄秀／編

日常診療で困ることの多い，薬や処方に関する様々な疑問に，読みやすいQ&A形式で答えます！読者アンケートで集めた医師の生の声を厳選！Qの数は充実の86！

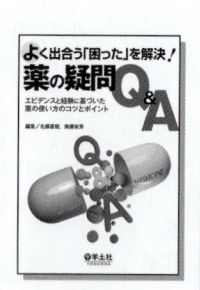

- 定価（本体3,800円＋税）
- A5判　294頁　ISBN978-4-7581-0695-5

症状と患者背景にあわせた頻用薬の使い分け

経験とエビデンスに基づく適切な処方

藤村昭夫／編

頭痛や不眠，めまいなど，よく出合う症状別に頻用する薬の特徴を比較して解説．処方例も充実し，患者の年齢や基礎疾患，本人の希望などを考慮した薬選びのコツがよくわかる！

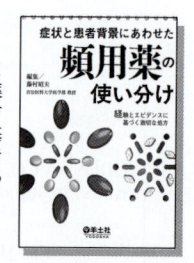

- 定価（本体3,200円＋税）
- A5判　223頁　ISBN978-4-7581-0693-1

発行　羊土社 YODOSHA
〒101-0052 東京都千代田区神田小川町2-5-1　TEL 03(5282)1211　FAX 03(5282)1212
E-mail：eigyo@yodosha.co.jp
URL：http://www.yodosha.co.jp/
ご注文は最寄りの書店，または小社営業部まで

羊土社のおすすめ書籍

改訂版 ステロイドの選び方・使い方ハンドブック

山本一彦／編

大好評書籍の改訂版！新薬やガイドライン改訂に合わせアップデート！どの薬を何錠，何日間？効果がなかったら？副作用が出たら？ 疾患別の処方とコツがわかる一冊．現場ですぐに使えると大好評！

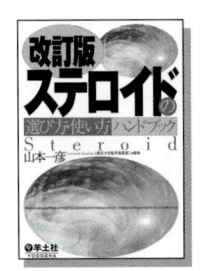

- 定価（本体4,300円＋税）
- B6判　343頁　ISBN978-4-7581-1706-7

薬剤ごとの違いがわかる ステロイドの使い分け
豊富な薬剤情報と症例

山本一彦，鈴木洋史／編

薬剤編では，各薬剤の特徴と違いを徹底解説．疾患編では，豊富な症例で使い分けを具体的に解説．症状に応じた適切なステロイドの使い分けが根拠からよくわかる．

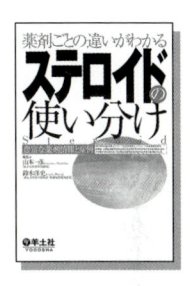

- 定価（本体4,200円＋税）
- B6判　365頁　ISBN978-4-7581-0683-2

治療に活かす！栄養療法 はじめの一歩

清水健一郎／著

"なんとなく"行っていた栄養療法に自信がつく！疾患治療に大切な基本的な考え方から現場で役立つ知識まで自然に身につく！医師のための入門書

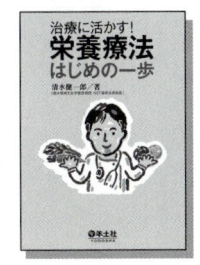

- 定価（本体3,300円＋税）
- A5判　287頁　ISBN978-4-7581-0892-8

臨床医のための 栄養療法の進め方ノート
基本から病態別の処方例までポイントがわかる実践マニュアル

磯﨑泰介／編

医師が知っておくべき基本から実践力までこの一冊で身につく！病態ごとの栄養管理の進め方を具体的に解説．処方例・症例を豊富に掲載しているので現場ですぐに活かせる！

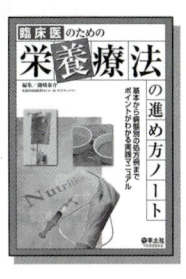

- 定価（本体4,700円＋税）
- B5判　367頁　ISBN978-4-7581-0893-5

発行　羊土社 YODOSHA

〒101-0052 東京都千代田区神田小川町2-5-1　TEL 03(5282)1211　FAX 03(5282)1212
E-mail：eigyo@yodosha.co.jp
URL：http://www.yodosha.co.jp/

ご注文は最寄りの書店，または小社営業部まで

羊土社のおすすめ書籍

そうだったのか！
絶対読める心電図
目でみてわかる緊急度と判読のポイント

池田隆徳／著

波形アレルギーを克服したいアナタへ！心電図の達人が波形判読のコツを明快に伝授！治療の必要性を示す緊急度，コンサルトのタイミング，疾患の発生頻度など臨床で役立つアドバイスも満載．

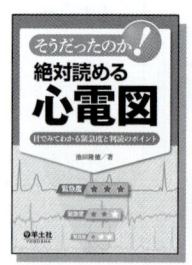

- 定価（本体 3,200円＋税）
- A5判　125頁　ISBN978-4-7581-0740-2

迷いやすい症例から学ぶ
ジェネラリストの診断力
Clinical Problem Solving
総合内科はおもしろい！

宮田靖志，濱口杉大／編著
江別市立病院総合内科／執筆

レジデントノートの人気連載だった総合診療のケーススタディが単行本化！病歴や診察，検査から何を読み取り，どう診断へと絞り込んでいるのか？ジェネラリストの思考プロセスを大公開！臨床推論を楽しみながら診断力が磨けます！

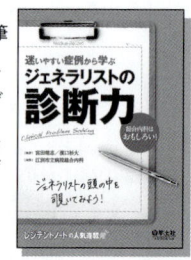

- 定価（本体 4,000円＋税）
- B5判　198頁　ISBN978-4-7581-1714-2

日常診療にすぐに使える
臨床統計学 改訂版
ベストな診断と治療ができる！

能登 洋／著

数式を覚えなくても統計を臨床で活かせる！大好評の入門書が改訂，ポイントを絞った解説とケーススタディで，実践に即したエビデンスの読み方と活かし方がよくわかる．

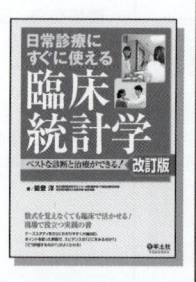

- 定価（本体 4,200円＋税）
- B5判　222頁　ISBN978-4-7581-1713-5

輸液療法の進め方ノート 改訂版
体液管理の基本から手技・処方までのポイントがわかる実践マニュアル

杉田 学／編

多くの医師に支持されてきた輸液マニュアル，待望の改訂版！処方例が豊富で超実践的．ベットサイドですぐに使える！疾患別の輸液療法は充実の27項目！

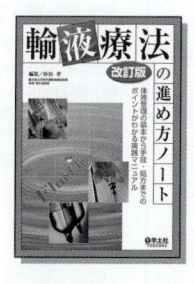

- 定価（本体 4,500円＋税）
- B5判　279頁　ISBN978-4-7581-0678-8

発行　羊土社 YODOSHA
〒101-0052 東京都千代田区神田小川町2-5-1　TEL 03(5282)1211　FAX 03(5282)1212
E-mail：eigyo@yodosha.co.jp
URL：http://www.yodosha.co.jp/

ご注文は最寄りの書店，または小社営業部まで